国家出版基金项目

临床手绘手术图谱丛书

名誉总主编　陈孝平　赵继宗　韩德民　宋尔卫　范先群

执行总主编　徐国成

耳鼻咽喉科 手绘手术图谱

精准手绘 + 操作视频 + 要点注释

顾　问　孔维佳

主　编　韩秋生　曹志伟　徐国成

副主编　马秀岚　边志刚　赵旭东

　　　　刘东亮　阎文柱

人民卫生出版社

·北 京·

编 者

（按姓氏笔画排序）

于晓峰　中国医科大学附属盛京医院

马秀岚　中国医科大学附属盛京医院

王　萌　中国医科大学附属盛京医院

边志刚　中国医科大学附属盛京医院

毕钰莹　中国医科大学附属第一医院

刘东亮　中国医科大学附属盛京医院

齐亚力　中国医科大学医学人文学院

时　栋　中国医科大学附属盛京医院

张溪夏　中国医科大学附属盛京医院

陈晓秋　中国医科大学附属盛京医院

金明珠　中国医科大学附属盛京医院

赵　鹤　中国医科大学附属盛京医院

赵旭东　中国医科大学附属盛京医院

徐国成　中国医科大学医学人文学院

曹志伟　中国医科大学附属盛京医院

阎文柱　锦州医科大学基础医学院

韩秋生　中国医科大学医学人文学院

出版说明

每一位手术医师的成长都需要资深专家的言传身教，但大型三甲医院资深专家直接带教的资源非常有限。高质量的出版工作无疑是解决这一矛盾的重要抓手。

高质量大型丛书的编写，需要一大批来自不同领域的高水平专家充分发挥各自的优势，并最终实现彼此优势的互补和融合。对于临床手术操作类的出版物，以手绘图为基础，文、图和手术视频的有机结合无疑是最佳的呈现方式。要实现这种呈现方式，需要不同领域专家的优势互补。

为了做好丛书的顶层设计，并保障内容的科学性和权威性，12位院士担任了丛书的名誉总主编和名誉顾问，来自全国30多家单位的40多位国家重点学科带头人担任了各分册的学术顾问。为了实现丛书文、图、视频的有机融合，丛书的作者队伍由来自全国50多家院校的268位医学专家、医学绘图专家和医学教育技术专家共同组成。考虑到绘图和录像制作过程中需要反复的沟通，具有医学绘图优势的中国医科大学和中国人民解放军北部战区总医院的一线骨干专家承担了较多的具体工作。各分册的主编由医学绘图专家和临床专家共同担任，考虑到插图绘制工作需要投入更多的时间，各分册的第一主编大多是绘图专家。

丛书涵盖普通外科、神经外科、胸外科、心脏外科、骨科、整形外科、泌尿外科、妇产科、眼科、耳鼻咽喉科以及肛肠外科共11个手术学科，内容涉及临床常见手术1 000余种，每个手术的内容包括适应证、禁忌证、术前准备、麻醉、体位、手术步骤/要点以及术后处理等，相应的内容都配有手绘插图（手绘插图10 000余幅），并通过二维码融入手术视频近200个。该丛书的内容充分展现了医学与美学、基础医学与临床医学、纸质载体与数字出版的完美结合。

初稿完成后，经过层层筛选和评审，该丛书获得了国家出版基金的资助。这充分体现了行业主管部门和相关评审专家对该丛书编写工作的肯定和支持。期待丛书出版后能得到每一位读者的肯定和支持。

丛书编写委员会顾问

名誉顾问（按姓氏笔画排序）

马 丁 院士　　王 俊 院士　　田 伟 院士　　胡盛寿 院士
郭应禄 院士　　黄荷凤 院士　　戴尅戎 院士

顾问（按姓氏笔画排序）

马建民	首都医科大学附属北京同仁医院	冯杰雄	华中科技大学同济医学院附属同济医院
王 硕	首都医科大学附属北京天坛医院	朱 兰	北京协和医院
王宁利	首都医科大学附属北京同仁医院	庄 建	广东省人民医院
王雨生	空军军医大学西京医院	刘中民	上海市东方医院
王国斌	华中科技大学同济医学院附属协和医院	刘伦旭	四川大学华西医院
王建六	北京大学人民医院	刘继红	华中科技大学同济医学院附属同济医院
王深明	中山大学附属第一医院	李华伟	复旦大学附属眼耳鼻喉科医院
王辉山	中国人民解放军北部战区总医院	李青峰	上海交通大学医学院附属第九人民医院
毛 颖	复旦大学附属华山医院	吴文铭	北京协和医院
毛友生	中国医学科学院肿瘤医院	吴新宝	北京积水潭医院
孔维佳	华中科技大学同济医学院附属协和医院	谷涌泉	首都医科大学宣武医院

辛世杰　中国医科大学附属第一医院

沈　铿　北京协和医院

张建宁　天津医科大学总医院

张潍平　首都医科大学附属北京儿童医院

陈　忠　首都医科大学附属北京安贞医院

陈规划　中山大学附属第三医院

邵增务　华中科技大学同济医学院附属协和医院

金　杰　北京大学第一医院

胡三元　山东大学齐鲁医院

姜春岩　北京积水潭医院

贺西京　西安交通大学第二附属医院

敖英芳　北京大学第三医院

徐国兴　福建医科大学附属第一医院

翁习生　北京协和医院

郭　卫　北京大学人民医院

唐康来　陆军军医大学西南医院

龚树生　首都医科大学附属北京友谊医院

董念国　华中科技大学同济医学院附属协和医院

蒋　沁　南京医科大学附属眼科医院

蒋　青　南京大学医学院附属鼓楼医院

雷光华　中南大学湘雅医院

魏　强　四川大学华西医院

丛书目录

序

手术是外科、妇产科、眼科、耳鼻喉科等专科治疗疾病的主要方法，也是每一位手术医师必备的能力。这种能力的培养是一个循序渐进的过程，需要将前辈们的学术思想、人文精神、临床经验及手术技巧等提炼并加以融合，精益求精，旨在提高手术治疗的效果。

手术技术的传承需要传帮带，需要良师益友，需要一本好的手术图谱以供参考。要把临床手术以深入浅出的方式讲明白，一定要"图文并茂"，如果能做到图、文和视频相结合则是最理想的呈现方式。随着数码技术的发展，手术照片图的获取比较容易，但对于初学者和低年资医师来说，照片图对手术野解剖结构的呈现不够清晰，手绘线条图则能更好地帮助读者明确手术区域的解剖结构，掌握手术的基本操作步骤。此外，手术操作从某种角度来说是一个局部结构重塑整形的过程，带着美术创作的理念进行手术操作也是每一个优秀的手术医师需要培养的软实力。再者，对于读者来说，手术全过程的浏览，有助于把握手术的全貌，是非常必要的。

为了解决以上核心问题，该套丛书的编写团队不仅包括外科知名专家团队，还组建了优秀的医学美术团队，以及手术视频制作的IT技术团队。10 000余幅手绘插图精准地展示了手术入路和解剖层次结构，1 000余种手术要点的讲解凝聚了编者多年的临床经验，100多种常规手术操作视频呈现了临床手术的全程操作技巧。该丛书以图、文、视频全面展示的方式，将手术操作理论与实践有机结合，将医学与美学完美融合，让读者在掌握手术操作的同时也感受到美学的熏陶，并将美学逐步内化到具体的手术操作中去。

善于继承才能善于创新，基于本来才能开辟未来。该丛书的编写是基于前辈智慧的传承与创新，是在继承中转化，是在学习中超越。丛书体现了每位编者的创新性，更体现了编写团队300多位专家充分沟通、密切合作的集成性。丛书编写的背后凝结了全体创作者多年的心血和汗水，蕴含了临床专家、医学美术和视频拍摄人员的精诚合作，体现了薪火相传的大国工匠精神。

期待该丛书能在知识的传播、文化的传承中结出硕果，以更好地满足人民对医疗卫生服务的新期待！

陈孝平
中国科学院院士

前　言

手术治疗是临床医学的重要组成部分，熟练掌握规范的手术操作是对一名外科医生的基本要求。耳鼻咽喉科的手术因术野狭小、深在，解剖关系相对复杂，手术学习难度较大。而一本图文并茂的手术图谱，对耳鼻咽喉科医生尽快掌握手术操作无疑有很大帮助。我们根据自己多年的临床经验与体会，参考国内外资料，编写了本书，希望能对同道有所帮助。

本书分为耳、鼻、咽、喉、气管、食管几个主要部分，收集了本专业大多数的常规手术。在形式上采取图和文字叙述相结合的方式，每个手术尽可能多地采用图谱表现，每幅图或每个关键步骤均配有文字叙述，力求做到深入浅出、图文并茂。每个手术均包括适应证、禁忌证、术前准备、麻醉、体位、手术步骤、术中要点等若干部分，在重点讲解手术操作步骤的同时，也对围手术期的相关内容做了较系统的介绍。

我国东北地区是喉癌高发区，多年以来，我们在喉癌的外科治疗上积累了一定的经验。本书结合我们的经验与体会，对喉癌外科治疗的基本术式做了重点叙述。

由于近年来技术和设备不断迅猛发展，鼻内镜手术和耳、喉部的显微手术技术得到了长足的进步，本书选取了该领域一些基本或典型术式进行阐释，希望读者能够以此为基础，扩展应用，在微创治疗方面取得更多成就。鉴于手绘图对于镜下解剖的展示有所欠缺，读者可以参考相关视频进行学习。限于篇幅，相对复杂、罕见的手术本书未做介绍。

随着科学的发展和医疗技术的进步，手术操作技巧及术式也在不断发展完善。限于我们的认识和实践水平，书中存在着不足之处，恳请读者批评、指正。

编　者

2023 年 4 月

目　录

第一章

耳的手术

扫描二维码，
观看本书所有
手术视频

耳前瘘管摘除术

适 应 证	耳前瘘管反复感染者，控制急性炎症后摘除瘘管。如有脓肿形成，可先行切开引流，急性炎症消退后再行瘘管摘除。瘘管局部扩张呈囊状，常有分泌物溢出者也可行瘘管摘除。
禁 忌 证	无明确禁忌证，尽量避免在急性炎症发作期手术。若全麻手术，需全身状态允许，无全身麻醉禁忌，并取得麻醉科医师的同意后手术。
术前准备	瘘管周围半径5cm有毛发区备皮，0.2%碘伏消毒。
麻　　醉	用1%～2%利多卡因（20ml利多卡因可加肾上腺素2～3滴）于瘘口周围浸润麻醉。
体　　位	患者仰卧位，头偏向对侧。

手术步骤

❶ 先天性耳前瘘管的发生部位如图1-1-1所示（①～⑦按发生频率排序）。

❷ 染色　用钝针头（去除针尖的针头）插入瘘管内，注入2%亚甲蓝液0.1～0.2ml，注射后稍加揉压，将多余的染料擦干净（图1-1-2）。

❸ 切口　沿瘘管口周围皮肤做梭形切口（图1-1-3）。

❹ 剥离瘘管　夹持瘘管口，沿瘘管及其分支剥离，直至盲端（图1-1-4）。

❺ 缝合　瘘管全部摘除后，用0.5%碘伏消毒术腔，缝合皮下组织及皮肤，加压包扎。术前反复感染，有瘢痕、肉芽，长期不能愈合者，可刮除肉芽，再将瘘管及其周围瘢痕组织一并切除。如不能Ⅰ期缝合，可用碘仿油纱压迫创面，待其自行愈合或Ⅱ期植皮（图1-1-5）。

术中要点

❶ 为防止亚甲蓝液溢出污染周围组织和影响寻找瘘管，可将瘘管口用止血钳夹住或在切开前将瘘管内的亚甲蓝液挤出。

❷ 分离瘘管要仔细，勿将瘘管撕裂或离断，以免瘘管残留和污染术野。

❸ 瘘管穿过软骨时应将软骨切除。

❹ 勿损伤面神经。

❺ 在显微镜下更易识别是否存在瘘管上皮残留。

术后处理

❶ 应用抗生素（如第二代头孢）预防感染。如切口感染并累及耳郭软骨，可引起化脓性耳郭软骨膜炎。

❷ 术后隔日换药，如有引流条，可在第2日换药时拔出。

❸ 术后5～7日可拆除皮肤缝线。

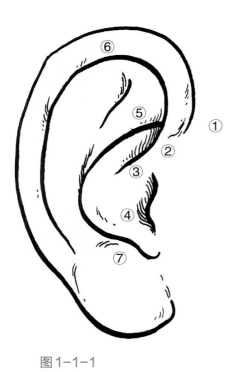

图 1-1-1

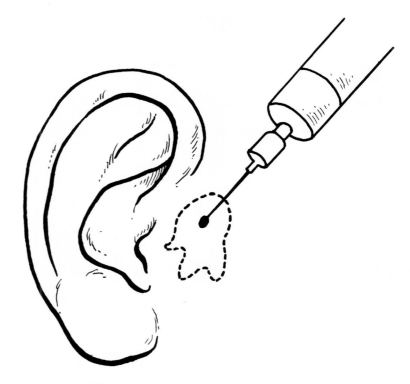

图 1-1-2

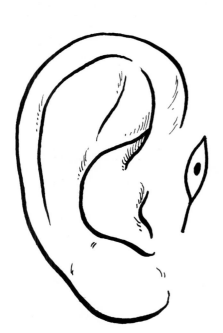

图 1-1-3

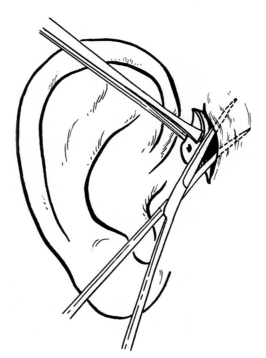

图 1-1-4

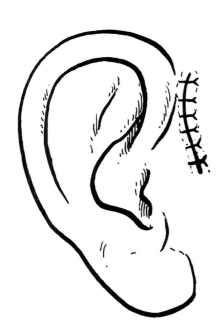

图 1-1-5

耳郭成形术

适 应 证	❶ 先天性小耳畸形或后天原因造成的耳郭缺损。
	❷ 先天性畸形患者，手术年龄在6~8岁最为适宜。
禁 忌 证	❶ 年老体弱者。
	❷ 术区皮肤有急性炎性病变，待炎症消退后再手术。
术前准备	❶ 拍颞部、头面部CT。
	❷ 用透明塑料片以健耳为模型画出耳郭的大小、形状及其与周围器官的距离和关系，再用另一小塑料片以健耳为模式剪出耳郭支架模型。
	❸ 术前备皮，患侧垂直半头或全头备皮，检查术区内有无疖肿和其他皮肤病等。
	❹ 术前1日使用抗生素（如第二代头孢）。

一 第Ⅰ期耳郭成形术

麻 醉	一般采用全麻。
体 位	患者仰卧位，头偏向对侧。
手术步骤	❶ 切口 在畸形耳郭前方做"C"形或"S"形纵向切口（图1-2-1）。
	❷ 形成皮囊 在皮下锐性分离，形成皮囊，皮囊大小以能容纳耳郭支架为宜（图1-2-2）。
	❸ 雕刻耳郭支架 一般采用自体肋软骨，可于术中取右侧第7或第6、第8肋软骨，雕刻成耳郭支架，浸泡在抗生素（如第二代头孢）混合生理盐水溶液中待用（图1-2-3）。
	❹ 安放支架 将耳郭支架放在皮囊中，位置以健侧做对照，然后将支架缝合固定在深面筋膜上（图1-2-4）。
	❺ 皮囊中置引流管自耳后引出，缝合切口，加压包扎（图1-2-5）。
术中要点	❶ 如耳郭支架厚度不够，可在支架底部缝合一层软骨以加深其厚度。
	❷ 皮囊内引流管要持续负压吸引2~3日。
	❸ 取肋软骨时勿伤胸膜，以免引起气胸。
术后处理	❶ 术后卧床休息5日。胸部伤口用胸带包扎。
	❷ 术后2~3日拔除引流管，加压包扎应保持10日。
	❸ 术后用抗生素（如第二代头孢）7~10日，预防感染。

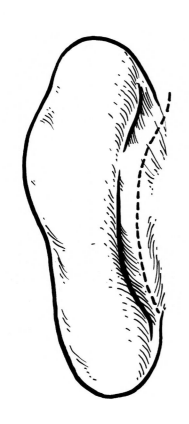

图 1-2-1

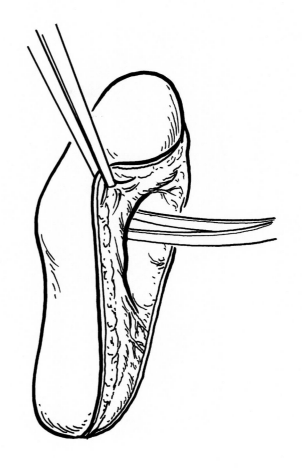

图 1-2-2

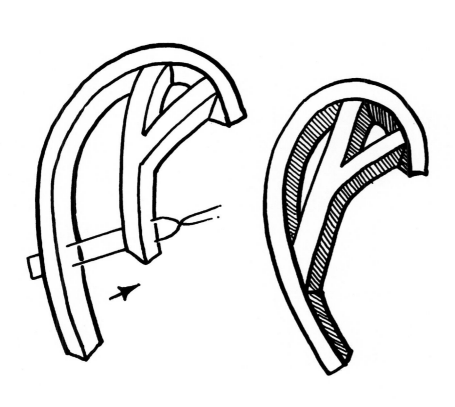

图 1-2-3

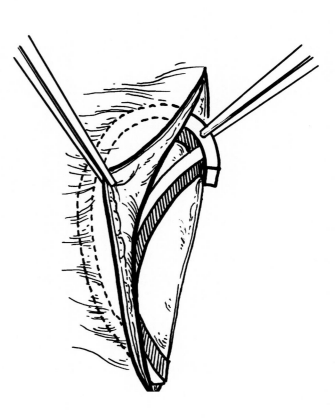

图 1-2-4

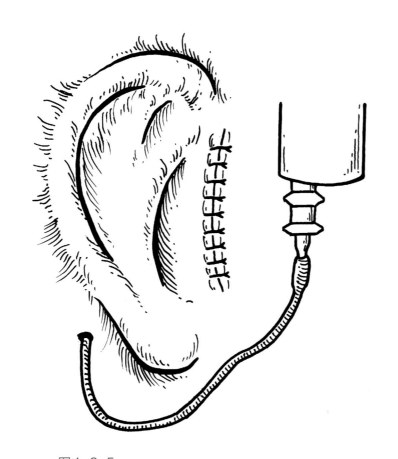

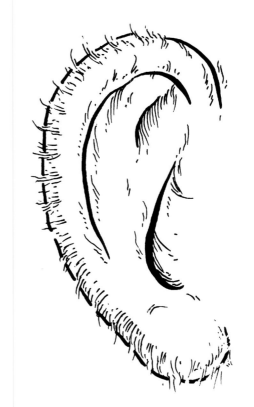

图 1-2-5   图 1-2-6

二　　　第 II 期耳郭成形术

麻　　醉	全麻或局麻。
体　　位	平卧位，头偏向对侧。

手术步骤

❶ 切口　沿耳轮上、外缘 3 ~ 5mm 切口（图1-2-6）。

❷ 竖起耳郭　切开深面筋膜，在其下分离耳郭，将耳郭竖起，如高度不够，可加入 I 期手术时剩余的软骨（图1-2-7）。

❸ 移植皮瓣　取大腿内侧裂层皮瓣移植于耳后皮肤缺损区，皮瓣与皮肤切口边缘缝合，加压包扎（图1-2-8）。

术中要点

❶ 耳后切口时勿损伤耳后动脉，以免影响耳郭的血液供应。

❷ 皮瓣应薄厚一致无破损，缝合时注意耳后沟上下 2 针，此处皮瓣要拉紧，以形成明显的耳后沟。

❸ 竖起的耳郭要以健耳作为对照。

术后处理

❶ 应用抗生素（如第二代头孢）7 日，预防感染。

❷ 耳后植皮区敷料包扎 2 周以上，供皮区敷料待其上皮愈合后去除。

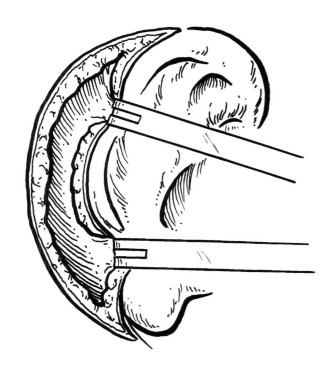

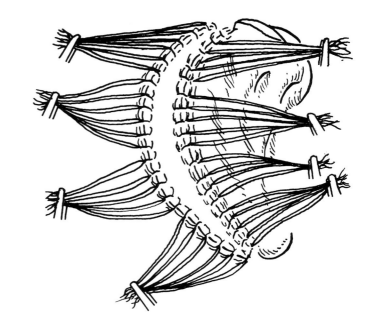

图1-2-7   图1-2-8

第三节　外耳道成形术

适 应 证	先天性或后天性外耳道狭窄或闭锁。先天性外耳道狭窄或闭锁，如为双侧，则手术应在5岁前（常在4～5岁时）进行；如为单侧，可在成年后施行手术。
禁 忌 证	局部有急性炎性病变时不宜手术。

术前准备　❶　耳部CT扫描。

❷　听力和前庭功能检查，如听觉诱发电位等。

❸　耳周半径4～5cm有毛发区备皮。

麻　　醉　成人单纯外耳道狭窄或软组织闭锁可用局麻，小儿或骨性闭锁及有中耳畸形者全麻较好。

体　　位　患者仰卧位，头偏向对侧。

手术步骤　**后天性外耳道狭窄或闭锁**

距离外耳道口1cm以内的狭窄或闭锁

❶　切口　在狭窄或闭锁的皮肤上做十字形切口（图1-3-1）。

❷　分离切除瘢痕　皮肤切开后，从皮下瘢痕组织分离皮肤，并向四周翻起。然后在皮下分离切除瘢痕组织。瘢痕内侧的皮肤尽量保存（图1-3-2）。

❸　耳道成形　将瘢痕内侧皮瓣十字形切开，向外翻转，外侧皮瓣向内翻

转，内外皮瓣边缘对齐，将创面全部覆盖。耳道内用碘仿纱条填塞压迫（图1-3-3）。

耳道较深部位或较大范围的狭窄或闭锁

❶ 切口　行耳内切口。由耳轮脚前做皮肤切口，到外耳道口12点钟处，折向外耳道口的深侧，沿外耳道口后缘，切到外耳道口6点钟处（图1-3-4）。

❷ 切除瘢痕　掀起外耳道皮肤，剥离并切除瘢痕组织。如外耳道骨部也有狭窄或骨质增生，用骨凿或磨光钻扩大外耳道骨部，以能看到鼓膜又不伤及面神经为度（图1-3-5）。

❸ 耳道成形　耳道扩大后，将保留的耳道皮肤紧贴在外耳道壁上，依据皮肤缺损创面范围大小，可取大腿内侧或耳后皮片移植，尽量少留创面，避免肉芽生长及瘢痕形成。术腔填塞碘仿纱条，缝合切口（图1-3-6）。

先天性外耳道狭窄或闭锁

❶ 切口　先天性外耳道闭锁常伴有耳郭及中耳畸形。可在耳郭前做一弧形切口，也可行耳后切口（图1-3-7）。

❷ 寻找鼓窦　分离切口，剪除部分皮下组织，暴露骨质，此时可见局部凹陷或有粗糙骨面，例如后上嵴和筛区，可在此由外向内去除骨质及气房，寻找鼓窦。如无明显标志，可在颞颌关节后上方由外向内去除乳突骨质和气房，也可直接经闭锁的骨性耳道入路切除软组织和去除骨质（图1-3-8）。

❸ 扩大外耳道　找到鼓窦后，向前去除上鼓室外侧骨壁，向后去除乳突骨壁及气房，并磨薄颞颌关节后壁（即外耳道前壁）的骨质，扩大外耳道。去除上鼓室外侧壁时，可看到砧骨短脚、砧骨体和锤骨头，依次向前下方切除鼓室外侧骨质，向下达到鼓室底平面，向后到一般乳突根治术时外耳道后壁的高度，不低于鼓窦底水平，此时可窥得听骨链全貌及两窗功能（图1-3-9）。

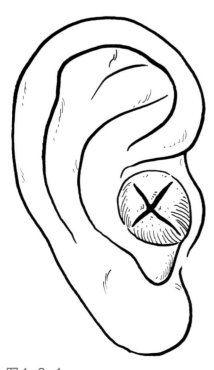

图1-3-1

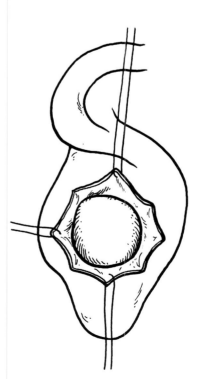

图1-3-2

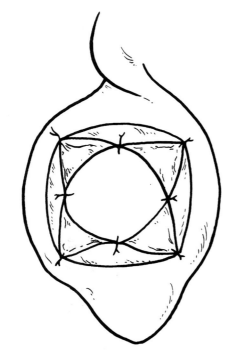

图1-3-3

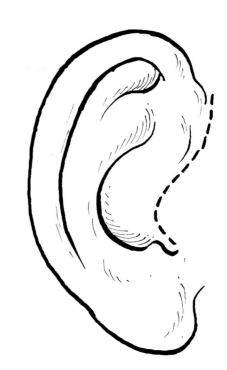

图1-3-4

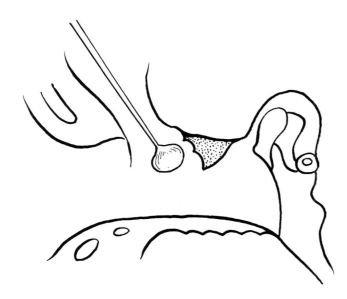

图1-3-5

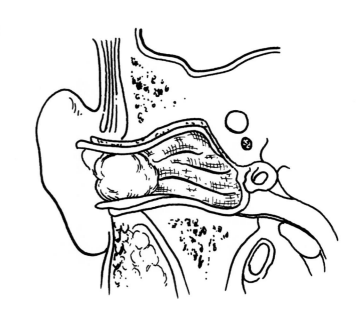

图1-3-6

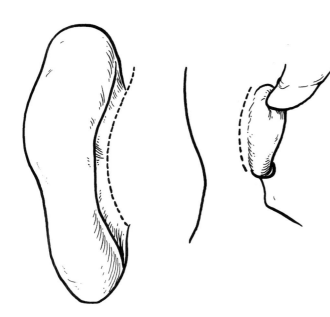

图1-3-7

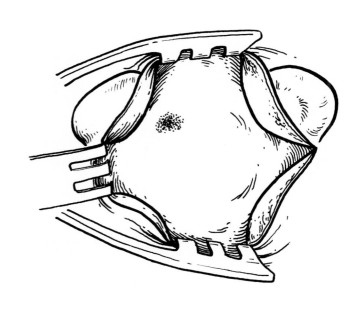

图1-3-8

❹ 重建鼓室传音结构　根据鼓室内情况，选择合适的鼓室成形术（图1-3-10）。如无鼓膜，可取颞肌筋膜封闭鼓室。

❺ 外耳道植皮　鼓室处理完毕，如果乳突腔不大，可从耳后取全厚皮片或从大腿内侧取游离皮片移植于外耳道及乳突腔中，其外缘与耳前切口新形成的外耳道口皮肤边缘缝合，内侧覆盖在形成鼓膜的颞肌筋膜表面（图1-3-11）。

❻ 也可在移植前，将皮片缝成盲管桶状再植入外耳道（图1-3-12），其内端抵于修复的鼓膜，外端与新形成的外耳道口皮肤缝合。

❼ 新形成的耳道直径不应小于1cm。如乳突腔洞较大，可在乳突腔内填颞肌瓣，缩小腔洞，在颞肌瓣表面植皮。新形成的外耳道内放碘仿纱条，使皮片与周围骨面紧密相贴，缝合切口，加压包扎（图1-3-13）。

术中要点

❶ 先天性外耳道狭窄或闭锁常伴面神经畸形，且解剖标志不清，术中要注意鼓窦、水平半规管、镫骨等标志，防止损伤面神经及内耳，引起面瘫或感音神经性聋、眩晕等。

❷ 重建外耳道要有足够宽度，外耳道口皮片须对位缝合，以免术后无上皮覆盖区生长肉芽或再度狭窄或闭锁。

❸ 扩大外耳道时向前注意不要损伤颞下颌关节囊，如有损伤应予缝合修复。

❹ 如磨除乳突皮质出现一较浅腔，可能为Korner隔，穿过此隔即可见鼓窦在其深面。

❺ 尽量减少血管损伤，特别是耳后动脉和颞浅动脉耳支的吻合支。

❻ 用常温生理盐水将术腔残留的骨粉骨片等冲洗干净。

术后处理

❶ 应用抗生素（如第二代头孢），预防及控制感染。感染可引起重新狭窄或闭锁。

❷ 术后5～7日拆除外部缝线，外耳道碘仿纱条填塞3周以上，保持耳道口干燥。

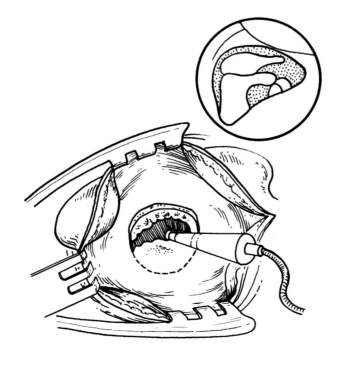

图1-3-9

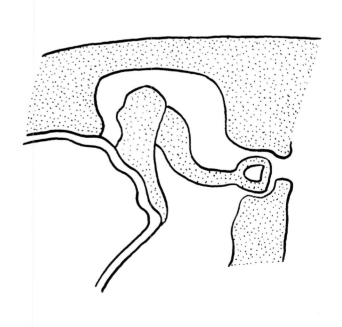

图1-3-10

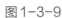

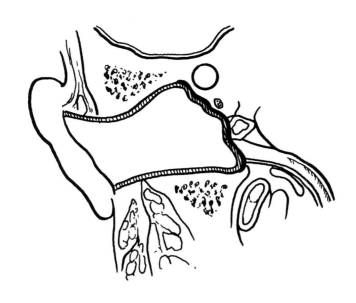

图 1-3-11

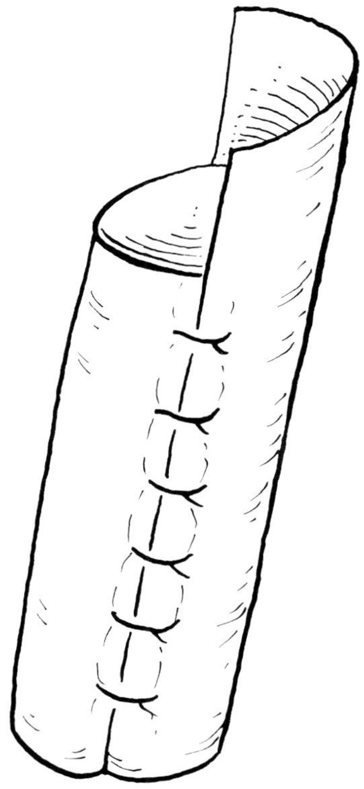

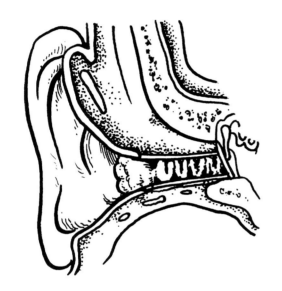

图 1-3-13

图 1-3-12

❸ 取皮部位用凡士林纱布及干纱布包扎，如无感染，应待到创面愈合，敷料自然松脱。

第四节 外耳道良性肿物切除术

适 应 证	外耳道良性赘生物，无全身手术禁忌证。
禁 忌 证	无明确禁忌证。
术前准备	患侧耳周半径5cm区域备皮。0.5%碘伏消毒耳郭及外耳道。
麻 醉	1%～2%利多卡因在肿物周围局部浸润麻醉或全麻。
体 位	患者仰卧位，头偏向对侧。

手术步骤	❶ 切口　根据肿瘤的部位、大小不同，可采用耳内切口和耳后切口（图1-4-1）。
	❷ 切除肿瘤　确定肿瘤范围，切开其外缘正常皮肤，将肿瘤连同基底部一并分离切除（图1-4-2）。
	❸ 如为骨瘤（或骨疣），将皮肤和骨膜一并分离掀起后，将骨瘤（或骨疣）凿除或磨除（图1-4-3）。
	❹ 修理外耳道皮肤缺损　如无皮肤缺损，可将皮肤复位后外耳道纱条填塞。如有皮肤缺损，可取皮片（例如：耳后皮片，大腿内侧皮片）覆盖创面，然后用碘仿纱条填塞外耳道，缝合切口。
术中要点	❶ 外耳道骨瘤生长在后壁及下壁者，在磨除骨瘤时，不应向深磨除过多的骨质并同时流水降温，以防损伤面神经。
	❷ 切除外耳道深部肿瘤时防止鼓膜损伤。
术后处理	❶ 应用抗生素预防感染。
	❷ 未植皮患者，外耳道纱条可在术后10日左右撤出；植皮者的碘仿纱条于术后2～3周取出。过早抽出外耳道填塞纱条，有时可在局部形成肉芽或形成瘢痕狭窄。

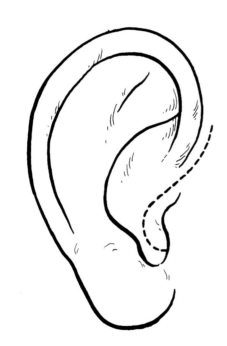

图1-4-1

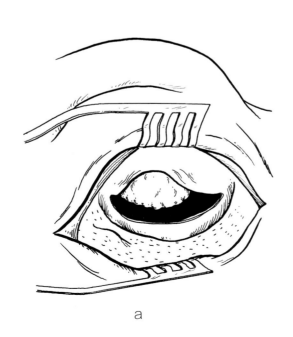

a

b

图1-4-2

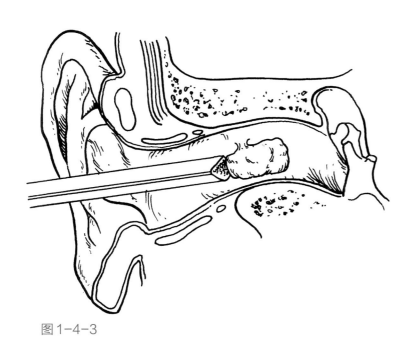

图 1-4-3

第五节　　**鼓膜切开术**

适 应 证	❶ 急性化脓性中耳炎，鼓膜充血水肿膨隆或有乳头样突出。
	❷ 急性化脓性中耳炎，鼓膜穿孔甚小，引流不畅，耳痛及发热等症状经诊疗不缓解。
	❸ 急性卡他性中耳炎或分泌性中耳炎，鼓室内有积液，经鼓膜穿刺无效。
禁 忌 证	❶ 初患分泌性中耳炎，可先行鼓膜穿刺。
	❷ 颈静脉球体瘤（鼓室型）。
	❸ 患有严重心脏病或血液病。
术前准备	❶ 备妥手术器械，如耳内镜或显微镜、鼓膜切开刀、细吸引管等。
	❷ 0.5% 碘伏消毒耳郭、外耳道及鼓膜表面。
麻 醉	成人可局部麻醉，多采用利多卡因胶浆滴入耳道，麻醉鼓膜 5～10min。儿童采用全麻。
体 位	仰卧位，头偏向对侧。
手术步骤	❶ 外耳道皮肤消毒后，用适宜大小耳镜将鼓膜显露清楚。用一手固定耳镜，另一手持鼓膜切开刀，距鼓环 2～3mm 刺入鼓膜，做一弧形或放射状切口。根据病变情况，切口可选择在鼓膜的前下象限、后下象限或前上象限，长度从 1～2mm 至鼓膜周长的 1/3～1/2（图1-5-1）。
	❷ 切开鼓膜后，即有黄色或白色黏液由切口溢出，可用棉签蘸取送细菌培养和药敏试验，其余用吸引器清除。向鼓室内注入地塞米松 0.1ml，并按压耳屏，用无菌棉球堵塞外耳道。

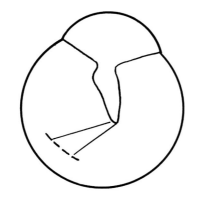 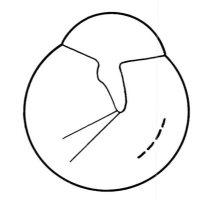 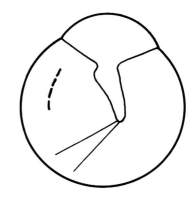

图 1-5-1

术中要点	❶ 切口不要做在鼓膜后上象限，以防损伤听小骨。若整个鼓膜受累，切口应在鼓膜下部，若病变位于鼓膜上部，切口应做在前上象限。
	❷ 切口位置不要距鼓环太近，以免误将外耳道壁切开。
	❸ 鼓膜切开刀不可刺入太深，以免损伤鼓室内壁结构。
	❹ 在下鼓室有时可出现高位的颈静脉球，作鼓膜切开前应仔细观察，以免损伤暴露的颈静脉球。
	❺ 鼓膜切开刀要锐利，防止撕裂鼓膜。
	❻ 注意无菌操作。
术后处理	❶ 在引流期内若需用滴耳药，可用水溶性滴耳剂，避免使用黏性大的滴耳剂，禁用粉剂，以免影响引流。
	❷ 急性化脓性中耳炎患者全身应用抗生素。
	❸ 外耳道及耳郭皮肤因脓液刺激而发生皮炎者，局部可涂 10% 氧化锌软膏。
	❹ 仔细观察局部和全身情况，了解病变是否有发展或消退。若术后仍发热，乳突部压痛、肿胀，颞骨 CT 片显示有显著的骨质变化，则应考虑行乳突手术。

第六节　鼓膜置管术

适 应 证	分泌性中耳炎，鼓室腔内有积液，经鼓膜穿刺抽液多次仍有积液者，或咽鼓管阻塞长期难以解除者。
禁 忌 证	同"鼓膜切开术"。
术前准备	同"鼓膜切开术"。在手术器械中，增加中耳麦粒钳、细直针、弯钩针及通气管。
麻醉与体位	同"鼓膜切开术"。

| 手术步骤 | ❶ 切开鼓膜　一手固定耳镜，一手持鼓膜切开刀，若使用耳内镜，根据耳道条件选择直径适宜的耳内镜（一般使用2.7mm），将内镜靠于外耳道口软骨部，在显示器观察下将切开刀和镜头（切开刀在前镜头在后）缓慢靠近鼓膜。在鼓膜的前下部、后下部或前上部，距鼓环约3mm处用尖刀刺入，弧形切开1～2mm（长度相当于通气管的外径）。切开后通过切口吸净中耳积液（图1-6-1）。 |

ER1-6-1
鼓膜切开置管

❷ 放置通气管　用中耳麦粒钳挟持通气管，将其内端越过鼓膜切口插入鼓室内，用细直针调整好管的位置（图1-6-2）。

❸ 再次检查置管位置，使鼓膜切开口位于两端膨大之间。向鼓室内滴入0.1ml地塞米松，用无菌棉球堵塞外耳道（图1-6-3）。

术中要点

❶ 鼓膜切口不易过大，通气管易脱落。

❷ 置管于鼓膜前下方者留管的时间较长。

❸ 置管时勿用力过猛，以免将通气管推入鼓室内。

❹ 其余术中要点同"鼓膜切开术"。

术后处理

❶ 每半个月清洁外耳道，并查看通气管位置是否正常，有无阻塞。

❷ 可应用抗生素（如第二代头孢）预防感染。

❸ 待炎症消失，无分泌物，颞骨CT显示正常时，可取出通气管，鼓膜切口可自行愈合。

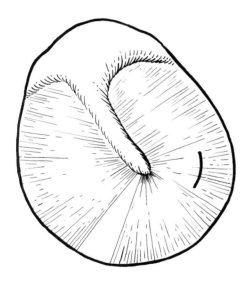

图1-6-1

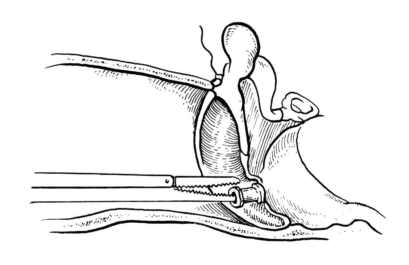

图1-6-2

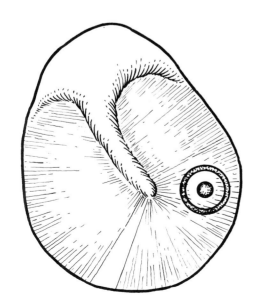

图1-6-3

乳突切开术

乳突切开术，即单纯乳突切开术（simple mastoidectomy），通过磨（凿）开鼓窦及乳突，清除鼓窦、鼓窦入口及乳突气房内的全部病变组织及气房，以充分引流。

适 应 证
❶ 急性化脓性中耳乳突炎经药物、鼓膜切开等治疗3周后，仍有耳流脓不止，耳深部或耳后痛，发热，乳突压痛，CT片显示乳突气房模糊，白细胞数增高等，提示为急性乳突炎者。

❷ 急性化脓性中耳乳突炎经治疗后症状明显减轻，数周后又出现耳痛，乳突区软组织肿胀增厚，压痛，低热不退，X线摄片或CT片显示乳突气房模糊或有骨质破坏，提示有隐蔽性乳突炎者。

❸ 急性化脓性中耳乳突炎出现面神经麻痹、耳周骨膜下脓肿、贝佐尔德脓肿（Bezold abscess）等并发症者。

❹ 外耳道后上壁塌陷，CT片有骨质破坏，提示鼓窦积脓者。

❺ 中耳胆脂瘤伴耳源性颅内并发症，全身情况不允许做乳突根治术时，可先行乳突切开术，Ⅱ期行乳突根治或鼓室成形术。

❻ 急性化脓性中耳炎反复发作，CT显示乳突气房模糊或骨质破坏而未查出其他原因时，可行探查性乳突切开术。

禁 忌 证
❶ 急性化脓性中耳炎的早期，炎症尚未局限化时，不宜过早行乳突切开术。

❷ 全身感染发热期间不宜手术。

术前准备
❶ 静脉滴注抗生素（例如：三代头孢类或喹诺酮类），控制感染。根据患者全身情况给予输液、降温等对症处理。

❷ 患侧耳周半径5cm区域备皮，清除外耳道分泌物，并做细菌培养及药敏试验，0.5%碘伏消毒耳道、耳郭及耳周皮肤。

❸ 根据麻醉和手术需要，给术前药（如术前1h肌内注射地西泮、苯巴比妥等）。

❹ 仔细阅读CT、MRI等影像学资料，了解局部解剖情况。

麻 醉
一般采用全麻。

体 位
患者仰卧位，头偏向对侧。

手术步骤
❶ 切口　耳后切口，成人耳后沟1cm处（图1-7-1a），婴幼儿与成人有所不同，切口下端偏向后外方，以免损伤面神经（图1-7-1b、c）。

❷ 分离软组织　逐层切开皮肤、皮下组织及骨膜，如做耳后肌骨膜瓣，则在皮下组织层锐性分离，上平颞线，下近乳突尖，后缘近皮肤切口，前至骨性外耳道后壁，形成蒂在前侧、后侧或上方的肌骨膜瓣（图1-7-2）。

❸ 暴露骨质，寻找鼓窦　分离骨膜及软组织，充分暴露乳突骨质，并认清乳突骨皮质的解剖标志：颞线，外耳道后上棘，筛区，外耳道上三角。由外耳道上三角进入可达鼓窦，是鼓窦定位的标志。颞线相当于中颅窝水平（图1-7-3）。

❹ 开放鼓窦，清除乳突气房　除去乳突骨皮质，暴露乳突浅层气房。于外耳道后上棘内面的后上方，即外耳道上三角处向深磨开鼓窦，有时可遇到岩骨气房与鳞骨气房之间的Korner隔，位于鼓窦表面，磨穿此隔板，即抵达鼓窦（图1-7-4、图1-7-5）。

❺ 扩大鼓窦入口　暴露砧骨短脚及水平半规管（图1-7-6）。

❻ 从鼓窦开始，清除全部乳突气房，包括乳突尖和窦脑膜角的气房（图1-7-7）。

❼ 已完成乳突切开术的术腔应做到"轮廓化"或"骨骼化"，即窦脑膜角、Trautmann三角、二腹肌嵴及砧骨短脚、水平半规管等标志清晰可辨（图1-7-8）。

❽ 彻底清除病变组织，直至露出正常组织，冲洗术腔，放置引流管，缝合切口，外耳道内填塞碘仿纱条，包扎（图1-7-9）。

术中要点　❶ 明确鼓窦定位标志，寻找鼓窦时，过低可损伤面神经，过高可损伤硬脑膜，过靠后则可损伤乙状窦。

❷ 完全开放乳突内气房，使术腔"轮廓化"。鼓窦入口宜宽畅，以利于引流。清理病变时，注意勿损伤砧骨、水平半规管、面神经、硬脑膜、乙状窦等。

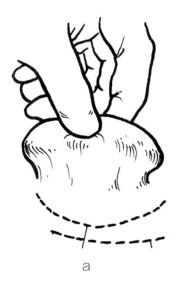
a

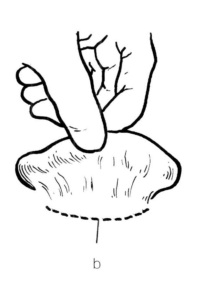
b

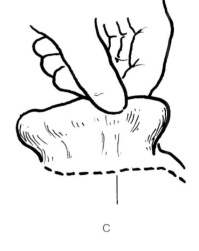
c

图1-7-1

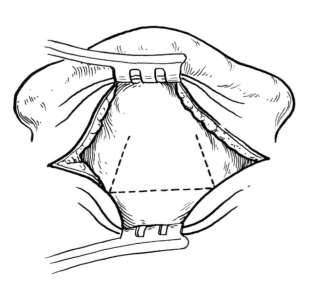

图1-7-2

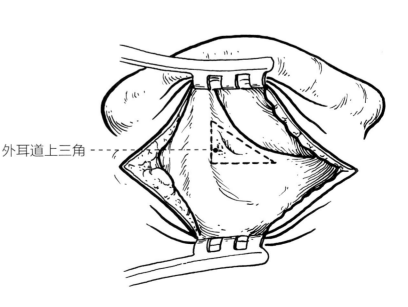

外耳道上三角

图1-7-3

017

❸ 如乳突骨皮质表面有瘘孔形成，可从瘘孔磨开骨质进入鼓窦和乳突。

术后处理　　　❶ 继续应用足量抗生素（例如：三代头孢类或喹诺酮类），直至引流清洁，伤口愈合，病情稳定。

❷ 术后第2日起每日查看引流情况，当无明显渗出时拨出引流管。术后第7日拆除切口缝线。

❸ 鼓膜恢复正常后应行咽鼓管吹张。术后若出现并发症，应对症处理。

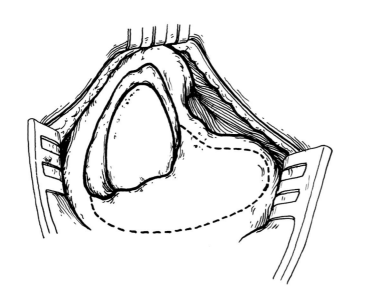

图1-7-4

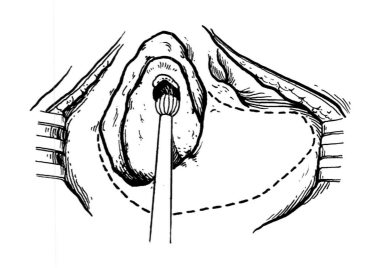

图1-7-5

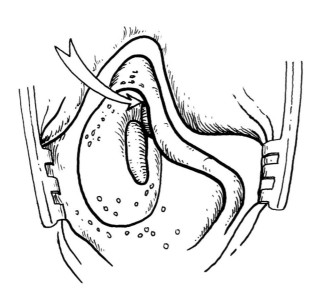

图1-7-6

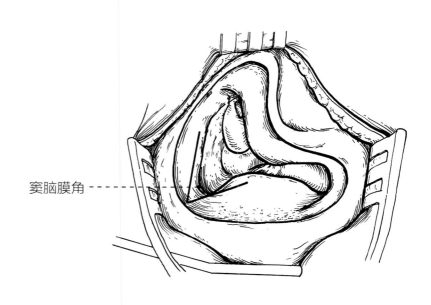

窦脑膜角

图1-7-7

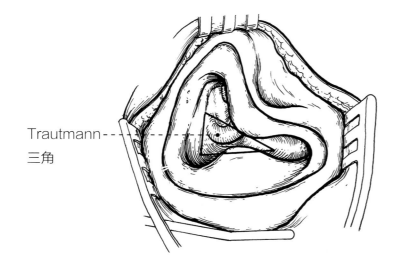

Trautmann
三角

图1-7-8

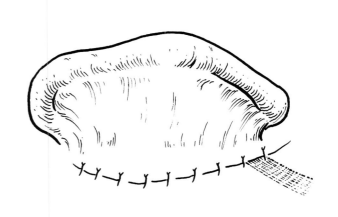

图1-7-9

第八节 **乳突根治术**

乳突根治术（radical mastoidectomy）是一种彻底清除中耳内病变组织，并通过切除外耳道后壁及上鼓室外侧壁，清除残余锤骨、砧骨，封闭咽鼓管鼓室口，形成鼓室、鼓窦、乳突腔和外耳道四位一体空腔向耳道口开放的手术。

适 应 证

❶ 中耳胆脂瘤合并严重的耳源性颅内并发症，不宜施行听力重建术者。

❷ 结核性中耳乳突炎伴骨质破坏者。

❸ 中耳乳突肿瘤未能彻底清除，如中耳癌、面神经瘤、颈静脉球体瘤。

❹ 中耳广泛严重病变且咽鼓管完全闭锁不适合成形术者。

禁 忌 证

❶ 慢性化脓性中耳炎咽鼓管通畅者，分泌性中耳炎，急性化脓性中耳炎。

❷ 无骨质破坏或死骨的中耳乳突结核。

❸ 中耳胆脂瘤除极特殊情况外，一般也不主张施行乳突根治术。

术前准备、
麻醉与体位

同"乳突切开术"。

手术步骤

❶ 切口　可采用耳内或耳后切口，耳后切口同"乳突切开术"。耳内切口开始于耳郭软骨与外耳道软骨之间的浅沟内，下自6点钟，向上到12点钟方向，刀锋外转，在耳轮脚与耳屏间切开外耳道，再沿耳轮脚向上到外耳道与耳郭上缘的中点（图1-8-1）。

❷ 暴露骨质　分离骨膜，暴露外耳道上、后骨壁和乳突骨皮质，上至颞线、颧弓后根，下至乳突尖，前至骨性外耳道后壁，后距后壁2cm左右，暴露乳突表面标志（图1-8-2）。

❸ 进入鼓窦及上鼓室　入鼓窦有三种路径。

（1）鼓窦入路（外耳道后上棘后方进路）：是常规方法，具体操作见"乳突切开术"。扩大鼓窦入口，经鼓窦入口去除上鼓室外侧骨质，充分暴露鼓窦和上鼓室后，可见砧骨、水平半规管、锤骨头及面神经水平部等重要结构（图1-8-3）。

（2）上鼓室进路：从上鼓室外侧壁开始去除骨质，上鼓室完全开放后，经鼓窦入口开放鼓窦，此时可见砧骨、砧骨窝、水平半规管隆凸（图1-8-4、图1-8-5）。

（3）皮质下外耳道进路：由外耳道后、上壁交角处开始向内后进入，一般不超过3～4mm即可进入鼓窦，以下手术步骤同鼓窦进路（图1-8-6）。

❹ 清除乳突气房病变　彻底清除乳突气房、胆脂瘤及被侵蚀的骨质，清除后的乳突腔，应"轮廓化"，可看到乙状窦骨壁、Trautmann三角、窦脑膜角、水平半规管隆凸、鼓窦入口、砧骨短脚、二腹肌嵴等标志（图1-8-7）。

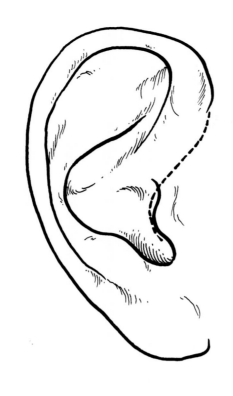

图 1-8-1

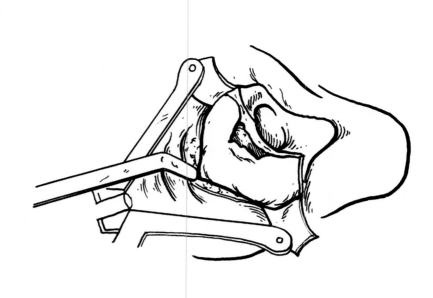

图 1-8-2

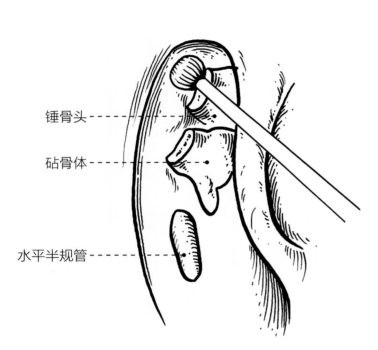

锤骨头------

砧骨体------

水平半规管------

图 1-8-3

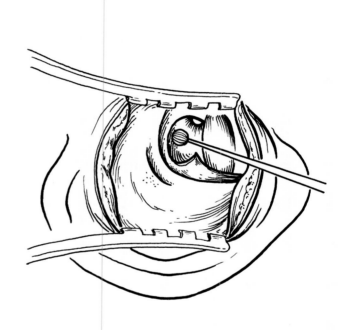

图 1-8-4

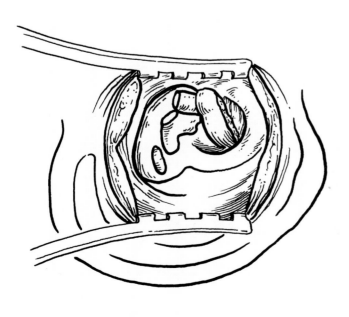

图 1-8-5

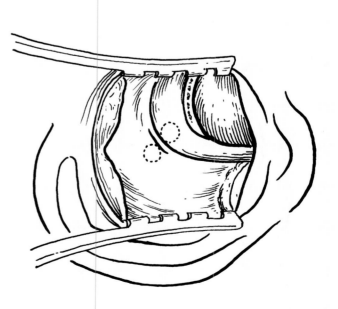

图 1-8-6

❺ 断骨桥　鼓窦和乳突内病变去除后，即可看到骨桥，将外耳道后壁及上壁骨质削薄、削低，形成一横跨鼓切迹或鼓窦入口的骨桥（图1-8-8）。

❻ 从前部开始去除骨桥，同时磨除外耳道后壁骨质，削低面神经嵴，使乳突腔、鼓窦、鼓室与外耳道间形成一体空腔（图1-8-9）。

❼ 处理鼓室　去除骨桥前拱柱，清除上鼓室前隐窝内匿藏的病变，颧弓根气房常隐藏病变，也应磨除（图1-8-10）。

❽ 取出残存听骨，但镫骨保留。去除鼓室内肉芽、胆脂瘤上皮，小心刮除面隐窝、鼓室窦内藏匿的病变（图1-8-11）。

❾ 鼓室黏膜彻底清除，用咽鼓管刮匙搔刮管内黏膜（图1-8-12）。

❿ 经典的乳突根治术，残余鼓膜、鼓环及骨性鼓沟也应切除，磨除下鼓室气房，并磨低外耳道下壁（图1-8-13）。

⓫ 经典的乳突根治术完成后，鼓室内除镫骨保留外，锤砧骨摘除，残存鼓膜、鼓环、鼓沟清除，鼓室内壁黏膜剥除，封闭咽鼓管鼓室口，上鼓室、下鼓室完全敞开，耳道后壁去除，面神经嵴削低，面隐窝、鼓室窦病灶清除，鼓室、乳突、鼓窦及外耳道成一个大空腔（图1-8-14）。

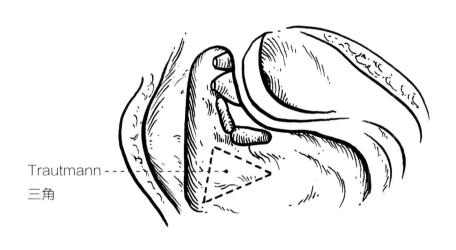

Trautmann
三角

图1-8-7

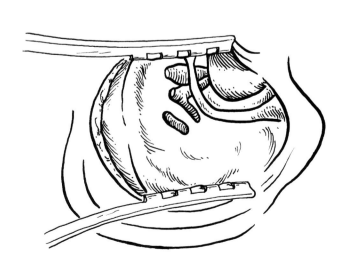

图1-8-8

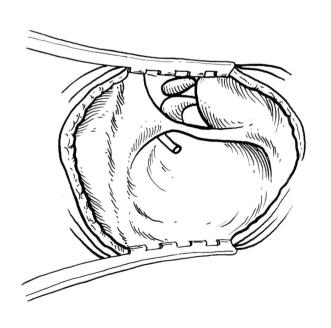

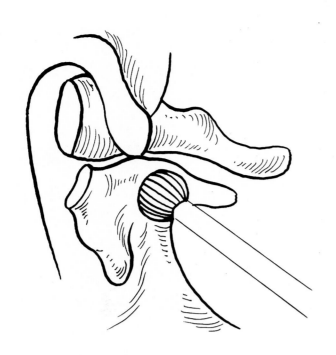

图 1-8-9

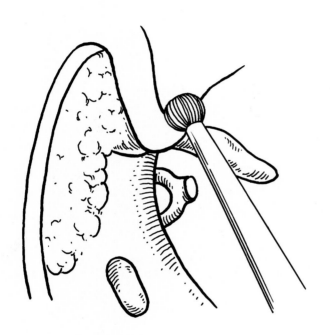

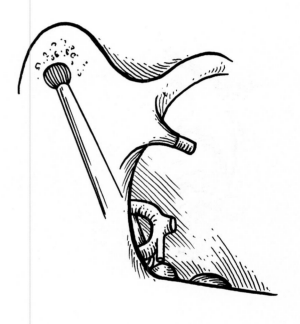

图 1-8-10

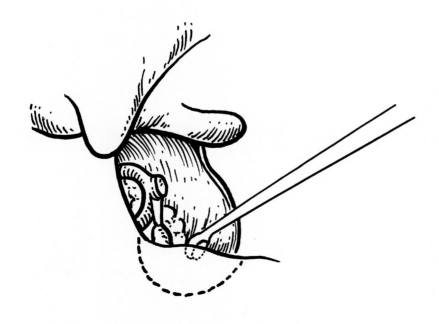

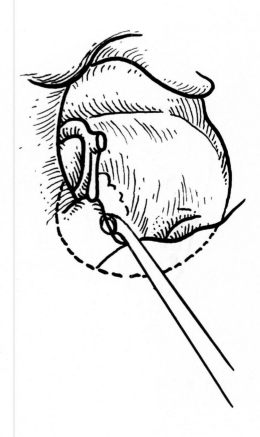

图 1-8-11

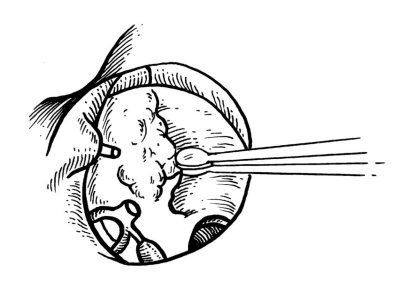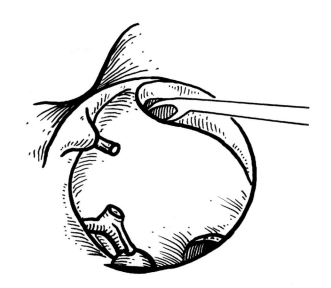

图 1-8-12

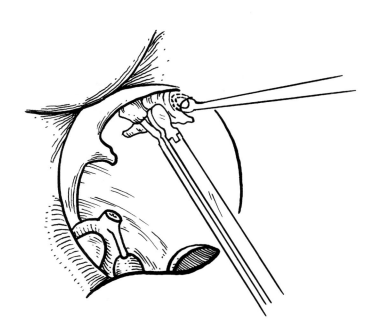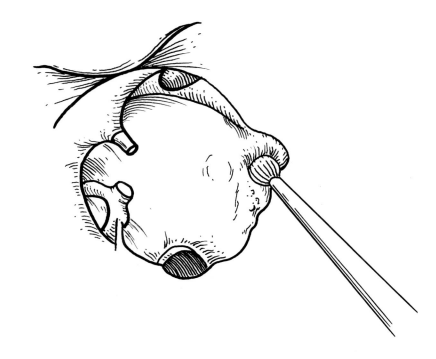

图 1-8-13

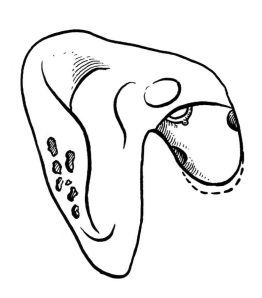

图 1-8-14

⑫ 做外耳道皮瓣、术腔植皮　剪开外耳道后壁皮肤，向后翻转覆盖乳突腔。如无急性感染和颅内并发症，可取大腿或耳后皮片铺于术腔，加速术腔上皮化。术腔碘仿纱条填塞，缝合切口。

术中要点

❶ 如果采用耳内切口，切勿损伤软骨，以免引起软骨感染。尽量不切颞肌，骨膜要充分剥离。

❷ 进入鼓窦有三个入路：①鼓窦入路，适用于乳突气化良好、胆脂瘤较大、骨质破坏范围广泛的患者；②上鼓室入路，适用于硬化型乳突乙状窦前置，脑膜低位的患者，但视野较小且深，初学者不易掌握；③皮质下外耳道入路，适于硬化型乳突、鼓窦扩大、有胆脂瘤的患者。术中应根据病情酌情选用合适的方法，前两种入路较常用，应熟练掌握。

❸ 在不损伤面神经的前提下，面神经嵴越低越好，面神经嵴内侧段不能低于水平半规管及砧骨窝，外侧段可达外耳道水平或稍低。

❹ 注意追踪及彻底清除胆脂瘤上皮，包括延伸到乳突气房、面隐窝、鼓室窦、上鼓室前隐窝的隐藏病变，对覆盖于迷路瘘管、暴露的面神经、乙状窦、脑膜、镫骨及前庭窗区的胆脂瘤上皮，清理时应格外注意，以免损伤上述结构。

❺ 术前认真观察中耳乳突CT，硬脑膜低位时采用上鼓室进路，如硬脑膜暴露但无破损，一般无妨。对乙状窦前移的患者也应特别小心，若损伤出血，立即压迫止血。术中还应注意不要损伤高位的颈静脉球，一旦损伤可严重出血，应立即加压止血。

❻ 为避免术后外耳道口狭窄，耳前切口下端可不缝合。

术后处理

❶ 注意有无面瘫、眩晕、恶心呕吐等症状，如出现上述症状，应给予相应处理（例如：滴注甲泼尼龙、口服倍他司汀、注射盐酸雷莫司琼等）。

❷ 应用抗生素（如第二代头孢）一周左右，预防和控制感染。

❸ 术后隔日更换敷料，7日拆线。

❹ 术后1～2周抽出耳内碘仿纱条，术腔消毒后填入新的碘仿纱条，每周换取。渗出物减少后，可逐渐延长换药间隔时间，直至干耳。

第九节　　改良乳突根治术

改良乳突根治术，又称Bondy改良根治术。中鼓室独立成腔与咽鼓管相通，而乳突、鼓窦和外耳道三位一体向外耳道口开放，鼓窦及乳突腔可以充填封闭。

适　应　证　　上鼓室、鼓窦胆脂瘤，中、下鼓室正常或轻度病变，听力较好或在应用水平的传导性聋；或松弛部形成内陷袋，中下鼓室自行封闭者（但如有条件，上述情况也应尽量行鼓室成形术）。

禁 忌 证　　　　　胆脂瘤累及鼓室范围较广或全鼓室有炎性病变者。

术前准备、　　　　同"乳突切开术"。
麻醉及体位

手术步骤　　　❶　切口　耳内或耳后切口。分离骨膜，暴露乳突骨皮质及外耳道后、上壁，直达鼓环（图1-9-1）。

❷　如果采用耳内切口，环状切口起始点为下缘6点钟和前缘3点钟或9点钟，分别向鼓环做两个切口，形成较大的鼓膜耳道皮瓣（图1-9-2）。

❸　磨开上鼓室，断开"骨桥"，清除病变（图1-9-3）。

❹　削低面神经嵴，清除鼓窦乳突病变，检查听骨链，砧骨常有破坏，取出砧骨，清理周围病变，剪去锤骨头（图1-9-4）。

❺　打开面隐窝，清除病变（图1-9-5）。如鼓膜松弛部小穿孔，病变局限于上鼓室，听骨链完整或鼓膜与中下鼓室粘连时，可保留骨桥。

❻　做皮瓣及皮片　回覆鼓膜耳道皮瓣，覆盖上鼓室，留中鼓室独立成腔与咽鼓管相通。缺皮区可于大腿内侧或耳后取裂层皮片植入。使乳突、鼓窦、外耳道三位一体向外耳道开放。术腔填碘仿纱条，缝合切口，弹力绷带包扎（图1-9-6）。

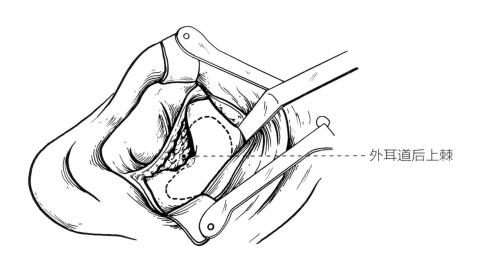

-- - - - 外耳道后上棘

图1-9-1

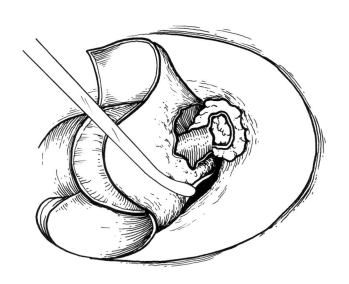

图1-9-2

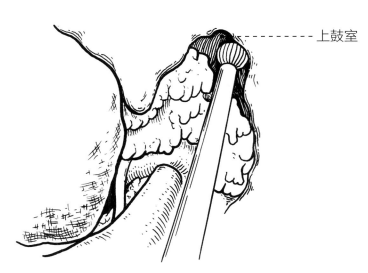

- - - - - - - 上鼓室

图1-9-3

025

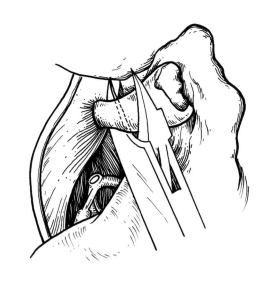

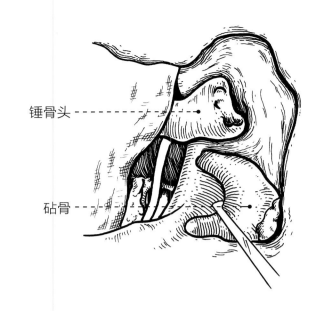

锤骨头

砧骨

图 1-9-4

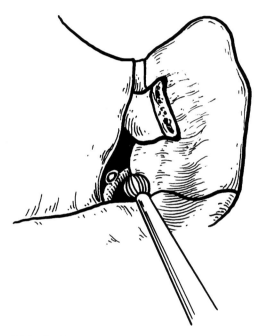

图 1-9-5

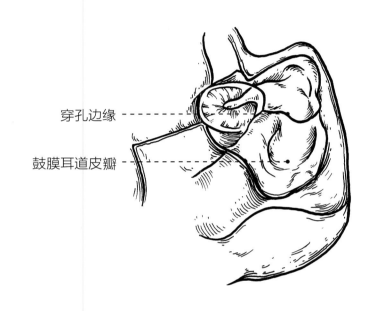

穿孔边缘

鼓膜耳道皮瓣

图 1-9-6

| 术中要点 | 同"乳突根治术"。在彻底清除病变的前提下,少损伤或不损伤听骨链、鼓膜及中鼓室黏膜。 |
| 术后处理 | 同"乳突根治术"。 |

第十节　Ⅰ型鼓室成形术

一　显微镜下Ⅰ型鼓室成形术

适 应 证　❶ 鼓膜紧张部穿孔,最好干耳 2 个月以上(鼓室黏膜湿润或可有少许分泌物)。

❷　外伤性鼓膜穿孔，经观察3个月或以上不能自愈。

❸　鼓室内无鳞状上皮及隐匿胆脂瘤。

❹　两窗功能正常。

❺　咽鼓管通畅。

❻　听骨链正常（如纯音听力气导损失不超过30～40dB，贴膜试验听力明显改善）。

禁 忌 证

❶　咽鼓管闭锁，不包括鼓室开口附近的阻塞。

❷　患有急性上呼吸道感染或严重的鼻及鼻窦慢性炎症。

❸　患严重的全身性疾病。

术前准备

❶　做咽鼓管功能检查、听力检查及贴膜试验。

❷　若耳后切口，需耳周半径5cm的区域备皮。

❸　术前1日剪耳毛，清除耳道内耵聍及痂皮，对外耳道及耳郭进行消毒。

❹　术前1h口服镇静剂，如地西泮、苯巴比妥等。

麻　　醉

多采用全麻，若局麻，用1%～2%利多卡因加入适量1%肾上腺素，于耳道软骨与骨部交界处的前、后、上、下四壁做四点骨膜下注射，切口处局部浸润麻醉。

体　　位

仰卧位，头偏向对侧。

手术步骤

ER1-10-1
耳屏软骨及
软骨膜制备

ER1-10-2
显微镜下 I 型
鼓室成形术

❶　取颞肌筋膜　最常用，于同侧耳郭上方发际内做一2～3cm的横切口（如为耳后切口，可用同一切口取颞肌筋膜），暴露紧贴近颞肌组织的筋膜，按所需大小剪下，展平后自然干燥（图1-10-1）。

❷　取乳突部骨膜　距耳后沟0.5～1cm处做一约3cm的弧形切口，暴露贴在乳突表面的骨膜，分离剪下骨膜后，铺平晾干。如为耳后切口，可在同一切口内取（图1-10-2）。

❸　夹层法

（1）经耳后进路：沿耳后沟切口（图1-10-3）。

（2）切开软组织至耳道口后壁骨质，分离耳道后、上及下壁皮肤到鼓环，再从鼓环分离残留鼓膜的上皮层（图1-10-4）。

（3）全部分开后，冲洗术腔，鼓室内放抗生素明胶海绵，移植组织剪成相应大小送入残存鼓膜纤维层与上皮层之间，铺平后将耳道鼓膜瓣复原，覆盖于移植物的外侧面，耳道内填碘仿纱条，缝合切口（图1-10-5）。

（4）经耳道进路：沿骨性外耳道后壁弧形切开皮肤，残余鼓膜较少者，其切口离鼓环偏外一些，反之，其切口相应偏内（图1-10-6）。紧贴骨面，将切缘内侧外耳道皮肤向鼓环侧分离至鼓环处，再从鼓环分离残留鼓膜的上皮层与纤维层，后续步骤同耳后进路法。

❹　内植法

（1）经耳道进路：用钩针将穿孔边缘一圈上皮挑除，使原已对合的内外两层上皮隔开（图1-10-7）。

（2）除去向内卷入的黏膜上皮1～2mm，形成移植床（图1-10-8）。

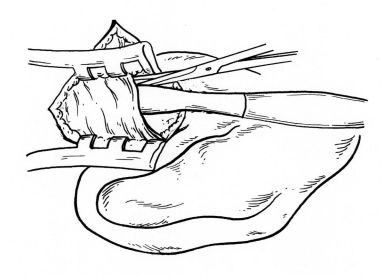

图 1-10-1

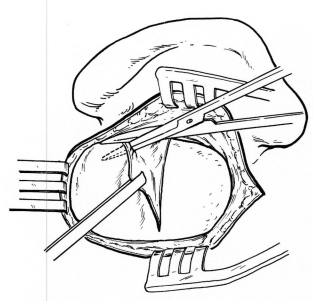

图 1-10-2

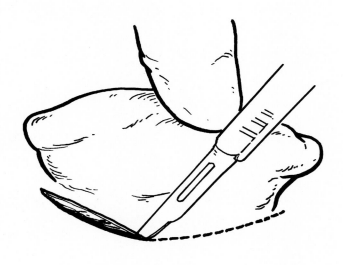

图 1-10-3

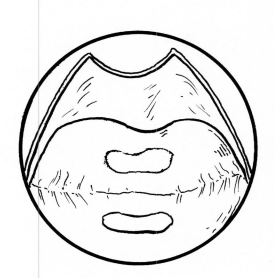

图 1-10-4

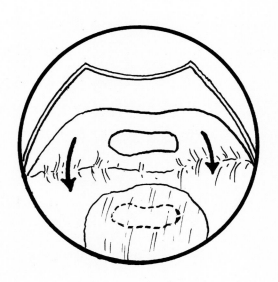

图 1-10-5

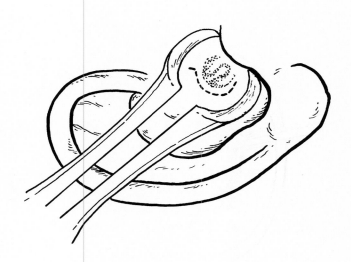

图 1-10-6

（3）冲洗术腔，鼓室内置抗生素明胶海绵碎块，移植物先自穿孔前端内侧开始放置，然后再使其余各部纳入穿孔内侧，使之与移植床紧密相贴，外耳道填碘仿纱条或明胶海绵（图1-10-9）。

（4）经耳后进路：沿耳后沟切口同夹层法，分离耳道上、后、下壁皮肤至鼓环，掀起鼓环，刮除残留鼓膜内缘上皮，小心清除裸露锤骨柄的上皮，鼓室内置抗生素明胶海绵，移植物放入残余鼓膜或鼓环内侧，后上方贴在外耳道后骨壁上，还纳鼓环及耳道皮肤，耳道内填碘仿纱条，缝合切口（图1-10-10）。

❺ 外植法

（1）经耳道或耳后进路均可，距鼓环5mm处环形切开耳道皮肤，剥离外耳道皮肤至鼓环，然后从纤维鼓环表面分离残留鼓膜上皮（图1-10-11）。

（2）去除上皮层后再将穿孔边缘一圈予以切除，移植物铺于残存鼓膜纤维层上，穿孔大时移植物周边可搭在去除皮肤的骨性耳道壁上，外耳道填碘仿纱条或明胶海绵。外植法现较少采用（图1-10-12）

术后处理

❶ 术后全身应用抗生素7日左右。

❷ 术后隔日换药，7日拆线。7～10日抽出外耳道填塞物，消毒后用浸有氧氟沙星滴耳液和碘仿的小纱块重新填塞耳道，每周换药，直至渗出停止、移植膜干燥。

❸ 若移植膜内陷或术前咽鼓管功能不良，应尽早行咽鼓管吹张术，以防粘连。

❹ 术后1个月、3个月各测试纯音听力1次，以后每年测1次，与术前听力比较。

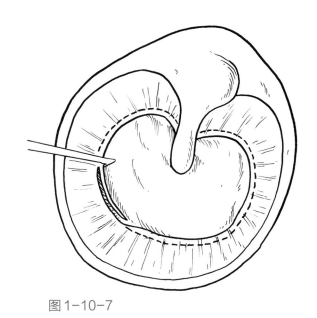

图1-10-7

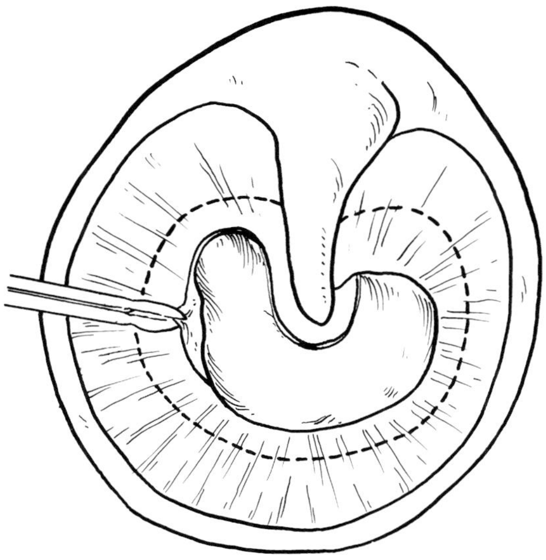

图1-10-8

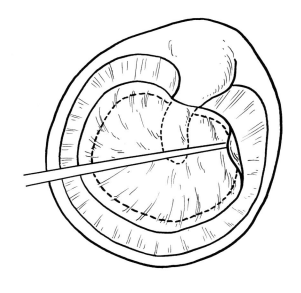

图 1-10-9

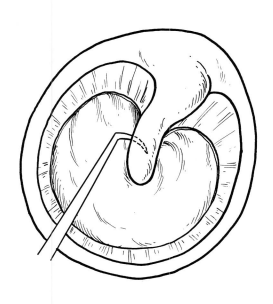

图 1-10-10

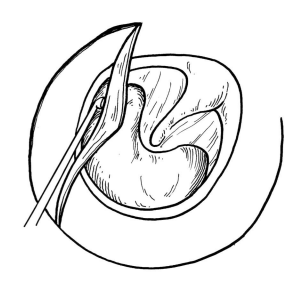

图 1-10-11

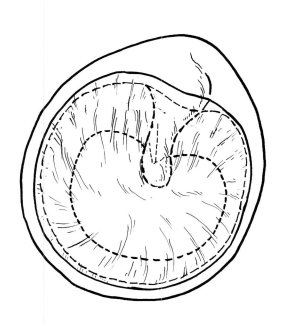

图 1-10-12

二　　　耳内镜下Ⅰ型鼓室成形术

（一）内置法

适 应 证	中央型穿孔，且穿孔较小。
禁 忌 证	耳道过于狭窄，无法容纳耳内镜与器械同时操作。其余同耳后切口的鼓室成形术。
术前准备	术前1日耳道准备，包括清除耵聍、用剪刀或脱毛膏去除耳毛，并以0.2%的碘伏消毒外耳道皮肤。
麻　　醉	同耳后切口的鼓室成形术。
体　　位	仰卧位，头偏向对侧。
手术步骤	❶ 用钩针钩除穿孔边缘，形成新鲜创面（图1-10-13）。

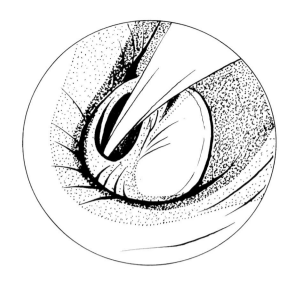

图 1-10-13

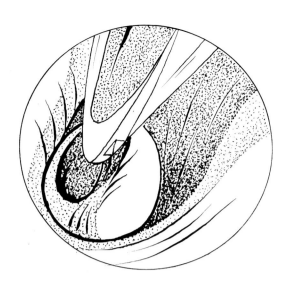

图 1-10-14

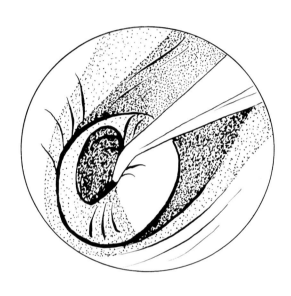

图 1-10-15

❷ 刮穿孔边缘黏膜，形成新鲜血管床。

❸ 将移植材料（筋膜或软骨）置于穿孔内侧，其下用明胶海绵填衬（图 1-10-14）。

❹ 确认移植物和穿孔边缘是否贴合（图 1-10-15）。

术中要点	应选择大于穿孔的修补材料，术后可能挛缩。
术后处理	同"显微镜下Ⅰ型鼓室成形术"，定期观察鼓膜生长情况。

（二）夹层法

适 应 证	穿孔较大，或鼓膜钙斑较大，去除后会形成大穿孔，无法采用简单内置法修补的患者。
禁 忌 证	耳道过于狭窄，无法容纳耳内镜与器械同时操作。其余同耳后切口的鼓室成形术。

术前准备	术前1日耳道准备，包括清除耵聍，用剪刀或脱毛膏去除耳毛，并以 0.2%碘伏消毒外耳道皮肤。
麻　　醉	同耳后切口的鼓室成形术。
体　　位	仰卧位，头偏向对侧。
手术步骤	❶ 在外耳道软骨及骨部交界处皮下缓慢注入止血水（20ml生理盐水加肾上腺素2～3滴）。外耳道10点钟和6点钟位置做弧形切口，切口两端再垂直切开。若锤骨前也存在病变，切口可适当延长到9点钟位置甚至更多（图1-10-16）。
	❷ 然后掀开耳道皮瓣，翻开过程中出血较多，可用副肾棉片推擀皮瓣。剥离皮瓣到鼓环，轻轻将鼓环剥离出鼓沟。暴露鼓索神经、普氏间隙（Prussak间隙）、锤骨柄（图1-10-17）
	❸ 从锤骨柄外侧继续向前剥离鼓膜，达到鼓环，如果选择内置法可以连同鼓环一起翻起脱离鼓沟。如果选择夹层法，则保留鼓环在鼓沟。
	❹ 鼓室探查，查看听骨链的活动情况，可适当刮除一部分盾板确保看清砧骨镫骨。用耳内镜查看前、后鼓峡是否通畅。
	❺ 处理鼓膜，残存鼓膜黏膜层刮出新鲜血管床。如果有钙化灶，去除钙化灶同时也获得了新鲜的创面。
	❻ 将修补材料（筋膜、软骨或者软骨衣）贴附于掀起的鼓膜与锤骨之间（图1-10-18）。如果使用筋膜或者软骨衣，其下用明胶海绵填衬。
	❼ 将残存鼓膜及外耳道皮肤复位（图1-10-19）。明胶海绵填充耳道。
术中要点	剥离外耳道皮瓣时出血较多，可以将副肾棉片置于皮瓣下，同时用吸引器吸血并推擀棉片。修补材料覆盖外耳道对维持其稳定性非常重要。
术后处理	同"显微镜下Ⅰ型鼓室成形术"，定期观察鼓膜生长情况。

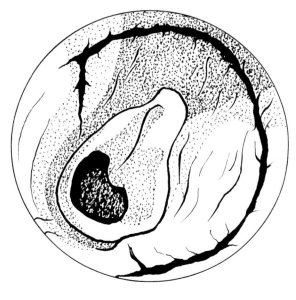

图1-10-16

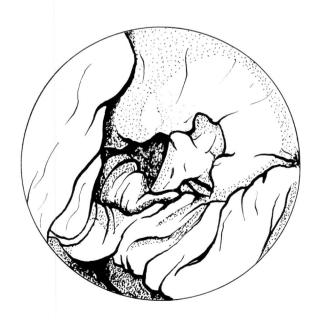

图1-10-17

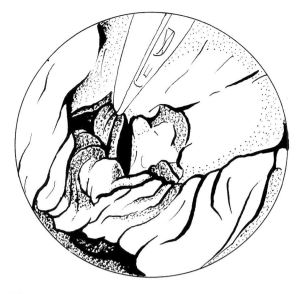

图 1-10-18

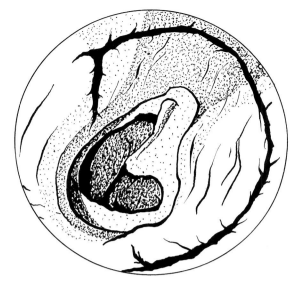

图 1-10-19

第十一节　Ⅱ型、Ⅲ型鼓室成形术

一　显微镜下Ⅱ型、Ⅲ型鼓室成形术

适应证

❶ 慢性中耳炎所致的听骨链粘连、中断、固定或其他原因所致的听骨链中断、固定，如先天畸形、外伤等。

❷ 最好咽鼓管功能正常。

❸ 两窗功能正常，内耳功能良好。

❹ 中耳无严重的活动性炎症。

禁忌证

❶ 不可逆性的咽鼓管堵塞。

❷ 重度感音神经性聋。

❸ 有急性上呼吸道炎症或严重的全身系统疾病。

术前准备

❶ 术前应备好听骨链重建的材料，如异体听骨、软骨、骨、部分听骨赝复物（PORP）或全部听骨赝复物（TORP），如用自体材料，则于术中取材。

❷ 术前1日（急诊手术于手术当日术前）耳郭周围5～7cm备皮；长发患者术前结发辫，短发者扣好发夹，戴手术帽，务必使手术区及其周围无任何发丝遮盖。

❸ 耳部CT片，了解病变情况及有无解剖变异。

❹ 其他同"Ⅰ型鼓室成形术"。

麻醉与体位　同"Ⅰ型鼓室成形术"。

手术步骤

❶ 切口可采用耳内切口或耳后切口。耳后切口沿耳后沟切开，如需鼓膜修

补，则从此切口取用于鼓膜修补的移植组织，颞肌筋膜为最常用，方法参见Ⅰ型鼓室成形术。剥离外耳道上、后、下壁皮肤，并按鼓膜修补方式完成鼓膜移植床，然后探查中、上鼓室及听骨链。去除后上方的部分骨性鼓环及外耳道骨质，暴露砧镫关节、镫骨、锥隆起等结构。若疑似有上鼓室病变，可去除部分上鼓室外侧壁骨质，暴露锤骨头及砧骨体。仔细检查并清除鼓室内的鳞状上皮、肉芽、胆脂瘤及硬化灶等病变（图1-11-1）。

❷ 重建听骨链　根据听骨链病变情况，采用不同的听骨链重建方法。

（1）Ⅱ型鼓室成形术

1）适于镫骨底板活动，镫骨上结构存在或部分存在者。如砧骨长脚缺损，把砧骨和锤骨头取下即可，如砧镫关节尚完整，先用尖针分离脱位砧镫关节，然后取出砧骨和锤骨头。用自体锤骨或砧骨也可用自体或同种异体肋软骨雕刻成细长的小柱或倒"L"形（图1-11-2）。

2）与镫骨头连接的一端磨成适合镫骨头大小的小凹面，另一端磨成一槽沟，凹面套在镫骨头上，槽沟顶在锤骨柄上（图1-11-3）。

3）如锤骨缺损或移植听骨无法与锤骨柄连接时，将移植听骨的外侧面磨成平面直接与移植鼓膜接触（图1-11-4）

4）如用PORP，其外侧面与锤骨柄或移植鼓膜之间嵌一软骨片，以利于愈合（图1-11-5）。

（2）Ⅲ型鼓室成形术

1）适于镫骨底板活动，镫骨上结构完全缺如者。取出残存的砧骨和锤骨头，清除底板表面的病变组织，将移植听骨雕刻成小柱或倒"L"形，一端磨平立于底板中央，外侧端磨成横沟或平面与锤骨柄或移植鼓膜接触（图1-11-6）。

2）使用TORP时，其外侧面与锤骨柄或移植鼓膜之间也嵌一软骨片（图1-11-7）。听骨链固定或外伤性听骨链中断时，在去除导致其固定的病变后，如听小骨完整且恢复正常，可将听小骨关节复位形成正常的听骨链。如听小骨已不完整或活动不易恢复正常时，则去除砧骨及锤骨头，用移植听骨完成听骨链重建。

术中要点　❶ 应彻底清除中耳的不同病变，同时操作要轻巧，避免伤及面神经及内耳。

❷ 雕刻或移植听骨长度要合适，体积尽量细小，植入的位置要正确，两端应牢靠连接，并避免与邻近骨质结构接触，以免影响传声效果。

❸ 修补鼓膜时易使植入的听骨脱位，因此在完成鼓膜修补后应重新检查植入听骨的位置。

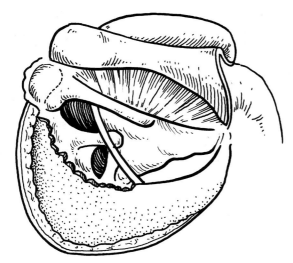

图 1-11-1

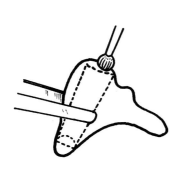

a

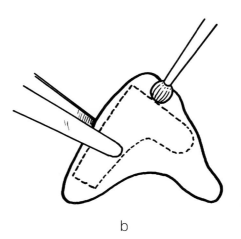

b

图 1-11-2

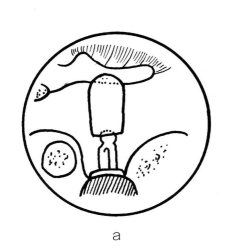

a

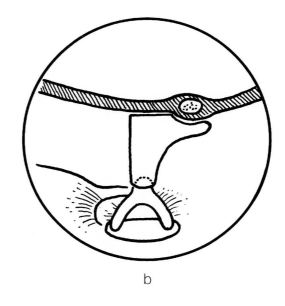

b

图 1-11-3

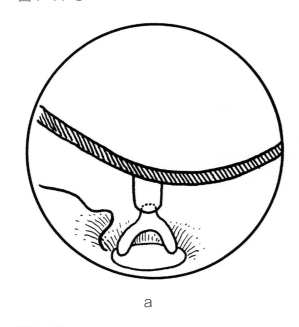

a

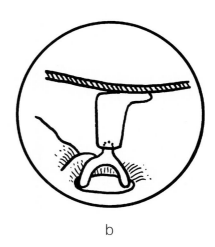

b

图 1-11-4

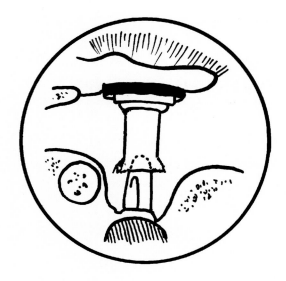

图 1-11-5

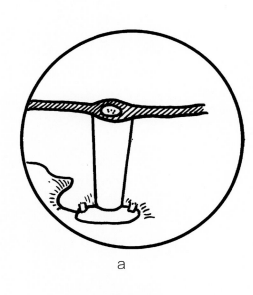

a

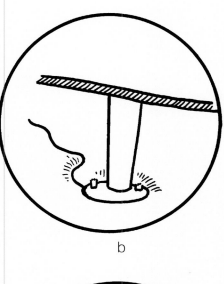

b

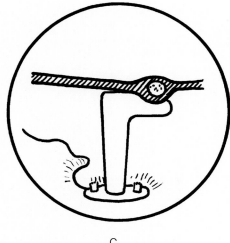

c

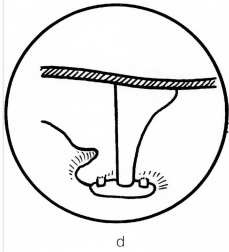

d

图 1-11-6

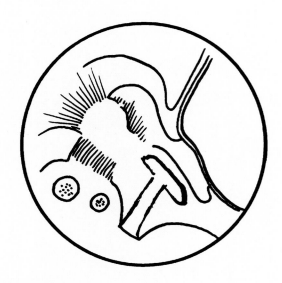

图 1-11-7

术后处理	❶ 全身应用抗生素5日左右，预防感染。如出现耳鸣或眩晕，应及时给予相应药物，如ATP、辅酶A、激素、烟酸、维生素C、维生素B等。
	❷ 术后第2日起每日查看引流情况，当无明显引流后拨出引流管（一般术后第4日）。第7日拆线，7～10日抽出耳道填塞物之后，每周观察筋膜生长情况，发现问题及时处理。
	❸ 术后1个月内尽量避免头部剧烈活动及用力擤鼻，以免植入听骨脱位。如有移植膜内陷，应早期行咽鼓管吹张。

二　耳内镜下Ⅱ、Ⅲ型鼓室成形术

适 应 证	鼓室存在病变且影响听骨链活动，听力为传导性耳聋，乳突无病变或通畅引流后不需处理乳突的患者。
禁 忌 证	耳道过于狭窄，无法容纳耳内镜与器械同时操作。其余同Ⅰ型鼓室成形术。
术前准备	术前1日耳道准备，包括清除耵聍，用剪刀或脱毛膏去除耳毛，并以0.2%碘伏消毒外耳道皮肤。
麻　　醉	同Ⅰ型鼓室成形术。
体　　位	仰卧位，头偏向对侧。
手术步骤	❶ 打止血水，剥离耳道皮瓣，暴露鼓索神经、普氏间隙、锤骨柄，鼓膜连同鼓环一起翻起脱离鼓沟同Ⅰ型鼓室成形术（图1-11-8）。
	❷ 耳内镜下探查鼓室内病变，仔细观察后鼓室、下鼓室、前鼓室，刮开部分盾板观察上鼓室（三个听小骨及韧带），并清理病变。
	❸ 若清理病变无法使前、后鼓峡通畅或听小骨活动仍受限，则需要取出砧骨。先用钩针分离砧镫关节，此过程中动作轻柔避免过度振动镫骨，再分离锤砧关节（图1-11-9、图1-11-10）。
	❹ 取出砧骨，注意此过程中砧骨从内向外旋转取出，绕过鼓索神经。
	❺ 用锤骨头剪刀剪断锤骨头并取出，此过程注意动作轻柔避免损伤鼓索神经。查看与咽鼓管口、中鼓室、上鼓室通气情况（图1-11-11）。
	❻ 听力重建。若镫骨足板活动，镫骨上结构完整或部分存在，采取Ⅱ型鼓室成形术，使用自体材料或PORP重建听力，具体参见显微镜下Ⅱ型鼓室成形术；若镫骨足板活动，镫骨上结构完全缺如，采取Ⅲ型鼓室成形术，使用自体材料或TORP重建听力，具体参见显微镜下Ⅲ型鼓室成形术；若镫骨足板固定，则使用人工镫骨手术，具体参见显微镜下镫骨手术。
	❼ 将修补材料（筋膜、软骨或者软骨衣）贴附于残存鼓膜与听骨假体之间。如果使用筋膜或者软骨衣，其下用明胶海绵填衬。
	❽ 鼓膜及外耳道皮肤复位。明胶海绵填充耳道。

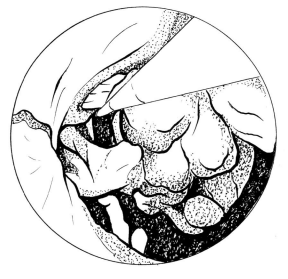

图 1-11-8

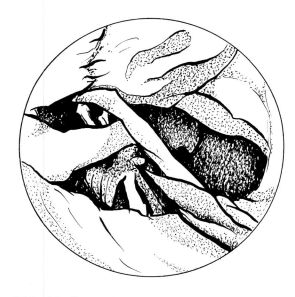

图 1-11-9

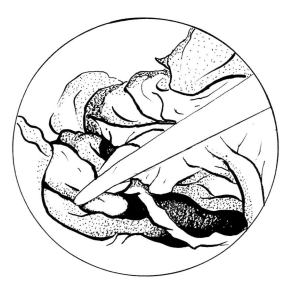

图 1-11-10

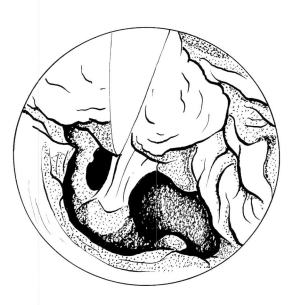

图 1-11-11

术中要点	取出砧骨时，向外侧旋转砧骨长脚，注意保护鼓索神经。为改善上鼓室通气情况剪断锤骨头时，若没有足够空间使用锤骨头剪，可以继续扩大上鼓室外侧壁开放范围。
术后处理	定期观察鼓膜生长情况。

第十二节　完壁式乳突切开＋鼓室成形术

适 应 证	❶ 慢性中耳炎的肉芽或胆脂瘤侵及上鼓室、鼓窦及乳突腔，尤其乳突气化良好者。
	❷ 咽鼓管功能尚好。

禁 忌 证	同"Ⅱ、Ⅲ型鼓室成形术"。
术前准备	同"Ⅱ、Ⅲ型鼓室成形术"。如有分泌物，应做细菌培养及药敏试验。
麻　　醉	多采用全麻。若局麻，用1%~2%利多卡因加适量1%肾上腺素，于外耳道四壁骨与软骨交界处皮下注射，深达骨膜；于耳后切口上、中、下3点刺入皮下及骨膜下注药；再于耳屏上切迹稍前方、乳突尖与耳垂后沟连线的中点及乳突后缘处分别注药，麻醉阻滞耳颞神经、耳大神经及枕小神经耳支。
体　　位	仰卧位，头转向对侧。

手术步骤

ER1-12-1
完壁式乳突
切开　鼓室
成形术

❶ 取耳后切口。根据穿孔的大小取一块颞肌筋膜作移植鼓膜用。锐性分离皮下组织，在颞线和乳突尖之间，做蒂在前方或上方的"U"形肌骨膜瓣（图1-12-1）。

❷ 分离暴露乳突骨皮质，并将外耳道上、下、后壁皮肤向内分离到鼓环处，分离鼓环，将外耳道鼓膜瓣向前翻起，用电钻完成乳突切开术，再向前打开上鼓室显露锤砧关节（图1-12-2）。

❸ 暴露砧骨短脚后，以此作为标志，向下磨开后鼓室骨壁，在面神经垂直段外侧、鼓索神经内侧打开面神经隐窝（图1-12-3）。

❹ 彻底清除鼓室、鼓窦及乳突腔内的胆脂瘤、肉芽等病变组织，分离砧镫关节，去除不完整的砧骨及锤骨头，经耳道鼓室和后鼓室再次检查，清除上鼓室和中鼓室的病变组织（图1-12-4）。

❺ 根据残存镫骨的情况进行听骨链重建及鼓膜修补术。鼓膜修补可采用内植法或夹层法（图1-12-5）。

复位外耳道鼓膜瓣，以碘仿纱条固定移植鼓膜及外耳道皮瓣，耳后放引流管，缝合切口，包扎。

术中要点

❶ 保证彻底清除所有病灶，尤其是后鼓室病灶避免残留。如无把握，应改用开放式手术。

❷ 在不伤及正常结构的前提下，保留的耳道后壁应尽量削薄。

❸ 避免过分触动镫骨，以免术后引起耳鸣及感音神经性聋。

术后处理　同"Ⅱ、Ⅲ型鼓室成形术"。引流管可置留5日左右。术后要定期随访，疑似有胆脂瘤复发时应尽早处理。

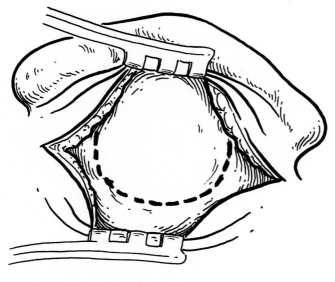

图 1-12-1

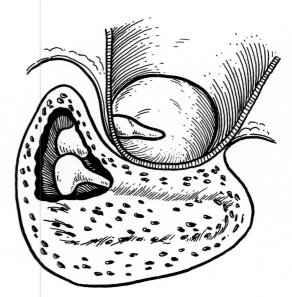

图 1-12-2

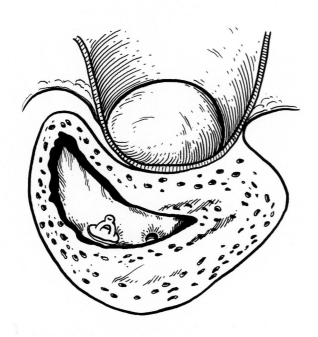

图 1-12-3

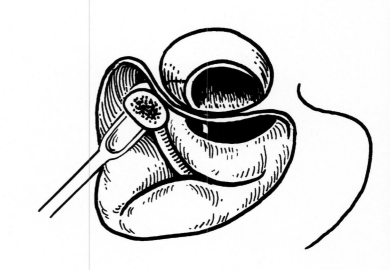

图 1-12-4

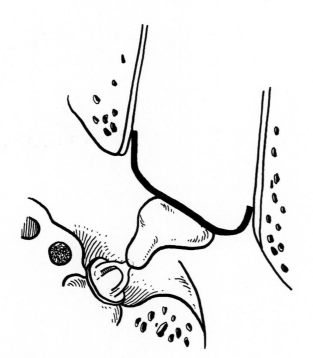

图 1-12-5

开放充填式乳突切开 + 鼓室成形术

开放充填式乳突切开既可以消除术中耳道后壁对鼓室的遮挡影响，又可以在充填后恢复原有的外耳道形态。

适 应 证　❶ 病变比较广泛尤其是在后鼓室的慢性中耳炎，采用完壁式鼓室成形术没有把握彻底清除病灶者。
　　　　　　❷ 咽鼓管功能尚好。

禁 忌 证　外耳道狭窄者，其他同"Ⅱ、Ⅲ型鼓室成形术"。

术前准备、　同"Ⅱ、Ⅲ型鼓室成形术"。
麻醉及体位

手术步骤　❶ 切口　采用耳后切口，同时取颞肌筋膜用于鼓膜修补。锐性分离皮下组织，在颞线之下、乳突尖之上、骨性外耳道入口之后、切缘之前做一个蒂在上方的"U"形肌骨膜瓣（图1-13-1）。

ER1-13-1
开放充填式乳突切开　鼓室成形术

❷ 将外耳道上、下、后壁皮肤向内分离至鼓环处，并将外耳道皮肤鼓膜瓣推向前方，开放鼓窦、乳突及上鼓室，保留无病变的骨碎片和骨粉备用，清除乳突气房及病变组织，磨除外耳道后壁骨质，充分暴露后鼓室、上鼓室，将鼓室的病变彻底清除，去除不完整的砧骨及锤骨头，完成与外耳道相通的乳突根治腔。（图1-13-2）

❸ 彻底清除病变后，用骨碎片、骨粉和"U"形肌骨膜瓣充填上鼓室和乳突腔，如乳突腔较大或肌骨膜瓣较小，可在开放的上鼓室和乳突腔内放置软骨或皮质骨做支架，再用骨粉和肌骨膜瓣充填（图1-13-3）。根据残存听骨情况，行Ⅱ或Ⅲ型鼓室成形术，用颞肌筋膜内植法或夹层法封闭鼓膜穿孔，复位耳道皮肤，碘仿纱条填塞外耳道，耳后放置引流管，缝合切口后包扎。

术中要点　❶ 病灶清除要彻底。
　　　　　　❷ 修复上鼓室缺损时，最好用皮质骨或软骨做支撑，以防术后移植膜上方内陷。
　　　　　　❸ 肌骨膜瓣尽量取大。

术后处理　同"Ⅱ、Ⅲ型鼓室成形术"。要定期随访，发现问题及时处理。

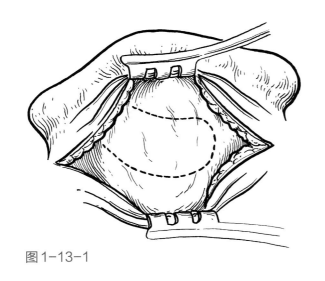

图 1-13-1

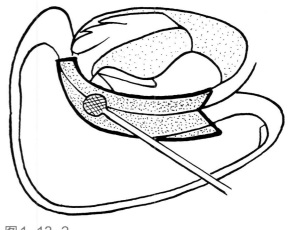

图 1-13-2

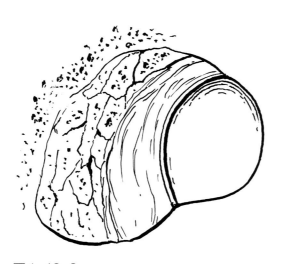

图 1-13-3

第十四节　　上鼓室切开＋鼓室成形术

适 应 证　　❶ 胆脂瘤局限于上鼓室、鼓窦入口或鼓窦，乳突腔正常或乳突气房未发育。

❷ 咽鼓管功能正常。

禁 忌 证　　同"Ⅱ、Ⅲ型鼓室成形术"。

术前准备、　　同"Ⅱ、Ⅲ型鼓室成形术"。
麻醉与体位

手术步骤　　❶ 于耳内或耳后切口，取颞肌筋膜作鼓膜修补用。分离软组织，暴露乳突表面标志，并将外耳道后壁、上壁皮肤分离至鼓环（图1-14-1）。

❷ 磨除部分外耳道后上骨质，显露并磨开上鼓室外侧壁，若病变侵入鼓窦入口和鼓窦腔，可依次向后上磨开。仔细清除病灶，取出锤骨头和砧骨（图1-14-2）。

❸ 修复上鼓室外侧壁缺损　用软骨片或骨片嵌于上鼓室外壁缺损处，上鼓室内放置明胶海绵（图1-14-3）。

❹ 重建听骨链，修补鼓膜　依听骨链病变情况行听骨链重建。采用内植法或夹层法封闭穿孔，移植膜同时覆盖在重建的上鼓室外侧壁上。复位皮瓣，碘仿纱条填塞外耳道，耳后放置引流管，缝合切口包扎（图1-14-4）。

术中要点 ❶ 注意勿损伤面神经。

❷ 修复上鼓室外侧壁的骨片勿与听骨接触。

术后处理 同"Ⅱ、Ⅲ型鼓室成形术"。

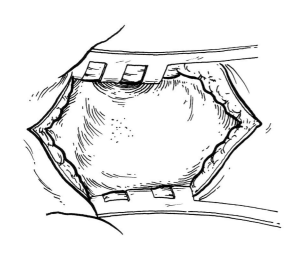

图1-14-1

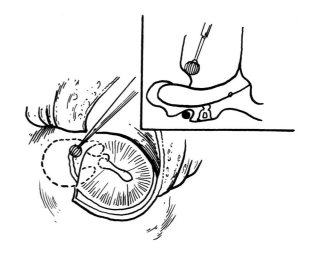

图1-14-2

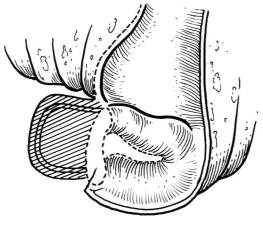

图1-14-3

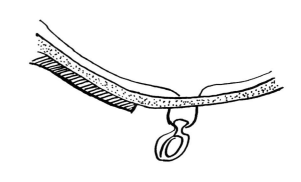

图1-14-4

第十五节　开放式乳突切开＋鼓室成形术＋耳甲腔成形术

适应证 ❶ 病变比较广泛的中耳胆脂瘤，且用完壁式手术不安全者；术前耳道明显狭窄者；充填材料不足以行开放充填式手术的患者。

❷ 咽鼓管功能尚好。

禁 忌 证	同"Ⅱ、Ⅲ型鼓室成形术"。
术前准备、 麻醉与体位	同"Ⅱ、Ⅲ型鼓室成形术"。

手术步骤

❶ 耳内或耳后做切口，取颞肌筋膜做移植鼓膜用。分离软组织，做"U"形肌骨膜瓣。用电钻完成乳突根治术腔，术中尽可能保留中耳的正常结构。依听骨链情况，将移植听骨置于镫骨与移植膜中间，移植膜置于残余鼓膜内侧，上方和后方分别覆盖在面神经水平段和垂直段骨管上，在移植膜和面神经骨管之间还可以加填自体或异体软骨块或小骨块，以加深鼓室的高度（图1-15-1）。

❷ 外耳道皮肤不能或不宜完整保留者，在清除病灶、重建听骨链后，将"U"形肌骨膜瓣覆盖上鼓室及部分乳突腔，用颞肌筋膜修复鼓膜并覆盖其余鼓室腔及乳突腔，剪开外耳道皮肤形成的皮瓣也覆盖在肌骨膜瓣及颞肌筋膜表面，形成一个由外耳道前壁、下壁、颞肌筋膜及肌骨膜瓣围成的表面覆盖外耳道皮瓣的新耳道（图1-15-2a、b）。

❸ 耳甲腔成形 切开耳甲腔，去除两侧多余的软骨（图1-15-3~图1-15-9），耳道内填碘仿纱条，缝合切口，包扎。

术中要点 要彻底清除病灶，避免胆脂瘤残留。要确保移植听骨及移植膜位置的正确。

术后处理 同"Ⅱ、Ⅲ型鼓室成形术"。术后随访，有问题及时处理。

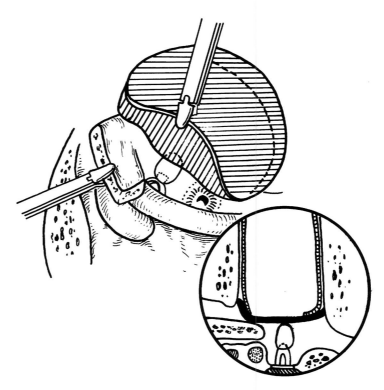

图 1-15-1

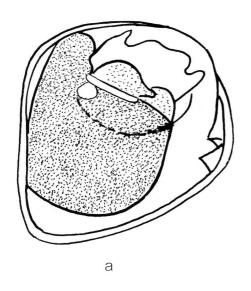
a

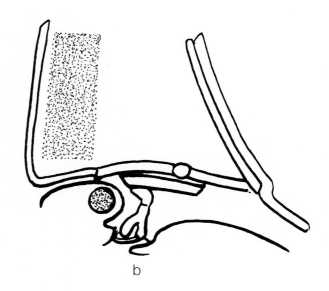
b

图 1-15-2

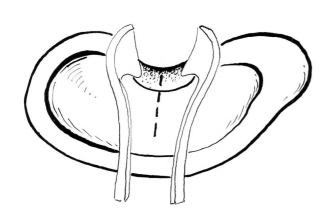

图 1-15-3

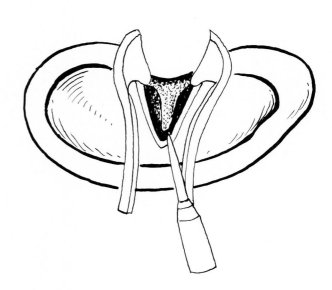

图 1-15-4

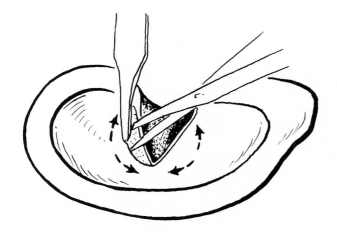

图 1-15-5

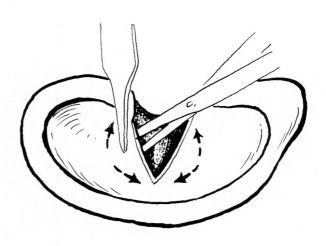

图 1-15-6

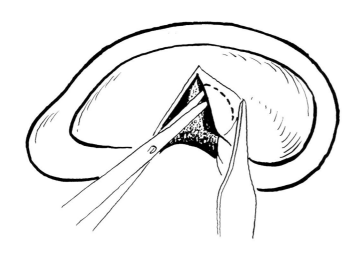

图 1-15-7

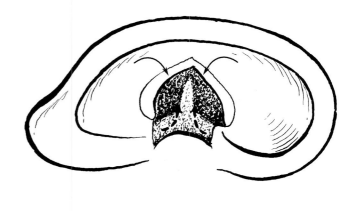

图 1-15-8

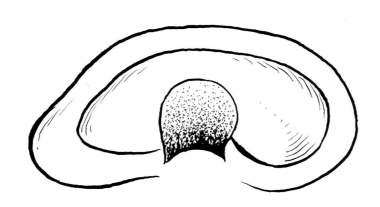

图 1-15-9

第十六节　　0 型鼓室成形术

0 型鼓室成形术，即不行听力重建的鼓室成形术。

适 应 证	❶ 不能保证病变一次彻底清除而需二期行鼓室成形术者。
	❷ 严重的混合性聋或感音神经性聋而其他条件符合各型鼓室成形术者。
禁 忌 证	同"Ⅱ、Ⅲ型鼓室成形术"。
术前准备	❶ 做听力检查，拍耳部 CT 片，了解病变情况及有无解剖变异。
	❷ 如有分泌物，做细菌培养及药敏试验。
	❸ 耳周 5cm 备皮，术前 1 日剪耳毛，清洁外耳道及耳郭。
	❹ 术前 1h 口服苯巴比妥或肌内注射地西泮 10mg。
麻醉与体位	同"Ⅱ、Ⅲ型鼓室成形术"。
手术步骤	清理病变同"Ⅱ、Ⅲ型鼓室成形术"。病变清除干净后，探查咽鼓管，

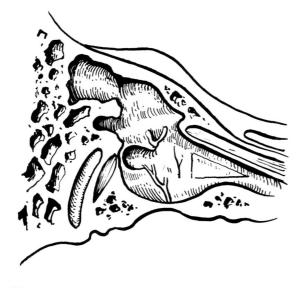

图1-16-1

若咽鼓管鼓室口及其周围有病变，去除病灶后用长三角形硅胶片卷曲插入咽鼓管鼓室口，然后用颞肌筋膜封闭鼓膜穿孔，其他同"Ⅱ、Ⅲ型鼓室成形术"。硅胶片在6个月后二期手术时取出（图1-16-1）。如非二期手术的前期手术，则与相应的各种开放式鼓室成形术基本相同，只是不行听骨链重建。

第十七节　鼓室硬化症手术

适　应　证
❶ 长期间断流脓较易控制，听力明显下降，骨、气导差较大。

❷ 流脓停止，鼓膜穿孔愈合或遗留小穿孔，但听力明显下降或继续下降，贴膜试验听力无变化。

❸ 残存鼓膜有钙化斑及瘢痕。

❹ 病灶在听骨链周围以致引起上鼓室锤砧关节固定或镫骨固定，出现传导性聋。

禁　忌　证
❶ 鼓膜穿孔镫骨固定者，若需行镫骨摘除术应分期手术。

❷ 其他同"Ⅱ、Ⅲ型鼓室成形术"。

术前准备、
麻醉与体位
同"Ⅱ、Ⅲ型鼓室成形术"。

手术步骤
❶ 切口　鼓膜穿孔者可用耳后切口或耳内切口，鼓膜完整者可采用耳道内切口、耳内切口或耳后切口。

（1）耳道内切口：以右耳为例，切口上部始自锤骨短突上2mm的1~2点钟处，弧形向外向下至9点钟方向距鼓环约8mm，然后向前向下至6

点钟靠近鼓环处（图1-17-1）。

（2）耳内切口：自外耳道上壁12点钟骨与软骨交界处，沿后壁弧形向下至6点钟，然后向外延长0.5cm，再自12点钟起始点处在耳轮脚与耳屏间向上至耳轮脚前（图1-17-2）。

（3）耳后切口：见"乳突切开术"。

❷ 暴露鼓室探查病灶 分离耳道皮瓣及鼓环，将其翻向前方，充分暴露鼓室，磨除上鼓室外侧壁以暴露上鼓室内容，在显微镜下仔细探查病灶，常见的病灶如图所示（图1-17-3）。

❸ 处理病灶

（1）鼓膜硬化灶：鼓膜完整者，不妨碍鼓膜活动的斑块不必摘除，累及鼓环或锤骨柄而妨碍鼓膜活动者，可以在鼓膜边缘切开上皮层后去除，尽量保持鼓膜完整，如有撕裂，须用颞肌筋膜等组织修补。单纯鼓膜硬化灶者可省略切口和暴露鼓室探查病灶两个步骤而直接处理。

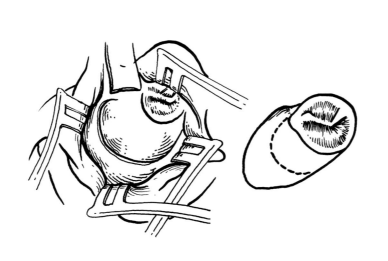

图1-17-1

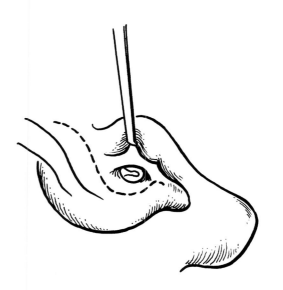

图1-17-2

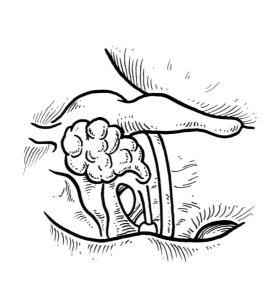

a. 锤、砧、镫骨间硬化灶

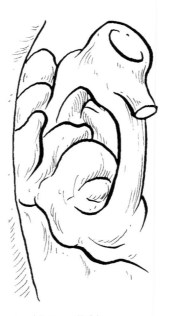

b. 镫骨硬化灶

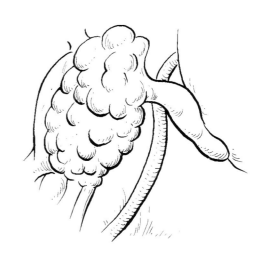

c. 全鼓室硬化灶

图1-17-3

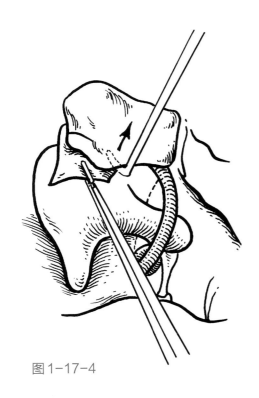

图 1-17-4

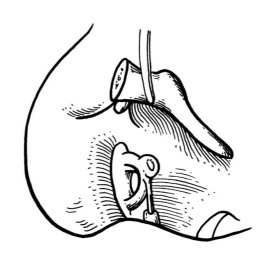

图 1-17-5

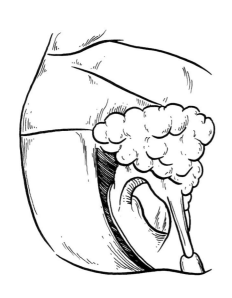

图 1-17-6

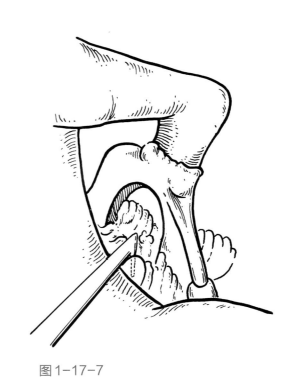

图 1-17-7

（2）上鼓室及锤砧关节固定：如仅锤砧关节硬化而无其他病变时，可松解锤砧关节，并以聚四氟乙烯或硅胶膜衬入关节面（图1-17-4）。

如为锤骨前韧带硬化固定，应取出砧骨，并剪断、去除锤骨头，然后行听骨链重建（图1-17-5）。

（3）砧镫关节固定：尽可能剥除硬化灶，使听骨链活动正常，如砧镫关节发生离断，可根据情况行听骨链重建术（图1-17-6）。

（4）镫骨固定：若病灶去除后镫骨仍固定不动，应行镫骨或足板切除术（图1-17-7）。

❹ 修复听骨链及鼓膜　按听骨情况完成听骨链重建及鼓膜修补。

术中要点　❶ 若鼓膜有穿孔或在鼓室黏膜感染期，导致镫骨固定而需行镫骨摘除术时，应延期进行。

❷ 不影响传音功能的硬化灶可保留。

❸ 残余鼓膜钙化灶既影响移植膜血运又使气腔变小，应剔除后再行鼓膜修

补，但前方鼓膜上钙化斑不影响锤骨柄活动者，可不清除。

❹ 全鼓室型硬化或镫骨底板硬化灶太厚时，可行内耳开窗术，参见本章第十九节。

术后处理　　同"Ⅱ、Ⅲ型鼓室成形术"。

第十八节　镫骨手术

适应证

❶ 耳硬化症，气导听力损伤30dB以上，气骨导差距15dB以上。

❷ 双耳硬化症，两侧骨导相等时，选气导较差一侧先手术；两耳气导损失相等时，选骨导较好的一侧先手术；双耳骨导、气导均相等时，选耳鸣重、半规管功能低下的一侧先手术。

禁忌证

❶ 外耳道炎症、鼓膜穿孔、咽鼓管功能不良、上呼吸道急慢性炎症者，待治愈后再行手术。

❷ 全身系统疾病，待治愈或病情稳定后再行手术。

❸ 病灶发展迅速，已显示重度感音神经性聋者不宜手术。

❹ 10岁以下、80岁以上者酌情手术。

术前准备

❶ 术前用4%硼酸酒精滴耳3日。

❷ 术前一日耳周半径5cm区域备皮，清洁外耳道并全身应用抗生素（如第二代头孢）。

❸ 手术当日禁食水，术前0.5~1h口服苯巴比妥或肌内注射地西泮10mg。

手术步骤

❶ 切口　可采用耳内切口或耳道内切口，具体操作参见"鼓室硬化症手术"。分离外耳道皮瓣，分至鼓环后将鼓膜边缘的纤维环自鼓沟中分出，从6点钟至12点钟处，然后将外耳道后壁皮瓣连同鼓膜向前翻转，暴露整个鼓室后部（图1-18-1）。

❷ 探查镫骨　磨除部分鼓沟及外耳道后上壁，将面神经水平段、砧骨长脚大部、镫骨肌腱、锥隆起、镫骨及圆窗龛全部暴露在视野中。探查镫骨固定情况，选择合适术式分别进行手术（图1-18-2）。

（1）镫骨撼动术

1）如病灶局限于足板前缘，撼动时使前足在病灶上折断，足板在病灶之后断裂，使后足与折断的足板连在一起，形成新的生理性传音机构（图1-18-3）。

2）单纯足板前缘固定很少，多半是整个足板固定。用直针触动豆状突、镫骨头或足板，沿足板长轴撼动镫骨（图1-18-4）

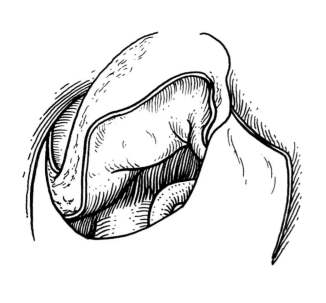

图1-18-1

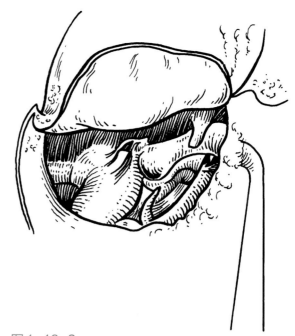

图1-18-2

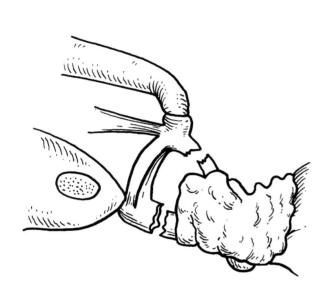

图1-18-3

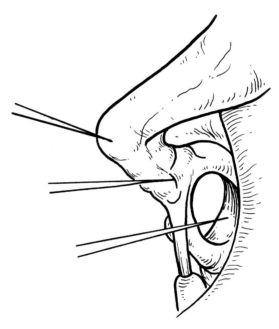

图1-18-4

3）若固定较重，需用微型凿在足板缘有病灶处轻凿数下，使之松动（图1-18-5）。复位鼓膜及外耳道皮瓣，外耳道内填塞明胶海绵或碘仿纱条，缝合切口。

（2）镫骨全切除术

1）足板钻孔：用细直针在最薄处裂开足板或钻细小的安全孔（图1-18-6）。

2）切断镫骨肌腱：用镰状刀或微型剪在近锥隆起处切断镫骨肌腱（图1-18-7）。

3）分离砧镫关节：用细钩针沿砧骨长脚关节面插入砧镫关节间使之分离（图1-18-8）。

4）切断镫骨前后足：用小钩在镫骨颈部加压，施力方向指向空隙较大的一侧（图1-18-9）。

5）折断前后足后，钩出或取出足弓（图1-18-10）。

（3）镫骨足板钻孔活塞术

1）切断镫骨前后足及处理足板黏膜，同"镫骨全切除术"。

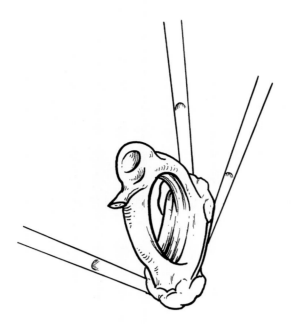

图 1-18-5

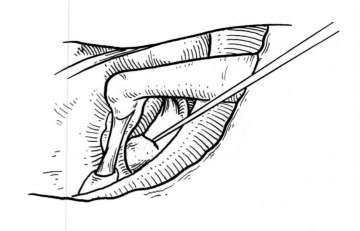

图 1-18-6

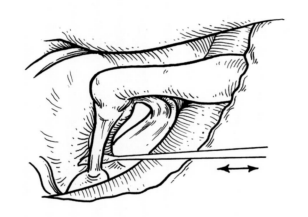

图 1-18-7

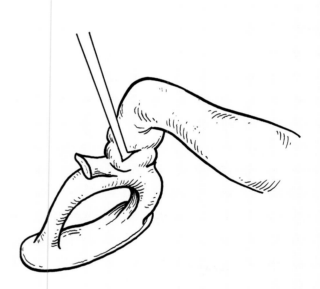

图 1-18-8

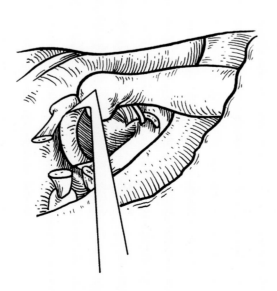

图 1-18-9

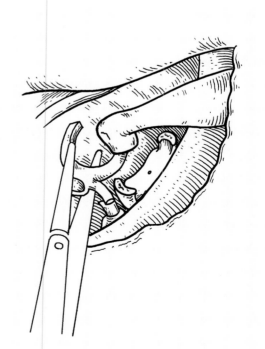

图 1-18-10

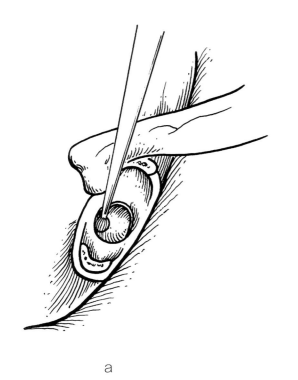

a

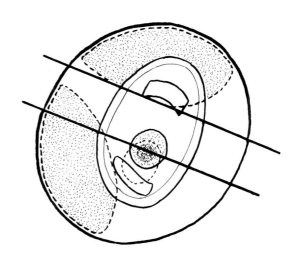

b

图1-18-11

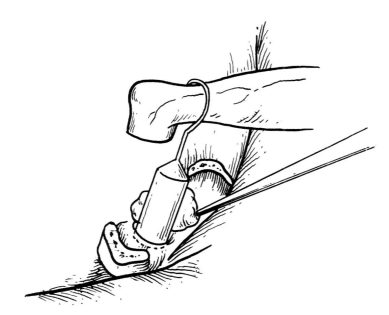

图1-18-12

2）测量镫骨足板到砧骨长脚外侧端的距离，此距离加0.5mm就是所需镫骨假体（Piston）的整体长度。钻孔用微型电钻或三棱针或二氧化碳激光，位置选择在足板中后部。孔径比Piston直径宽0.1～0.2mm。（图1-18-11）。

3）安装活塞：人工镫骨种类繁多，可临时制作，也可预先制成，而市售成品更方便。如为钢丝聚四氟乙烯活塞，先将活塞放在前庭窗边缘上，钢丝环钩住砧骨长脚后，将活塞推入足板开窗内。安装后用小针轻压砧骨长脚，如活塞在孔内活动自如则为成功，否则要重新安装。装好活塞后其周围与足板窗洞边缘常有空隙，用脂肪组织严密封闭，以免发生外淋巴瘘（图1-18-12）。复位皮瓣，填塞外耳道。

术中要点

❶ 为防止断脚后足板松动取出困难，造成足板浮动于前庭内，同时防止镫骨完整取出时负压吸引致内耳损伤，在镫骨上部结构去除之前，如条件许可，尽量磨出安全孔。

❷ 一旦发生足板浮动，钩住足弓残端使其固定，另用弯针伸入足板下缘钩

出足板或用直针在足板最薄处做小裂孔将足板取出。如已沉到前庭窗内但不深，可固定比较表浅的边缘，另用细弯钩针伸入足板下缘将其钩出，也可在鼓岬上造一小孔，经此孔伸入弯钩取出足板。

❸ 若足板或其碎片坠入前庭池深处，也可不取，以免损伤膜迷路。前庭池内有少量血液时，不宜吸净。

❹ 打开足板时外淋巴液如泉水涌出，吸之不尽，源于蜗小管先天变异致内淋巴与脑脊液直接相通。此时手术难于进行，应立即用脂肪堵塞。

❺ 遇面神经膨出下垂时，需一手将面神经压回到骨管内，另手切除足板。若面神经膨出很多，操作实有困难，可行内耳开窗术。

术后处理

❶ 全身应用抗生素（如第二代头孢）7日左右，以预防感染。

❷ 卧床3日，头部少动。

❸ 如术后眩晕较重，且伴听力下降，骨导偏向健侧，则应静脉滴注皮质类固醇等药物。

❹ 术后7日拆线，并取出耳道内填塞物。

❺ 术后2周可行咽鼓管吹张，防止鼓室内不必要的粘连。术后1个月、6个月检查听力，以后每年检查1次。

第十九节　内耳开窗术

适应证

❶ 耳硬化症、面神经畸形。

❷ 前庭窗硬化灶范围广或封闭型足板。

❸ 先天性前庭窗缺如。

❹ 镫骨固定而锤砧骨缺如，可先修补鼓膜，待半年后新鼓膜稳定，鼓室内炎症已消失时再行此手术。

❺ 人工镫骨手术后卵圆窗骨性再封闭。

禁忌证　同"镫骨手术"。

术前准备　同"镫骨手术"。

麻醉与体位　一般采用全麻。仰卧位，头偏向对侧。

手术步骤

❶ 可用耳后或耳内切口。暴露乳突骨皮质及外耳道后上嵴，显露乳突筛状区。由筛区钻入鼓窦，并向后扩大乳突腔和向前磨开上鼓室，充分暴露水平半规管，清除迷路周围气房，使外半规管及后半规管隆凸"轮廓化"，磨薄外耳道后上壁，完全露出砧骨体及锤砧关节，锤骨头从上鼓室方向也清晰可见（图1-19-1）。

❷ 剥离外耳道后上壁皮片直达鼓环，并保证皮片与鼓膜连接，去除桥部，安全范围内尽量磨低面神经嵴，分离锤砧、砧镫关节，取出砧骨及锤骨头，探查镫骨固定程度。

❸ 将外耳道皮片冲洗干净，修除皮下组织。在骨与软骨交界之外做一弧形切口自12点钟至5点钟处（右耳）或7点钟处（左耳），将外耳道后壁皮瓣分为内外两部，外部铺盖乳突腔，内部7点钟、12点钟处做两个与外耳道长轴平行的切口，深达鼓环外缘1mm，用生理盐水棉片保护好，为覆盖窗备用（图1-19-2）。

❹ 半规管开窗　用钻石钻头在水平半规管壶腹后部来回缓慢磨平至微露蓝灰色线为止，再在蓝灰色线两侧各磨出一条深蓝色线，形成一个中间稍厚边缘较薄的椭圆形丘盖（图1-19-3）。

用细针连接顶盖周围蓝线，用掀开器掀起顶盖，形成窗口（图1-19-4、图1-19-5）。

也可将顶盖处磨薄碎裂，分块挑除（图1-19-6）。

❺ 覆盖皮片　开窗后迅速除去保护皮片的棉片，擦净后速将皮片覆盖于窗口上，用油纱条盖于皮片表面压紧窗口，再用碘仿纱条压紧乳突腔及外耳道皮片，缝合耳轮前切口，包扎（图1-19-7）。

术中要点

❶ 手术也可采用从上鼓室向鼓窦扩大的途径，只要暴露上鼓室和鼓窦，便有足够的操作空间。

❷ 操作要轻巧，开窗时勿损伤膜迷路及面神经。

术后处理

❶ 应用抗生素7～10日。术后3日前庭反应最严重，之后逐渐恢复。

❷ 术后卧床一周，7日拆线，10～14日抽出纱条，压在窗上的油纱让其自动掉出。

❸ 定期耳内换药，清理术腔。

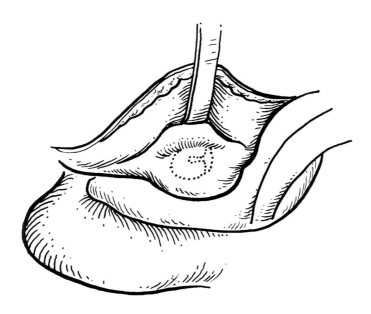

图1-19-1

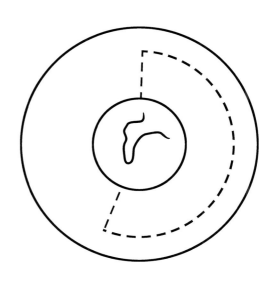

图1-19-2

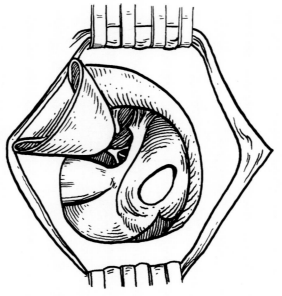

图 1-19-3

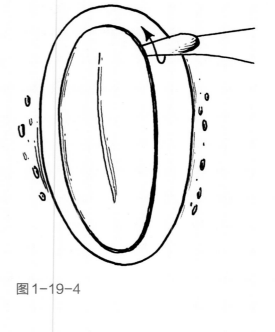

图 1-19-4

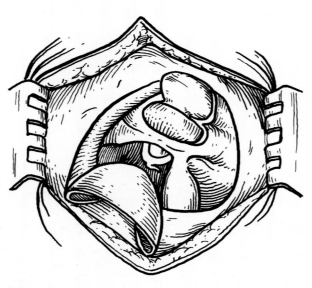

图 1-19-5

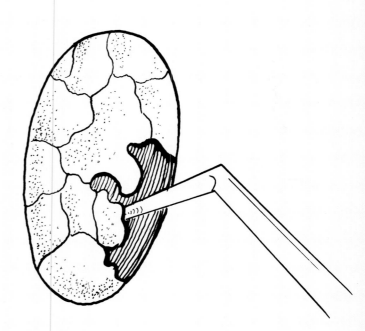

图 1-19-6

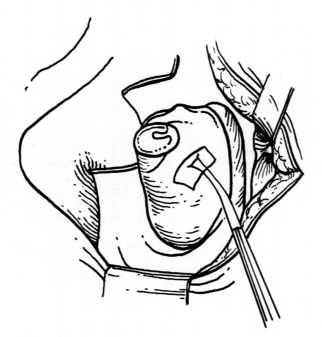

图 1-19-7

内淋巴囊减压及引流术

适 应 证
❶ 难治性、进行性梅尼埃病，保守治疗效果不满意者。

❷ 波动性听力下降，感音性聋不超过60dB，重振试验阳性，Ecoch G-spap>0.37者。

禁 忌 证
❶ 鼓室内急性感染期。

❷ 眩晕急性发作期。

❸ 严重的全身系统疾病不能承受手术者。

❹ 血糖过高，电解质紊乱，待纠正后再手术。

术前准备
❶ 做耳CT，了解乳突气化情况。

❷ 耳周5cm备皮，清洁耳道及耳郭。

❸ 术前1h口服苯巴比妥或肌内注射地西泮10mg。

麻醉与体位
全麻或局麻，仰卧位，头偏向对侧。

手术步骤
❶ 按"乳突切开术"步骤完成乳突切开术（图1-20-1）。

❷ 在外半规管的后方向深磨，可见到后半规管，内淋巴囊位于后半规管之后，外半规管平面轴线之下，乙状窦之前，磨除此区约2cm×1cm的骨质，暴露呈灰色的内淋巴囊（图1-20-2）。

❸ 确定内淋巴囊的部位后，由后向前切开其外侧壁，可见少量淋巴液流出。切口应尽量大，或造成缺口，使淋巴液不断流出，达到减压目的（图1-20-3）。

❹ 留置"T"形硅胶管　将"T"形硅胶管由切口插入内淋巴囊，形成永久性瘘管（图1-20-4）。

❺ 冲洗术腔，可填入少许明胶海绵，耳后留置引流管，缝合切口，包扎。

术中要点
❶ 乳突气化不良、乙状窦前移时，可去除一部分骨性外耳道。

❷ 勿损伤后半规管、面神经及脑膜。

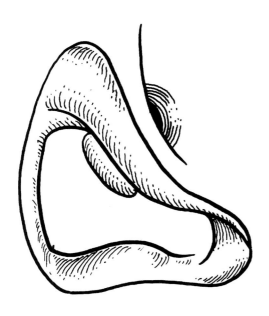

图 1-20-1

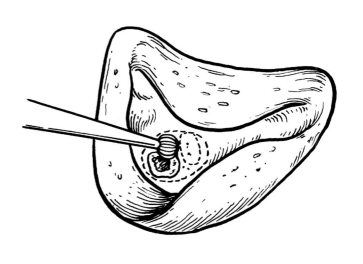

图 1-20-2

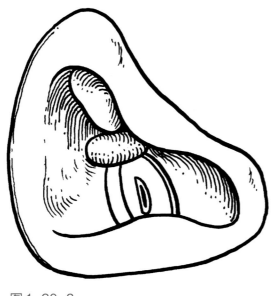

图 1-20-3

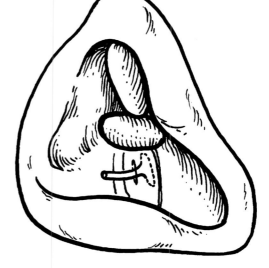

图 1-20-4

术后处理	❶ 术后应用抗生素（如第二代头孢）5～7日。
	❷ 术后3日卧床，避免头部过度活动，以后逐步进行前庭功能训练治疗。
	❸ 术后7日拆线，并抽出外耳道填塞物。
	❹ 术后3个月、6个月、1年做听力及前庭功能检查。

第二十一节　面神经减压及神经移植术

适　应　证　❶ 特发性面神经麻痹（又称：贝尔麻痹）发病3周内，患侧与健侧神经电图（electroneuronography，ENOG）结果相差达90%以上时，表明自然完全恢复的可能性很小，应行减压术。

❷ 骨折和外伤所出现的完全性面瘫，只要面瘫后6日内ENOG检测患侧损失达90%以上，即应手术。

❸ 中耳乳突手术后出现不完全性面瘫，瘫后6日ENOG检测患侧损失达90%以上，或神经兴奋性试验（nerve excitability test，NET）检测患侧电流大于健侧3.5mA以上，应及时手术。中耳乳突手术中损伤面神经而引起的完全性面瘫，应及时手术。

❹ 中耳感染所致的面瘫，应及时行中耳乳突手术，并根据术中所见面神经受累情况，决定是否同时行减压术。

禁　忌　证　❶ 肌肉已无张力，对直流电无反应；既无随意性电活动，也无纤颤电位，是面神经干手术的禁忌证。

❷ 急性中耳炎引起的面瘫2周内应先采取保守治疗。

❸ 有严重全身系统疾病者。

术前准备	❶ 备好手术器械，做好术前交代工作，使患者及家属有正确的术后预期。
	❷ 耳周5cm备皮，经颅进路者，剃去全部头发。
	❸ 清洁耳郭及外耳道，术前1日应用抗生素（如第二代头孢）。
	❹ 术晨禁食水，术前半小时口服苯巴比妥或肌内注射地西泮10mg。

麻　醉　全麻。

体　位　仰卧位，头转向对侧。

手术步骤　**经外耳道入路面神经减压术**

适用于硬化型乳突面神经水平段病变。

❶ 耳道内切口或耳内切口（图1-21-1）。

❷ 翻起耳道皮瓣和鼓膜，暴露中耳腔（图1-21-2）。

❸ 向后上扩大外耳道边缘，去除上鼓室外侧壁，暴露鼓室内结构及面神经鼓室段，分离锤砧关节和砧镫关节，取出砧骨（图1-21-3）。

❹ 面神经鼓室段骨管暴露后，小心去除碎骨片，剥离锥曲段骨壁至匙突水平半规管以下以暴露面神经（图1-21-4）。

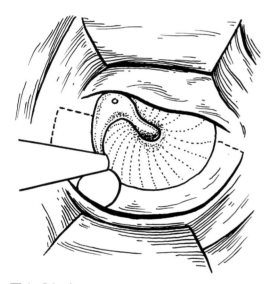

图1-21-1

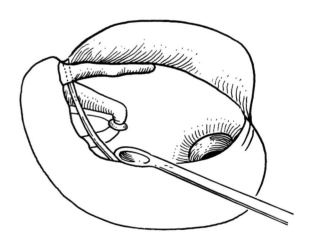

图1-21-2

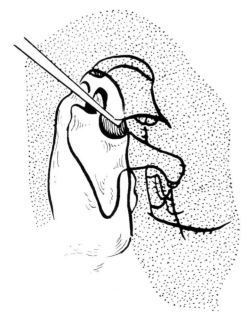

图1-21-3

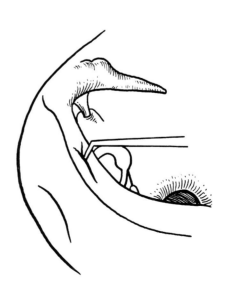

图1-21-4

059

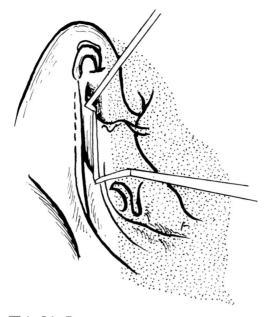

图1-21-5

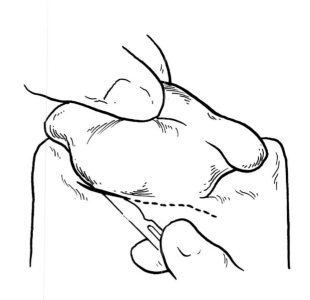

图1-21-6

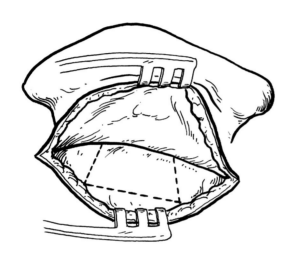

图1-21-7

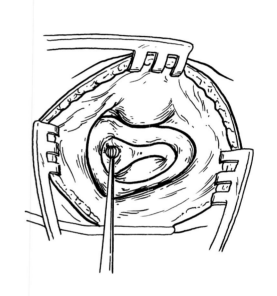

图1-21-8

❺ 切开神经鞘　从膝状神经节开始切开面神经鞘膜至锥曲段，复位砧骨，复位耳道皮瓣及鼓膜，碘仿纱条填塞外耳道，缝合切口（图1-21-5）。

经乳突入路面神经减压及神经移植术

除硬化型乳突采用外耳道入路外，一般均应选用乳突入路。

❶ 耳后切口（图1-21-6）。

❷ 锐性分离皮下组织，并形成蒂在前方的梯形肌骨膜瓣，充分暴露乳突骨皮质，显露其表面标志（图1-21-7）。

❸ 开放鼓窦和乳突　由筛区开始磨开鼓窦和乳突腔，上至脑板，后至侧窦骨壁，下应将二腹肌嵴轮廓化（图1-21-8）。

❹ 开放上鼓室　扩大鼓窦入口，向前磨除上鼓室外壁与脑板之间的骨质，前到外耳道前壁切线处，上至脑板，下方仅保留约1mm厚的上鼓室外壁，后方则将鼓窦入口扩大，并磨薄外耳道后壁（图1-21-9）。

❺ 暴露面神经隐窝　面神经隐窝是一个三角形区，外侧为鼓索神经和鼓沟，内侧为面神经乳突段上部及锥曲段，上方为砧骨窝。先尽量削薄外耳道后壁骨质，然后在砧骨体及短脚外侧，自上而下自后向前开放面神

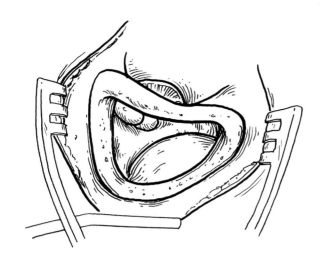

图1-21-9

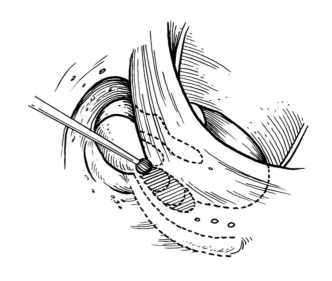

图1-21-10

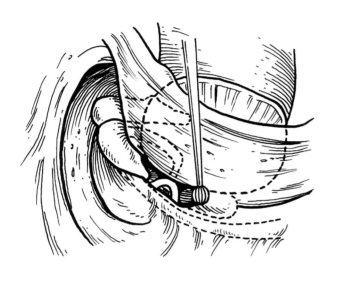

图1-21-11

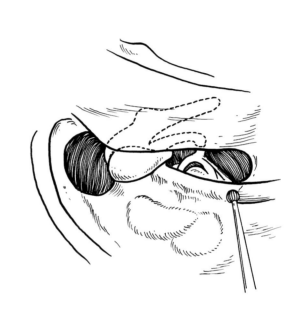

图1-21-12

经隐窝，向外可直到外耳道后壁内缘（图1-21-10）。

❻ 暴露乳突段及锥曲段面神经　外半规管及二腹肌嵴为乳突段面神经的恒定标志，自二腹肌嵴前端到外半规管沿外耳道后壁的连线，即标出乳突段面神经大致的走向。锥曲段面神经位于外半规管的下方。沿面神经隐窝内缘及其内后面，小心磨除骨质，显露浅粉色的面神经管。沿此管继续向上、前及下方磨除骨质，即可完全暴露面神经乳突段和锥曲段。覆盖在神经表面的薄层骨壳在拟减压的面神经管均暴露后，用小刮匙或掀开器由神经鞘膜表面剥除（图1-21-11）。

❼ 暴露鼓室段面神经　面神经鼓室段后部恰在卵圆窗之上，前部在匙突上方。锥曲段面神经管显露清楚后，沿神经管向前，即为鼓室段面神经管。此段骨管很薄，用小剥离子轻柔沿面神经向外侧剥除骨片，显露神经鞘。有些患者在不动听骨的情况下，可显露面神经至近膝状神经节处。若操作困难，可取出砧骨和锤骨头，以扩大操作空间。面神经操作完毕后，重建听骨链（图1-21-12）。

❽ 暴露膝状神经节　沿匙突上内方，面神经鼓室段前部，向前上内方追踪，

在上鼓室窦深面，可达到膝状窝，磨开骨质即可见膝状神经节。此时注意认清和保护水平和上半规管（图1-21-13）。

❾ 暴露迷路段面神经　迷路功能已完全损坏的患者，可在上述操作基础上，磨除骨迷路，开放迷路段面神经管，并显露内听道面神经。面神经鼓室段及乳突段显露后，磨除半规管。磨除外半规管下缘骨质时，注意面神经鼓室段后部悬于此处。应保留外和上半规管前端壶腹部骨质作为标志，因膝状神经节在此骨壳前面。向后磨除外半规管稍向内侧，即进入前庭，前庭内壁为内听道底，应保留作术中标志。继续向后、内方磨除半规管，在后半规管内侧可见到前庭导水管。以前庭内壁为标志，磨薄内听道后及上壁，仅留薄层骨壳。膝状神经节显露后，在膝状节后部，向内后呈75°角走行的神经，即迷路段面神经。磨除膝状窝后内骨质，向内沿迷路段走行磨除骨质到内听道外方，迷路段面神经管在内听道上缘进入内听道。可自内听道上后壁打开骨壳，显露硬膜，并沿迷路段面神经切开鞘膜到内听道（图1-21-14）。

❿ 切开神经鞘　将拟减压段面神经骨管开放约管壁的一半，使面神经鞘充分显露后，用锋利的小刀沿神经纵轴切开面神经鞘，即可见水肿的神经由切开处膨出。神经鞘膜切口用浸有地塞米松的明胶海绵薄片覆盖（图1-21-15）。若为手术损伤或外伤所致的损伤部位水肿、血肿、骨片压迫或瘢痕，应清除血肿及骨折片，切除粘连的瘢痕带，或将损伤处的骨管及神经鞘膜切开，直到显露正常神经处上下数毫米为止，若是特发性面神经麻痹或带状疱疹，则应从茎乳孔开始，减压到膝状神经节。

⓫ 移植神经　若术中发现有一段神经已纤维化，需将其切除；或神经已断伤，断端有神经瘤生长；或为面神经纤维瘤切除；即凡出现神经缺损一段的情况，皆可用神经移植方法修复。神经移植应掌握3点：① 神经缺损超过3mm；② 需广泛转移神经才能施行端对端吻合，这可能严重损伤神经或血管；③ 神经吻合有张力。移植的神经可采用耳大神经、股内侧皮神经或腓肠神经，以耳大神经最常用。在同侧胸锁乳突肌中部，斜行切开皮肤及皮下组织，分开颈阔肌，暴露颈外静脉，此静脉向后分离1cm左右即可见耳大神经。分离至所需长度后，较所需神经长度稍长一些切取耳大神经，用生理盐水纱布包好备用（图1-21-16）。

⓬ 将面神经断端切齐，再把移植的神经置于两断端之间，毫无张力地与两断端对齐。因神经在开放的面神经骨管之内，无需缝合，用纤维蛋白原胶或血浆黏着即可。面神经骨管缺损者，神经断端用无损伤尼龙线缝合，也可用组织胶将其周围与外套的静脉管道相黏合。表面用浸有抗生素的明胶海绵薄片覆盖（图1-21-17）。

⓭ 封闭术腔　如经迷路显露迷路段及内听道内面神经，应用颞肌或脂肪对术腔与内听道相通处加以堵补。清理术腔，并用浸有抗生素的明胶海绵充填，缝合肌骨膜瓣及皮肤切口，包扎（图1-21-18）。

经中颅窝入路面神经减压及神经移植术

适用于听力和前庭功能良好的面瘫患者或膝状神经节、迷路段及内听道

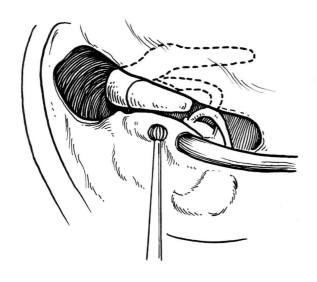

图 1-21-13

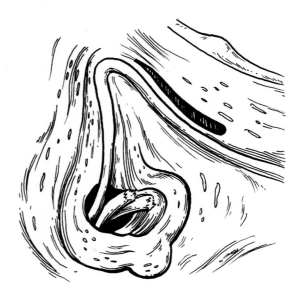

图 1-21-14

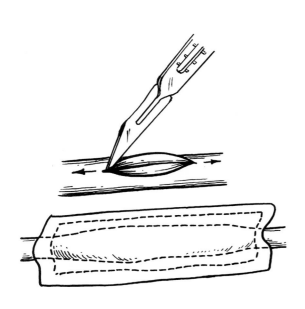

图 1-21-15

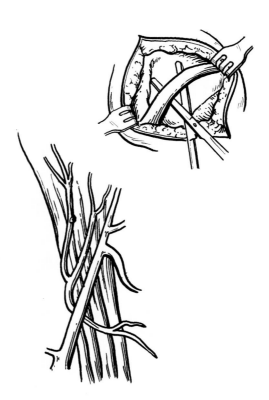

图 1-21-16

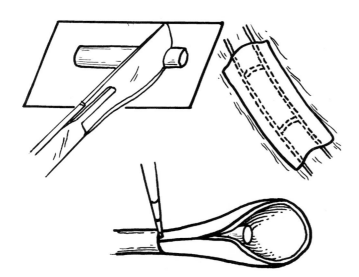

图 1-21-17

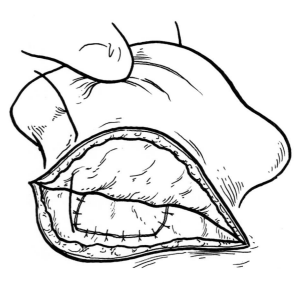

图 1-21-18

面神经病变的患者，也可与乳突联合入路行面神经全程减压术。

❶ 切口　耳屏前1～2cm、颧弓平面开始，向上垂直切开至耳轮上4cm处（图1-21-19）。

❷ 造骨窗　切开皮肤、颞肌及骨膜后，钝性分离，显露颞骨鳞部，在其表面做一4cm×4cm方形骨窗。此骨窗位于外耳道垂直轴上的偏前部分，在颧弓根之上，并使窗下缘接近颧弓及其延长线颞线（图1-21-20）。

❸ 暴露颅中窝底　取出骨瓣，暴露脑膜，将脑膜牵开器及脑压板置入脑膜与骨壁之间，抬起脑膜，暴露颅中窝底。颅中窝底有3个重要标志，即脑膜中动脉、岩浅大神经和弓状隆起。脑膜中动脉自棘孔露出，在脑膜中动脉后方外侧为岩浅大神经，走行于脑膜与颅中窝底之间。向后分离可见弓状隆起，为上半规管标志（图1-21-21）。

❹ 暴露迷路段和内听道段面神经　沿岩大浅神经向后磨出膝状神经节，再沿膝状节向内磨开迷路段骨管而到内听道。此法必须在耳蜗及上半规管之间磨开骨质，方向偏前1～2mm，即进入耳蜗，偏后2mm即进入半规管（图1-21-22）。

❺ 处理面神经　若行全程面神经减压术，则可先行经乳突入路面神经手术，再经中颅窝入路显露迷路段面神经。处理面神经同"乳突进路面神经减压及神经移植术"。

❻ 用颞肌筋膜堵补于内听道缺口处，以防脑脊液漏。若鼓室盖破损，用骨片及筋膜关闭鼓室盖。骨板复位，并钻小孔穿不锈钢丝固定，缝合肌肉、皮下组织及皮肤，引流条由切口下部引出（图1-21-23）。

术中要点

❶ 根据面瘫原因、部位，选择合适的手术径路和手术方法。

❷ 术中使用电钻时，必须连续冲洗吸引，既可保持术野清晰，又可避免热损伤面神经。

❸ 注意保护听力及半规管和前庭，电钻触动正常的听骨链时，可发生不可逆性感音神经性聋，必要时可先使砧镫关节脱位，以免发生耳聋。处理面神经时，防止器械滑入耳蜗和前庭。

❹ 面神经减压时骨管应打开2/3骨壁，两端要开放到正常面神经部分。避免刮匙凸面压迫面神经，切开神经鞘膜时勿损伤神经纤维。

❺ 面神经吻合时，神经断端要切齐，鞘膜不能内卷，缝合时只缝合神经鞘膜，可用静脉保护面神经吻合端。

❻ 移植神经时，植入神经长度需较缺损神经长0.5cm左右，以免吻合端产生张力。断端要平整切齐，密切吻合。若面神经骨管槽存在，吻合端可不缝合，若无骨管槽存在，应用无创伤线缝合鞘膜。部分神经移植的方法对近期损伤者效果较好。

术后处理

❶ 开颅者术后应严密观察呼吸、血压、脉搏及瞳孔变化，随时观察有无脑膜炎或颅内压增高的现象，术后3～5日内定时给脱水剂，并使用激素。

❷ 全身应用抗生素7～10日，若呕吐较重，应注意补充液体，注意电解质平衡。

❸ 术后24～36h若无出血及脑脊液漏，可抽出引流条。切口隔日换药，术后7日拆线。

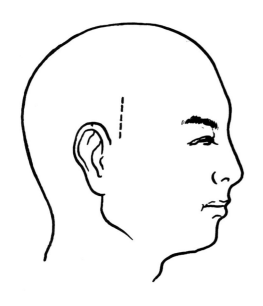

图 1-21-19

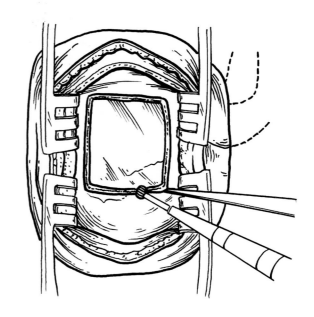

图 1-21-20

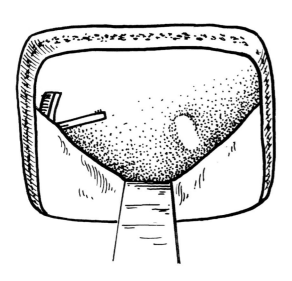

图 1-21-21

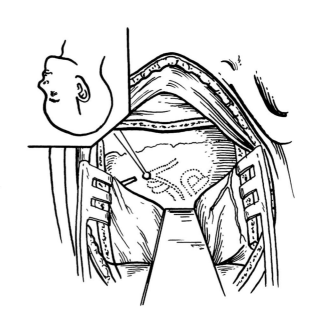

图 1-21-22

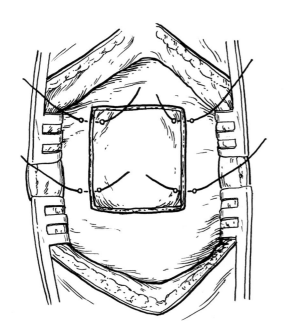

图 1-21-23

❹ 若乳突手术为开放式，术腔填塞的碘仿纱条可于术后10～14日抽出。术腔若有肉芽，忌刮除或使用腐蚀剂烧灼，以免损伤暴露的神经。术腔忌用磺胺粉。

❺ 术后使用维生素可帮助神经再生。面部按摩及理疗可促进功能恢复，防止面肌萎缩和纤维化。

第二十二节 听神经瘤切除术

一 经颅中窝进路听神经瘤切除术

适 应 证	内听道小听神经瘤，面神经功能正常，尚有实用听力者。
禁 忌 证	肿物较大，已进入桥小脑角池者。

术前准备　❶ 检查听功能、前庭功能及面神经功能，行内听道增强MRI扫描。

❷ 术前1日备皮及使用抗生素。

❸ 术晨禁食水，术前0.5~1h口服苯巴比妥或肌内注射地西泮10mg。

麻　　醉　全麻。

体　　位　平卧位，头转向健侧。

手术步骤　❶ 切口　患者颞部垂直切口长2～8cm（图1-22-1）。

❷ 开骨窗　切开颞肌，显露额骨鳞部骨面，以骨性外耳道口为底边中点标志，开一（3～4cm）×（2.5～3cm）的长方形骨窗，下界尽量靠近颞线（图1-22-2）。

❸ 暴露内听道　分离、掀起颞岩部颅中窝面的硬脑膜，以弓状隆起、棘孔和岩大浅神经沟等标志确定面神经和内听道的位置。循岩大浅神经暴露膝状神经节，看清面神经迷路段后，沿此可达内耳道底。将弓状隆起骨面磨薄，至出现蓝线，继续向前内方磨除骨质，可暴露内听道硬脑膜。继续向前后两侧扩大，开放内听道底的面神经孔。其后方为一垂直嵴，嵴后可见前庭上神经，为听神经瘤最好发部位（图1-22-3）。

❹ 切除肿瘤　循内听道后方切开硬脑膜，暴露肿瘤，轻轻分离面神经，剪断相连神经，将肿瘤完整取下（图1-22-4）。

❺ 用筋膜瓣覆盖内听道的颅中窝面，用肌肉充填骨质缺损，复位硬脑膜，复位骨板，缝合切口。

术中要点　❶ 注意保护面神经及耳蜗神经，勿损伤半规管及耳蜗。

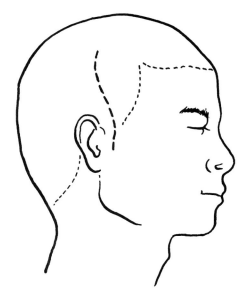

图 1-22-1

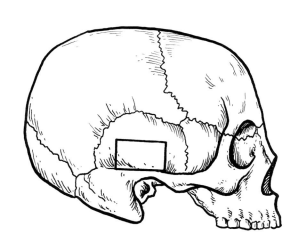

图 1-22-2

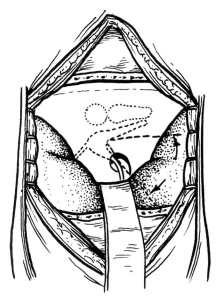

图 1-22-3

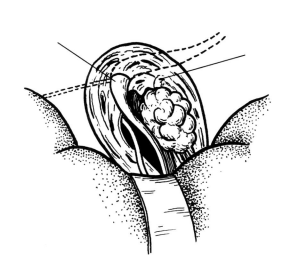

图 1-22-4

❷ 术中止血要彻底，密封内听道，以防脑脊液漏。

术后处理　❶ 术后严密观察生命体征，注意瞳孔、眼震及肢体活动等有无变化。醒后防止过分用力引起血压、颅压波动。

❷ 应用抗生素（例如：美罗培南等可透过血脑屏障的抗生素）7 日左右，可用少量激素，可不用脱水剂。

二　经迷路进路听神经瘤切除术

适　应　证　听功能损失严重但面神经功能良好的内听道来源的中、小肿瘤。肿物经内听道口进入桥小脑角池者也可。

术前准备　同"经颅中窝进路听神经瘤切除术"。

手术步骤　❶ 切口　耳后沟后方弧形切口（图 1-22-5）。

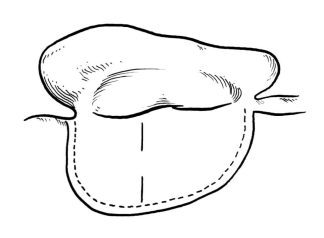

图 1-22-5

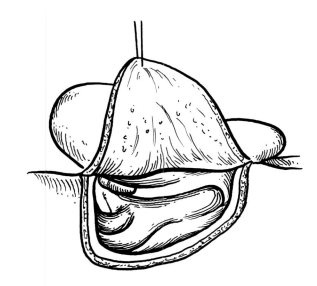

图 1-22-6

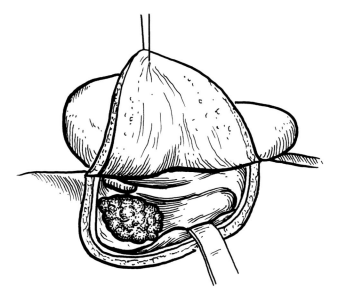

图 1-22-7

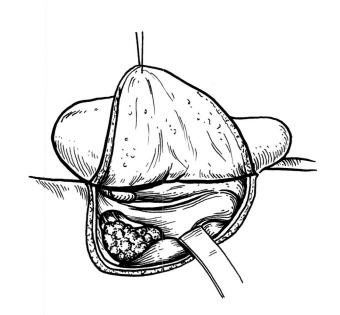

图 1-22-8

❷ 去除乳突气房　分离耳后皮瓣后，沿切口切开筋膜及骨膜，向前方掀起形成肌筋骨膜瓣，暴露乳突骨皮质，将乳突气房全部切除，上方与天盖取平，前方保留外耳道后壁一层薄骨板，以鼓窦入口和面神经垂直段为前界，后下方以乙状窦为界，充分显露鼓窦入口的砧骨窝、砧骨体、面神经乳突段上端骨管、3个半规管隆突、乙状窦骨壁及二腹肌嵴（图1-22-6）。

❸ 切除半规管　依次切除外、上、后半规管及其壶腹，开放前庭池。垂直嵴是前庭上神经与面神经的分界，可作为保护面神经的标志。切除后半规管及其壶腹时，可见前庭小管，切除该管即可到达内听道底及其后壁（图1-22-7）。

❹ 开放内听道　磨除较薄的前庭内壁筛区，打开内听道底部，并由此向后方及上下扩大，切除内听道后壁，露出硬脑膜（图1-22-8）。

❺ 切除肿瘤　轻轻分离面神经，切断肿瘤两端神经，将肿物取出（图1-22-9）。

❻ 关闭术腔　将耳后肌筋骨膜瓣覆盖在耳道后壁、鼓窦开口及面神经乳突段骨管表面，遗留的内听道及乳突术腔充填脂肪组织，可复位乳突皮质

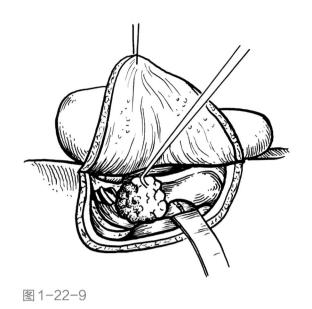

图 1-22-9

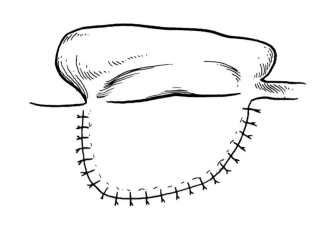

图 1-22-10

骨片，复位皮瓣，缝合包扎（图1-22-10）。

术中要点
❶ 术中认清垂直嵴，保护好面神经的迷路段。
❷ 术中止血要彻底。

术后处理
❶ 严密监视生命体征，注意观察瞳孔、眼震、表情肌及肢体活动有无变化，发现并发症及时处理。
❷ 全身应用抗生素7日左右，术后7日拆除皮肤缝线。

第二十三节　颞骨全切除术

适应证
❶ 中耳乳突癌已到晚期，但无颅内及远处转移。
❷ 肿瘤侵犯岩尖，但未超过蝶岩缝，颈内动脉骨管也未破坏。
❸ 有面瘫，但无其他脑神经受侵症状。
❹ 颈部有转移，但无广泛粘连固定者，可同时行颈廓清术。

禁忌证
❶ 颅底骨质破坏已超过蝶岩缝，手术不能完全切净者。
❷ 其他颅神经受侵或远处器官转移者。
❸ 颈部转移灶广泛粘连固定者。
❹ 全身状况欠佳，无法耐受此大手术者。

术前准备
❶ 做增强CT及MRI检查，明确肿瘤范围，并有病理证实为癌。
❷ 心、肝、肾全面检查。
❸ 手术区备皮，术前用抗生素预防感染，纠正贫血。
❹ 按全麻术前准备及用药。

麻　醉	全麻。
体　位	仰卧乳突手术位，头部用纱袋固定。
手术步骤	❶ 切口　一般采用颞颈联合切口"Y"形或"S"形（图1-23-1）
	❷ 暴露颞区　切开皮肤及皮下组织，在颞肌表面向前翻起皮瓣。在乳突表面作肌骨膜瓣，在该瓣内侧将外耳道横断，用肌骨膜瓣封闭外耳道断端，将整个耳郭翻向前部（或上部），切断颞肌，在乳突尖处切断二腹肌及胸锁乳突肌，暴露腮腺，找到茎乳孔到腮腺的远侧段面神经（图1-23-2）。
	❸ 打开颅中、后窝　于颞骨鳞部开骨窗，进入颅内，并沿颞内轴周围磨开乙状窦前外侧壁及颈静脉球外侧骨质，磨断颧弓根、咽鼓管骨部，切断下颌髁状突，磨开颈动脉骨管，自颈内动脉管外口至岩尖与蝶骨之间全程开放，直达颈内动脉管内口。游离乙状窦及颈静脉球，切断茎乳孔外面神经，结扎乙状窦和颈内静脉，保护好颈内动脉（图1-23-3）。
	❹ 切除岩骨　用骨凿分离岩枕裂、岩骨及其邻近部位的骨壁，已暴露的颞叶、小脑用生理盐水棉片保护。用脑穿刺针从蛛网膜下腔放出20～30ml脑脊液，然后将颞叶和小脑牵开，轻轻将岩骨后端撬起，小心剥离岩骨下面和岩嵴的脑膜，找寻内耳道，结扎、切断内听动静脉和听神经，用咬骨钳咬住岩骨后端轻轻左右摇摆，使岩尖骨折于蝶岩缝，将岩骨整块取出（图1-23-4）。
	❺ 修补脑膜、处理术腔　如脑膜有损伤，应以颞肌或筋膜修补。清理术腔，用颞肌瓣及胸锁乳突肌瓣充填术腔，缝合伤口，加压包扎。
术中要点	❶ 保护好颈内动脉，勿损伤第Ⅸ、Ⅹ、Ⅺ脑神经。
	❷ 骨折岩尖时，应轻轻摇动，以免损伤脑干。
术后处理	❶ 心电监护患者，严密观察病情，出现并发症应及时抢救。
	❷ 术后应用大剂量抗生素10～14日，预防感染，适当给脱水剂。
	❸ 术后7日内应隔日做脑脊液检查，以便及时控制颅内并发症。
	❹ 如有脑脊液漏经久不愈，可置入塑料脑脊液导管，改道引流脑脊液。
	❺ 如有伤口感染，应敞开引流，腔内用碘仿纱条填塞压迫，以后再改用凡士林纱条填塞，促进肉芽生长。
	❻ 全身支持疗法、放疗、化疗。

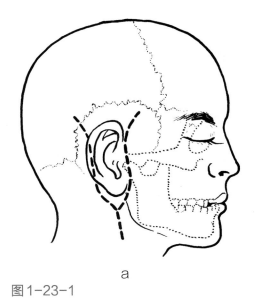
a

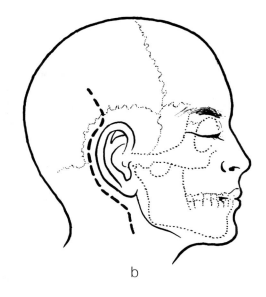
b

图1-23-1

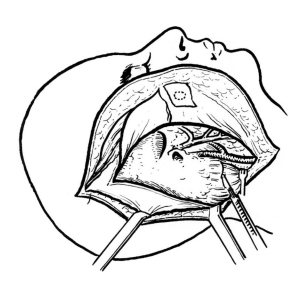

图1-23-2

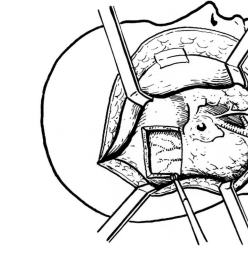

图1-23-3

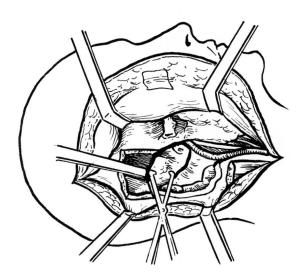

图1-23-4

参考文献

1. 孔维佳，吴皓.耳鼻咽喉头颈外科学[M].3版.北京：人民卫生出版社，2021.

2. 邹艺辉，杨仕明.先天性中外耳畸形[M].北京：人民卫生出版社，2018.

3. 欠畑诚治.经外耳道耳内镜手术学 手术技巧图解[M].崔勇，译.西安：世界图书出版公司，2019.

4. Mario Sanna.中耳乳突显微外科学[M].许安廷，译.北京：北京大学医学出版社，2013.

5. 王宇，潘滔，鲁兆毅，等.开放式和完壁式乳突根治鼓室成形术后听力学效果分析[J].中华耳鼻咽喉头颈外科杂志，2020，55（8）：748-753.

6. 张志钢，刘翔，陈穗俊，等.改良乳突根治术后外耳道后壁重建与鼓室成形[J].中华耳鼻咽喉头颈外科杂志，2009，44（7）：597-598.

7. 杨仕明，刘清明，黄德亮，等.镫骨手术治疗鼓室硬化症远期疗效观察[J].中华耳鼻咽喉科杂志，2005，40（3）：190-19，4.

8. 中华医学会耳鼻咽喉头颈外科学分会耳科学组，中华耳鼻咽喉头颈外科杂志编辑委员会耳科组.中耳炎的临床分类和手术分型指南（2012）[J].中华耳鼻咽喉头颈外科杂志，2013，48（1）：5.

9. 中华耳鼻咽喉头颈外科杂志编辑委员会，中华医学会耳鼻咽喉头颈外科学分会.梅尼埃病诊断和治疗指南（2017）[J].中华耳鼻咽喉头颈外科杂志，2017，52（3）：167-172.

10. 中华耳鼻咽喉头颈外科杂志编辑委员会，中华医学会耳鼻咽喉科学分会.梅尼埃病的诊断依据和疗效评估（2006年，贵阳）[J].中华耳鼻咽喉头颈外科杂志，2007，42（3）：163.

11. 李为民，韩东一，杨伟炎.耳硬化症镫骨手术疗效观察[J].中华耳科学杂志，2004，2（3）：186-189.

12. 塞娜，韩维举，王萌萌，等.面神经鞘瘤110例临床诊断及外科治疗分析[J].中华耳鼻咽喉头颈外科杂志，2019，54（2）：101-109

13. 吴皓，张治华.准确把握听神经瘤的治疗原则[J].中华耳鼻咽喉头颈外科杂志，2014，49（3）：177-180.

14. 于春江，闫长祥.听神经瘤显微外科治疗[J].中华神经医学杂志，2004，3（2）：81-84.

15. Samii M, Gerganov V.Surgery of cerebellopontine lesions[M]. Berlin: Springer Berlin Heidelberg, 2013.

第二章
鼻的手术

扫描二维码，
观看本书所有
手术视频

鼻腔填塞术

适应证	❶ 局部保守治疗无效的鼻出血；出血剧烈，无法判定出血部位；动脉性出血；鼻腔黏膜渗血创面较大。
	❷ 鼻腔手术术后止血。
术前准备	❶ 了解出血量，查血常规、凝血功能，做好必要的抗休克准备。
	❷ 清理鼻腔凝血块，如有填塞物应取出。
麻醉	2%丁卡因加2%麻黄素（或1‰肾上腺素）棉片鼻腔黏膜表面麻醉，并收缩鼻腔黏膜，减缓出血。
体位	患者取坐位。
手术步骤	❶ "袋式"填塞法　将凡士林油纱条一端双叠约10cm，将此端明视下置于鼻腔顶端嵌紧。然后将双叠纱条分开，使短端贴于鼻腔顶，长端铺于鼻腔底，形成一向外开放的"口袋"。然后自下而上、自内向外逐层将纱条长端填入鼻腔，填塞要紧密，以利于压迫止血，多余部分剪除（图2-1-1）。
	❷ "叠瓦式"填塞法　备好双叠约12cm×4cm的油纱条，纵叠成窄条状。明视下逐条自上而下填入鼻腔。每条上下重叠，形似"叠瓦"。术中应随时以枪状镊将填入的纱条向鼻腔顶推压使其填塞紧密（图2-1-2）。
	使用高膨胀海绵进行鼻腔填塞也可以采用叠瓦式填塞，明视下先将单条海绵沿前后径填入鼻腔，注水膨胀松软后，以枪状镊将其向鼻腔顶推压使其填塞紧密，之后逐条置入，自上而下填满鼻腔。填塞范围可视病情需要进行调整，如目标压迫部位位于鼻腔中后部甚至鼻咽局部，可将海绵前端伸入鼻咽部，可起到部分凡士林纱球前后鼻孔填塞的作用（图2-1-3）。

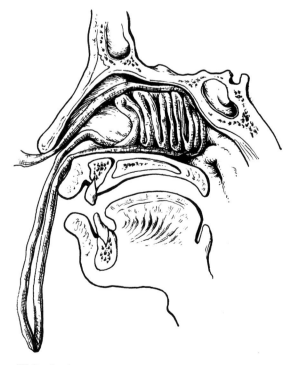

图2-1-1

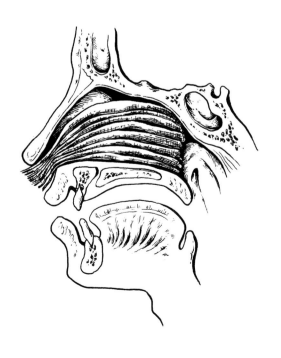

图2-1-2

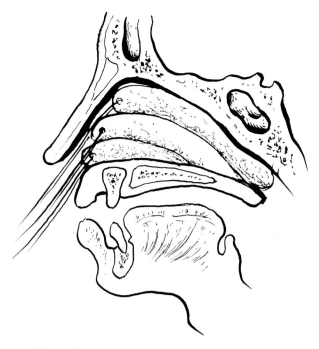

图2-1-3

术后处理	❶ 术后48～72h撤填塞物。
	❷ 适当应用抗生素。
	❸ 全身支持对症治疗。

第二节　前后鼻孔填塞术

适 应 证	❶ 鼻腔填塞无效，血液自对侧鼻孔或口咽部流出。
	❷ 某些鼻咽部手术（如鼻咽纤维血管瘤）的术腔止血。
术前准备	❶ 同鼻腔填塞术。
	❷ 备后鼻孔填塞用凡士林纱球一个。可制成锥形或枕形，大小参考患者身材及年龄，应大于后鼻孔，过大或过小均影响填塞效果。纱球上下端各留两根7号线，长约25cm，上端留作固定，下端作为引线以便撤出纱球（图2-2-1）。
麻醉及体位	患者取坐位，进行鼻腔黏膜表面麻醉（同鼻腔填塞术），同时须以2%丁卡因对鼻咽部、口咽部行黏膜表面麻醉。
手术步骤	❶ 将细导尿管自患侧鼻腔插入，经口咽部拉出口外。将纱球上端固定线缚于导尿管末端（图2-2-2、图2-2-3）。
	❷ 将导尿管拉出前鼻孔并拉紧固定线，嘱患者张口，用弯止血钳（或术者示指）将纱球绕过软腭送入患侧鼻咽部（图2-2-4）。
	❸ 拉紧固定线，使纱球嵌入后鼻孔。此时口咽部应无活动性出血（图2-2-5）。

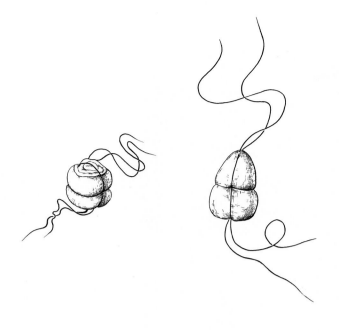

图2-2-1

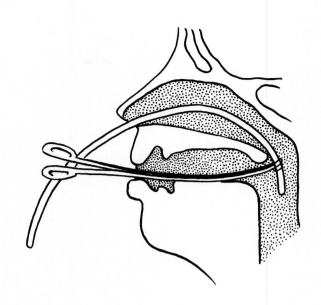

图2-2-2

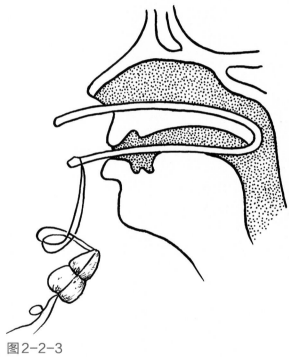

图2-2-3

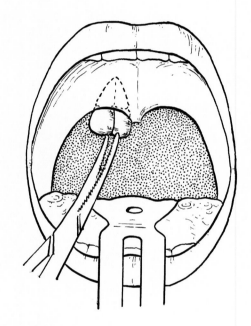

图2-2-4

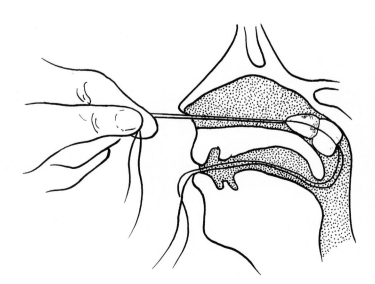

图2-2-5

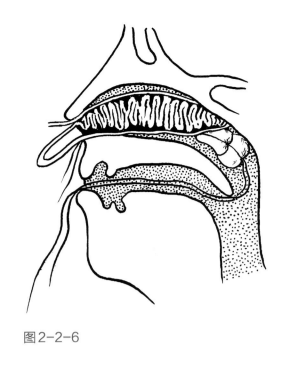

图2-2-6

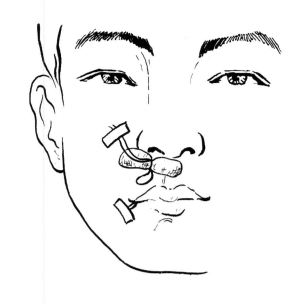

图2-2-7

❹ 行患侧鼻腔填塞（图2-2-6）。患侧前鼻孔前置一纱布卷，将两根固定线拉紧后打活结固定其上。纱球下端引线自口腔引出以胶布粘于口角固定或剪短置于口咽部（图2-2-7）。

术后处理　❶ 常规应用抗生素预防感染，预防中耳炎、鼻窦炎等并发症。

❷ 术后2～3日，最迟不宜超过5日，撤填塞物。如需长时间留置，宜选用碘仿凡士林纱条并辅以足量抗生素。

❸ 填塞物可分次取出。先撤出鼻腔填塞物，减弱固定线拉力，松动后鼻孔纱球；充分观察无活动性出血后撤出后鼻孔纱球。

第三节　上唇动脉结扎术

适 应 证　❶ 鼻中隔前下近鼻底处的动脉性出血，局部保守治疗、鼻腔填塞等治疗无效。

❷ 压迫患侧上唇，出血减少或停止。

术前准备　剪患侧鼻毛，剃须。

手术步骤　❶ 唇外缝扎法　患者取坐位。1%～2%利多卡因局部浸润麻醉。
弯角针带1号线自患侧前鼻孔下5mm，人中外侧5mm刺入。穿越肌层至鼻前庭底距前鼻孔5～6mm近鼻中隔处穿出，结扎（图2-3-1）。

❷ 唇内结扎法　患者取仰卧位。1%～2%利多卡因阻滞患侧眶下神经。
翻开上唇，于同侧口角内上方5mm处做长约4mm的垂直切口，黏膜下稍做分离可看到位于肌层表面横行的上唇动脉，游离后双重结扎（图2-3-2）。

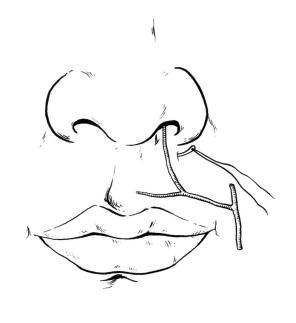

图2-3-1

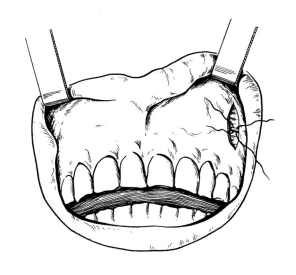

图2-3-2

术后处理	术后5～7日拆线。
	适当应用抗生素。

第四节　　筛动脉结扎术

适 应 证	中鼻甲游离缘水平以上的鼻腔中后部动脉性出血，反复鼻腔填塞无效者。
术前准备	备脑外科止血银夹。
麻醉及体位	1%～2%利多卡因20ml加1‰肾上腺素适量局部浸润麻醉。
	仰卧位。
手术步骤	❶ 距内眦5～6mm（内眦和鼻根中点）做长约3cm的弧形切口，深达骨面（图2-4-1）。
	❷ 分离骨膜，暴露眶内侧壁，沿筛骨纸样板上缘向后分离，距眶内上侧前缘约2cm处可见筛前动脉穿入筛前孔，将其游离后1号线结扎或以止血银夹夹闭（图2-4-2）。
	❸ 如鼻出血未停止，可继续沿纸样板上缘向后分离约1cm，可见筛后动脉，同法结扎。
	❹ 缝合切口。
术中要点	❶ 保持眶骨膜与纸样板完整。
	❷ 如不慎切断血管，应以电凝烧灼止血，以免眶内血肿。
术后处理	❶ 适当应用抗生素。
	❷ 术后7日拆线。

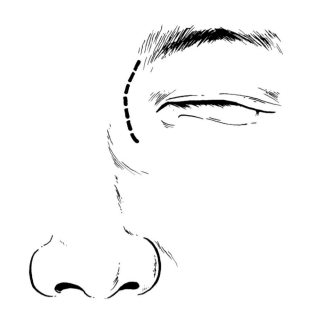

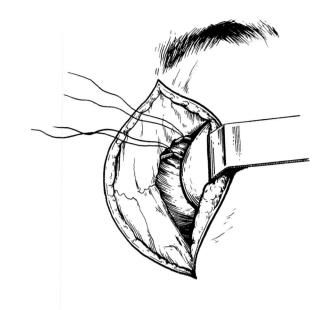

图2-4-1   图2-4-2

第五节　　　　　**上颌动脉结扎术**

适 应 证	鼻腔后部中鼻甲游离缘以下的严重动脉性鼻出血，经鼻腔填塞等多种方法止血无效。
术前准备、麻醉、体位	同上颌窦根治术。

手术步骤　　参阅上颌窦根治术

❶ 患侧唇龈切口，凿开上颌窦前壁，骨窗宜开大，利于扩大术野。

❷ 切开上颌窦后壁黏膜，翻转向外剥离，形成蒂在外侧的矩形黏膜瓣。如黏膜病变严重，也可切除。

❸ 凿开上颌窦后壁内上方骨质约1.5cm×1cm，暴露翼腭窝（图2-5-1）。

❹ 在翼腭窝的脂肪结缔组织中小心分离，暴露上颌动脉及其分支腭降动脉，游离后分别结扎（图2-5-2）。

术中要点

❶ 寻找、分离、结扎动脉可在显微镜下进行。

❷ 忌盲目粗暴向深部分离，以免引起翼腭窝静脉丛出血，动脉穿线结扎勿用力牵拉以免血管破裂严重出血。

术后处理　　同上颌窦根治术。

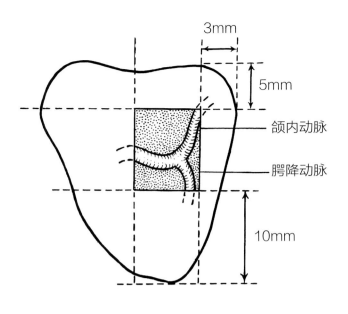

3mm
5mm
颌内动脉
腭降动脉
10mm

图2-5-1

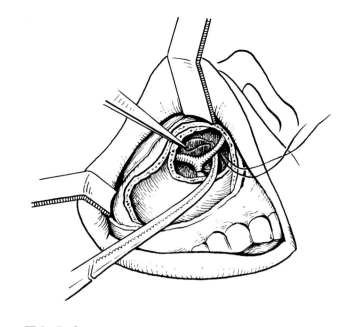

图2-5-2

第六节　颈外动脉结扎术

适 应 证

❶ 严重鼻出血经多种止血措施无效。

❷ 鼻腔、鼻窦、鼻咽部手术时减少术中出血。

❸ 鼻腔、鼻窦、鼻咽部术后出血，多种止血措施无效。

❹ 扁桃体切除术后出血，其他止血方法无效。

术前准备

❶ 术区备皮，禁食水。

❷ 注意患者全身状态，有休克表现应予妥善处理。

麻　　醉

沿胸锁乳突肌前缘皮下及深部以1%～2%的利多卡因做局部浸润麻醉或全麻。

手术步骤

❶ 以舌骨大角为中点，沿胸锁乳突肌前缘做一长约5cm的斜切口。也可在下颌角前下1cm处做一垂直切口（图2-6-1）。

❷ 切开皮肤、皮下组织及颈阔肌，暴露胸锁乳突肌前缘。将其前缘略做分离并以板钩向后方牵拉，暴露下方的颈内静脉（图2-6-2）。

❸ 将颈内静脉前缘做钝性分离，以板钩将其连同胸锁乳突肌一并向后牵拉。动脉即在下方，可以手指探触其位置及走行（图2-6-3）。

❹ 打开动脉鞘。颈膨大多位于甲状软骨上缘水平，循颈膨大向上即可找到颈外动脉及其分支甲状腺上动脉、舌动脉。颈外动脉位于颈内动脉的前内侧且有分支发出，此为其和颈内动脉相区别的重要标志（图2-6-4）。

❺ 将甲状腺上动脉和舌动脉之间的颈外动脉游离后以直角钳穿2根7号丝线，相距0.5cm双重结扎，可不必切断（图2-6-5）。

❻ 如甲状腺上动脉发自颈总动脉而舌动脉位置较高难以暴露，可试行阻断

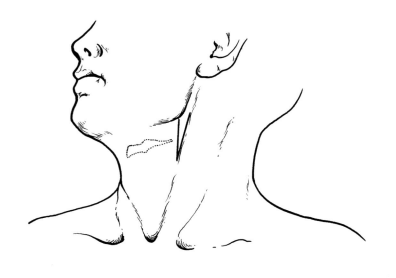

图2-6-1

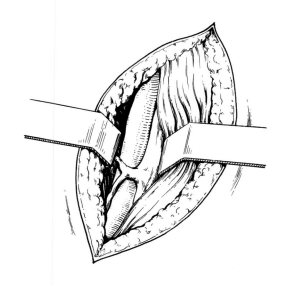

图2-6-2

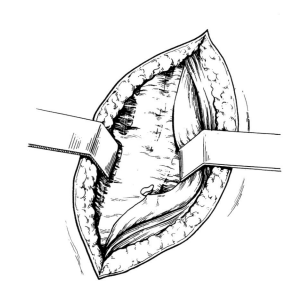

图2-6-3

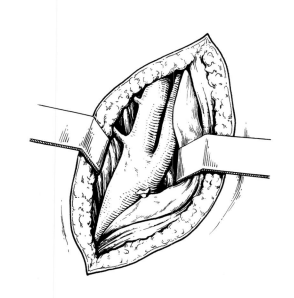

图2-6-4

颈膨大上方前内侧分支的动脉血流，然后触诊颞浅动脉搏动，于阻断后明显减弱或消失，则可确定该动脉为颈外动脉（图2-6-6）。

逐层缝合切口，放置胶膜引流（图2-6-7）。

术中要点	❶ 结扎颈外动脉一定要确实无误，如误扎颈内动脉可致偏瘫或死亡。
	❷ 结扎处勿过于靠近颈动脉分叉处，以免刺激颈动脉窦引起虚脱、意识障碍等并发症。
	❸ 迷走神经位于颈内静脉深面与动脉之间；有时在切口上端可见舌下神经横行越过颈外动脉表面，术中注意勿损伤。
术后处理	❶ 常规应用抗生素预防感染。
	❷ 术后第2日拔除引流，第7日拆线。

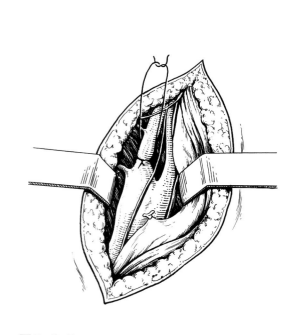

图 2-6-5

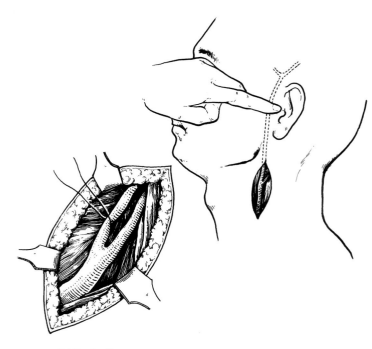

图 2-6-6

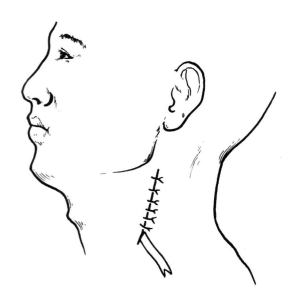

图 2-6-7

前鼻孔闭锁成形术

适 应 证	各种原因致前鼻孔部分或完全闭锁，影响鼻腔正常生理功能者。
禁 忌 证	❶ 术区及周边原发疾病未痊愈。
	❷ 鼻腔急性炎症。
术前准备	❶ 大腿内侧区备皮。
	❷ 同一般鼻腔手术。
麻 醉	1%～2%利多卡因加适量肾上腺素局部浸润麻醉，并需阻滞麻醉鼻外

神经、眶下神经、筛前神经及滑车下神经。

儿童及配合不良者可用全麻。

体　　位　　患者取仰卧位。

手术步骤

一　　植皮修补法

❶ 先取大腿内侧的替尔氏皮片备用。彻底切除闭锁处的瘢痕组织，暴露正常组织面，扩大鼻孔。在上唇正中及鼻底做"∨"形切口（图2-7-1）。

❷ 替尔氏皮片卷成圆筒形移植在两侧鼻翼及鼻小柱创面上，皮片创面与鼻孔创面相贴（图2-7-2）。

❸ 剪除鼻孔前缘多余的替尔氏皮片，将皮片边缘与鼻孔创缘对位缝合。鼻柱皮瓣推向上方，上唇"∨"形切缘与鼻柱皮瓣对拢呈"Y"字形缝合（图2-7-3）。

❹ 鼻孔插入稍大于鼻孔的橡胶管固定，既可压迫皮片，又可通气。

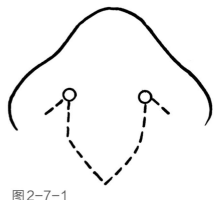

图2-7-1

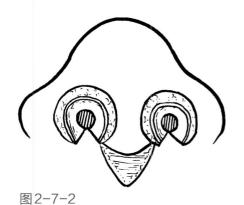

图2-7-2

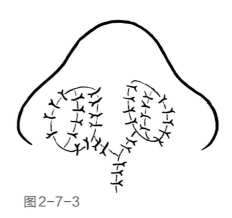

图2-7-3

二　　空管修补法

❶ 取大腿内侧替尔氏皮片备用。彻底切除闭锁处瘢痕组织，开大鼻孔（图2-7-4）。

❷ 选择与鼻孔大小相当的橡皮管，皮片创面朝外包裹于其上，边缘对拢缝

合。皮片上缘缝2~3针牵引线，自上端管口穿入，通过管腔自另侧穿出（图2-7-5）。

❸ 拉紧牵引线，防止皮管翻卷，将上端管口插入鼻孔。皮管外端创缘与鼻孔创缘缝合，缝合线留长不剪断。取细碘仿纱条包绕鼻孔周缘，用保留的缝合线固定保护创缘。将引线与保留缝线结扎固定橡皮管防止脱出（图2-7-6）。

术中要点 鼻孔内支撑压迫用的橡皮管要对皮片有充分的压迫作用，并固定牢固以免脱出。

术后处理 ❶ 全身使用抗生素预防感染。

❷ 每日经橡皮管滴入抗生素溶液数次，防止感染。

❸ 术后7日拆线，取出橡皮管，剪除多余皮片，将洗净的橡皮管重新插入。此后每日清洗后重新插回鼻孔至术后6个月左右，前鼻孔不再缩小为止。

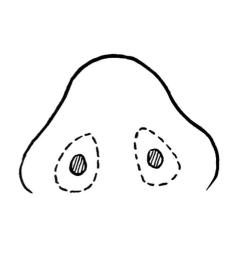

图2-7-4

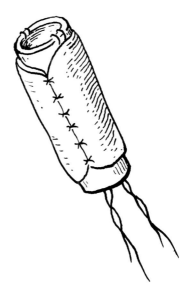

图2-7-5

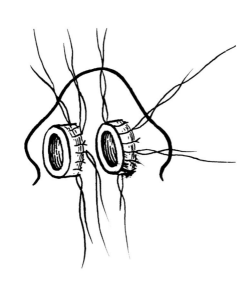

图2-7-6

第八节　鼻骨骨折复位术

适 应 证 鼻部外伤引起骨折致外鼻畸形或鼻中隔骨折和/或偏曲影响鼻腔通气。

禁 忌 证 严重头面部损伤合并颅内出血或脑挫裂伤者，应先由脑外科妥善处理后再行鼻骨骨折复位术。

术前准备 ❶ 鼻面部外伤应先予清创缝合。

❷ 鼻腔无明显活动性出血。

❸ 原则上应尽早行复位术。外鼻明显肿胀者可待部分消肿后复位，但不应

迟于伤后两周。

麻　　醉	多采用局部黏膜表面麻醉，可用全麻。
体　　位	坐位。

手术步骤　❶ 单侧鼻骨下陷性骨折或下陷性骨折伴鼻骨移位宜选用鼻骨复位器（亦可用枪状镊或鼻中隔剥离器替代）。将器械上端套以橡皮管或缠以凡士林纱条。右手执器械送入塌陷侧鼻腔骨折部向上外方用力将塌陷侧抬起，左手拇指示指分置于外鼻骨折处两侧协助，将隆起或移位处向对侧按压。鼻骨骨折伴鼻中隔骨折可用鼻骨复位钳夹持鼻中隔，使其复位并向前上方抬举，左手在外鼻骨折处配合感触，协助复位。骨折复位时常听见响声，指端也可感觉到鼻骨复原，骨面平整（图2-8-1、图2-8-2）。

❷ 骨折的鼻骨嵌于上颌骨额突或对侧鼻骨之后，宜以鼻骨复位钳夹持骨折处向前上、内或前上、外转动使其复位（图2-8-3、图2-8-4）。

❸ 鼻骨骨折复位后应以凡士林油纱条填塞鼻腔以便止血并支撑固定骨折部位。

术中要点　复位器械勿超过内眦连线以免损伤筛板。

术后处理　❶ 48～72h撤出鼻腔填塞纱条。

❷ 10日之内勿按压鼻骨。

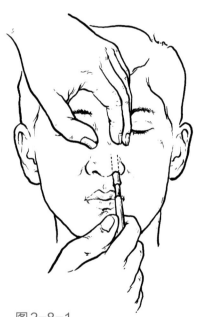

图2-8-1

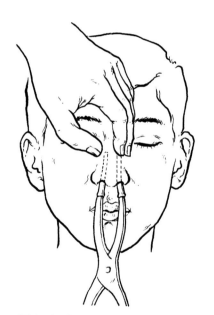

图2-8-2

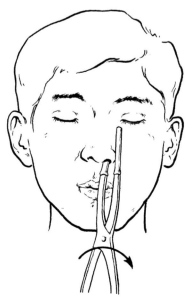

图2-8-3

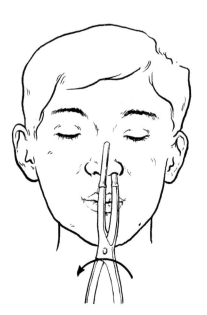

图2-8-4

鼻息肉摘除术

适 应 证	鼻腔内可见息肉，保守治疗无效者应予以摘除。无内镜手术条件者适用此法。

禁 忌 证

❶ 近期急性上呼吸道感染者。

❷ 高血压、心功不全者。

❸ 出血性疾患。

术前准备 必要的影像学检查，明确鼻窦病变情况。余同其他鼻腔手术。

麻 醉 成人用2%丁卡因及2%麻黄素棉片行鼻腔黏膜表面麻醉，儿童或不能耐受者可用全麻。

体 位 局麻取坐位，全麻取仰卧位。

手术步骤

❶ 单发性息肉可在直视下将鼻息肉圈套器套住息肉末端并向上推送至鼻息肉蒂部，边收紧钢丝边向外牵拉，将整个息肉连同蒂部一并摘除。也可用息肉钳夹持息肉基底部将息肉连同蒂部一并拉出（图2-9-1、图2-9-2）。

❷ 对多发性息肉可先将大的较孤立息肉用圈套器或息肉钳摘除，再以息肉钳仔细将残余息肉摘除（图2-9-3、图2-9-4）。

❸ 某些巨大息肉常坠于后鼻孔，此种息肉多源于上颌窦，单发、带蒂。可选用鼻息肉拉钩，自中鼻道送入，越过息肉后，钩住基底，边小心牵拉边将拉钩旋转2～3周，使息肉根蒂缠绕于钩上，可将息肉完整拉出。也可使用息肉钳夹持基底或用圈套器经前鼻孔缓缓拉出。如息肉过大无法经前鼻孔拉出，可将其根蒂部切断，嘱患者经口吐出（图2-9-5、图2-9-6）。

❹ 某些单发巨大后鼻孔息肉位置靠后，上述方法常无法摘除。可经鼻腔送入鼻息肉圈套器，圈套器钢丝适当加长经后鼻孔送入鼻咽部，越过鼻息肉末端，另一手示指或止血钳经口腔将钢丝套住息肉末端向上送入，同时向回牵拉并收紧钢丝，将其经鼻腔拉出或绞断后经口吐出（图2-9-7）。

❺ 术后行鼻腔填塞。

术中要点

❶ 单发息肉常源于上颌窦，多发息肉常源自筛窦，应结合影像学检查加以判定，在切除息肉的同时行鼻窦手术，减少息肉复发。

❷ 鼻腔息肉较多，充满鼻腔者初次麻醉效果可能不佳，可将息肉取出部分后再补充麻醉。许多情况下术中需反复麻醉2～3次，此类患者更适合全麻。

❸ 出血较多时先用纱条压迫止血。切忌盲目操作。手术应在直视下进行，避免损伤筛板及纸样板。

❹ 某些单发息肉摘除后无活动性出血，可不必填塞鼻腔。

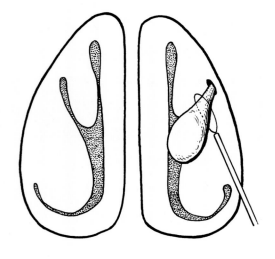

图2-9-1

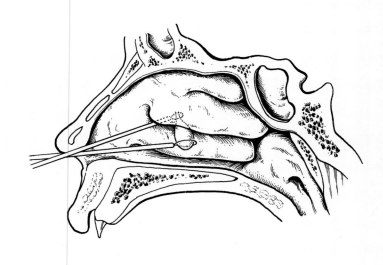

图2-9-2

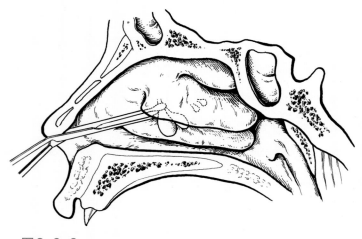

图2-9-3

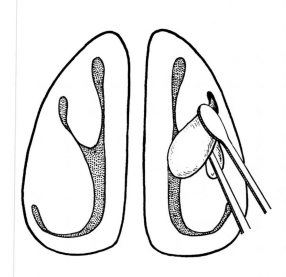

图2-9-4

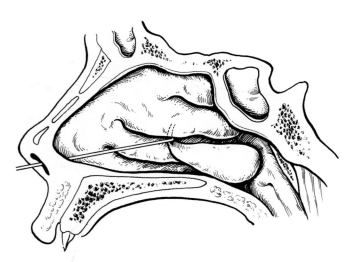

图2-9-5

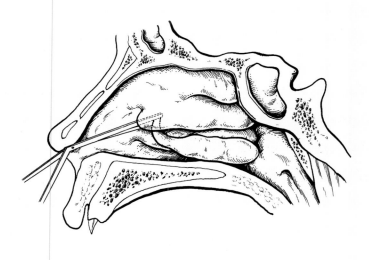

图2-9-6

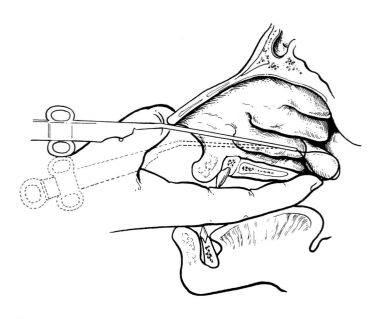

图2-9-7

术后处理	❶ 常规应用抗生素。
	❷ 术后48h撤出填塞物。
	❸ 术后2～4周内围手术期用药。

第十节　　**中鼻甲切除术**

适 应 证	❶ 中鼻甲（黏膜或骨质）肥厚增生或息肉样变影响鼻正常生理功能。
	❷ 鼻窦通气引流受阻引起头痛等症状。
禁忌证、 术前准备、 体位	同下鼻甲黏膜下部分切除术。
麻 醉	局部黏膜表面麻醉。2%丁卡因加2%麻黄素（或1‰肾上腺素）棉片置于中鼻甲后端上方近蝶腭神经节处、中鼻甲表面、中鼻道及对应区域的鼻中隔黏膜。
手术步骤	❶ 中鼻甲前端或后端肥厚增生，视病变情况，可直接用中甲剪刀或鼻息肉圈套器剪除或绞断。也可先将所需切除的中鼻甲自上端剪开并将其下压，然后套入鼻息肉圈套器绞断取出。也称为中鼻甲部分切除术（图2-10-1、图2-10-2、图2-10-3）。
	❷ 中鼻甲全长均肥厚增生或息肉样变需全部切除，可先以中鼻甲剪刀自中鼻甲附着处前端向后方剪开至后端；以鼻息肉圈套器配合将其绞断取出。也称为中鼻甲全切除术（图2-10-4）。
	❸ 如有残余黏膜不易剪除或绞断，可用鼻息肉钳将其取净。

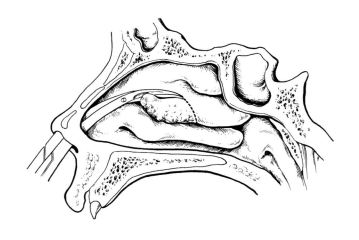

图 2-10-1

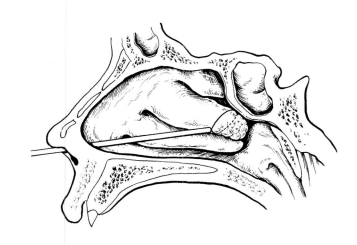

图 2-10-2

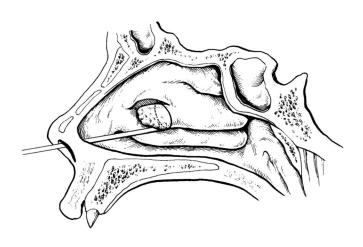

图 2-10-3

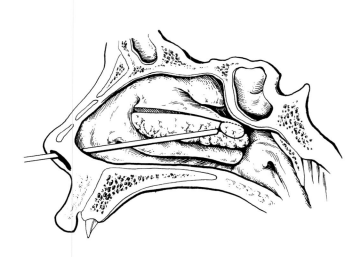

图 2-10-4

❹ 填塞鼻腔，压迫，止血。

术中要点　❶ 术中处理中鼻甲骨时应用中鼻甲剪刀将其剪断取出。

❷ 钳夹骨质暴力扭曲或过分撕拉可引起筛骨水平板损伤，慎用。

❸ 剪中鼻甲前 1/3 根部时剪刀方向宜略向下，如刀尖上倾可致筛板损伤。

❹ 中鼻甲后端附着处宜保留少许，以免损伤蝶腭动脉外侧支导致严重出血。

术后处理　❶ 常规应用抗生素。

❷ 48h 后取出填塞纱条。

❸ 撤纱条后可用 2% 麻黄素及抗生素滴鼻液交替点鼻。

第十一节　　下鼻甲黏膜下切除术

适 应 证　　下鼻甲（主要为骨质）增生肥大，影响呼吸，保守治疗无效。

禁 忌 证　❶ 鼻腔黏膜处于急性炎症期。

❷ 贫血、血小板减少等出血倾向者宜纠正后手术。

❸ 妊娠或月经期。

术前准备　剪鼻毛，清洁鼻腔。

麻　醉

❶ 鼻腔黏膜表面麻醉：2%丁卡因加2%麻黄素（1‰肾上腺素）棉片置于中鼻道后端、中隔表面、下鼻甲表面及下鼻道。

❷ 下鼻甲局部浸润麻醉：1%～2%利多卡因10ml加1‰肾上腺素适量，于下鼻甲拟切除部位黏膜下浸润麻醉。

体　位　患者取坐位。

手术步骤

❶ 长针头刺入下鼻甲前端黏膜下，回抽注射器内无回血、无漏气后推入局麻药。自前向后行浸润麻醉（图2-11-1）。

❷ 自下鼻甲前端附着点开始向下向后做"L"形切口，切至下鼻甲前端游离缘1～1.5cm处，深达下鼻甲骨质（图2-11-2）。

❸ 用小剥离子自切口处沿下鼻甲骨面内、外侧自前向后剥离，使下鼻甲的黏骨膜形成与下鼻甲骨完全分离的囊袋（图2-11-3）。

❹ 在黏骨膜袋内自前向后按需要将游离的下鼻甲骨剪除并取出（图2-11-4）。也可做好切口后，仅剥离下鼻甲内侧之黏骨膜，在内侧黏骨膜下插入下鼻甲剪，剪除部分下鼻甲骨及其相应的外侧黏膜。保留的下鼻甲内侧黏骨膜瓣向外侧翻转将创面包裹（图2-11-5）。

❺ 填塞鼻腔，鼻甲塑形（图2-11-6）。

术中要点

❶ 下鼻甲骨切除范围以能解除通气障碍为宜，原则上不应超过下鼻甲骨的1/3，以免引起萎缩性鼻炎。

❷ 下鼻甲黏骨膜保留过多或其有肥厚增生影响通气，可酌情将其游离缘部分切除，创缘不必缝合，油纱条填塞后可自行愈合。

术后处理

❶ 酌情应用抗生素。

❷ 48h后撤出填塞纱条，如无活动性出血，可用2%麻黄素及抗生素滴鼻液交替点鼻。如有明显活动性出血不能停止应继续鼻腔填塞，2～3日后更换。

❸ 术后下甲和鼻中隔粘连，可在局麻下分开粘连处并以油纱条填塞隔离。

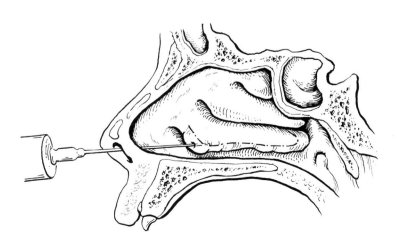

图2-11-1

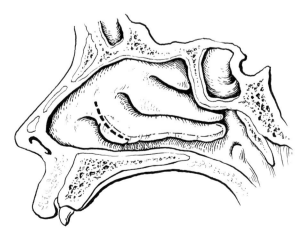

图2-11-2

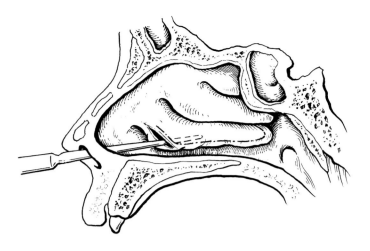

图 2-11-3

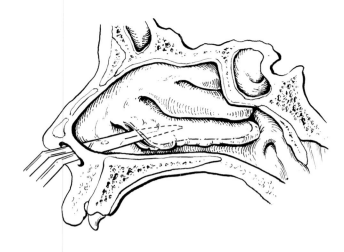

图 2-11-4

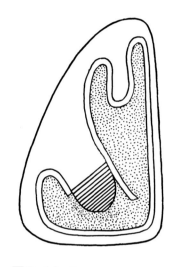

图 2-11-5

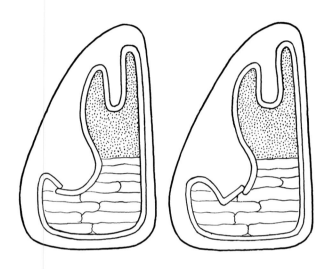

图 2-11-6

第十二节　下鼻甲部分切除术

适 应 证　下鼻甲（黏膜、骨质）增生肥厚，影响鼻腔通气，经保守治疗无效。

禁忌证、
术前准备、
麻醉、体位　同下鼻甲黏膜下切除术。

手术步骤

❶ 剪除下鼻甲时用下鼻甲剪刀自前端向后端一次完成，忌反复多次剪切引起出血致术野不清、切缘不整，影响手术效果。视下鼻甲黏膜及骨质的肥厚增生情况，可仅将下鼻甲下缘肥厚黏膜切除，也可连同部分下鼻甲骨一并切除（图2-12-1）。

❷ 下鼻甲后端过于肥大，使用下鼻甲剪刀可能无法将其完全剪除，可先将下鼻甲前中部剪开，后端借助鼻息肉圈套器绞断（图2-12-2）。

❸ 单纯下鼻甲前端或后端肥厚增生致通气障碍，以下鼻甲剪刀或鼻息肉圈套器将肥厚增生处直接剪除或绞断（图2-12-3、图2-12-4）。

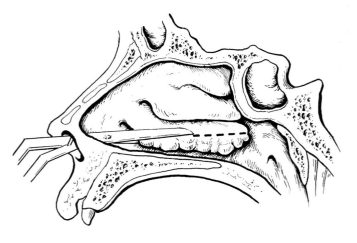

图2-12-1

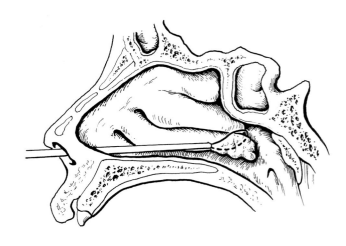

图2-12-2

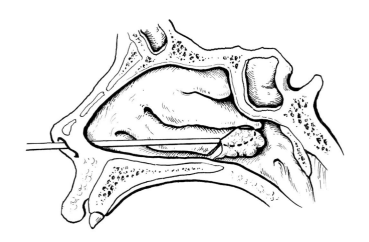

图2-12-3

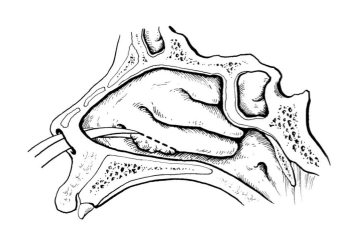

图2-12-4

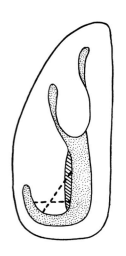

图2-12-5

❹ 应根据下鼻甲增生肥厚的部位及对鼻道的阻塞程度决定切除的角度、部位及剪除范围（图2-12-5）。

❺ 术后以凡士林油纱条填塞鼻腔压迫止血。

术中要点　❶ 下甲切除不宜过多，以鼻腔通气顺畅为宜，原则上不应多于下鼻甲的1/3。

❷ 操作轻柔，勿损伤鼻中隔黏膜。

❸ 麻醉推药前应先回抽，如回抽有血，应变换针头位置。

术后处理　同下鼻甲黏膜下切除术。

第十三节　　鼻中隔血肿、脓肿切开引流术

适 应 证	❶ 鼻外伤后鼻中隔骨及软骨骨折形成鼻中隔血肿。
	❷ 鼻中隔黏膜下切除术止血不妥，填塞不确实，术后中隔腔内出血形成血肿。
	❸ 鼻中隔血肿未及时处理形成脓肿者。
术前准备	同一般鼻腔手术。
麻　　醉	以2%丁卡因及2%麻黄素棉片做局部黏膜表面麻醉。
体　　位	患者取坐位。
手术步骤	在鼻中隔黏膜凸起侧的最凸起部前缘做垂直切口（图2-13-1）。切开黏骨膜，取出凝血块，吸净血液，观察软骨情况。如有中隔骨折偏向一侧影响通气应予复位或将软骨切除，如中隔软骨已经坏死应予清除。中隔黏膜对位后双侧鼻腔填塞。
	如鼻中隔黏膜下切除术后形成血肿可循手术切口进入中隔腔，处理方法同上。
	如存在鼻中隔脓肿，切开吸净脓汁后，应用过氧化氢溶液及庆大霉素溶液反复冲洗，并置入引流管或胶膜引流条后再行鼻腔填塞。
术后处理	❶ 术后48h撤出填塞物及引流物。
	❷ 观察有无血肿再发，必要时再次切开处理。中隔脓肿如引流物较多可再次行中隔腔冲洗。
	❸ 酌情应用抗生素。
	❹ 建议撤出填塞物后以2%麻黄素点鼻，一周停药。

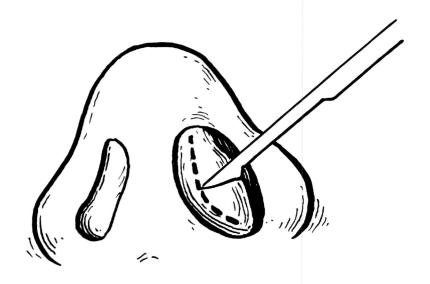

图2-13-1

鼻中隔黏膜下剥离划痕术

适 应 证	鼻中隔前下方利特尔区反复出血，局部保守治疗无效。
术前准备	剪鼻毛，清理鼻腔凝血块及血痂。如遇较剧烈的活动性鼻出血，宜先行鼻腔填塞止血。
麻　　醉	❶ 鼻腔黏膜表面麻醉（同鼻腔填塞术）。
	❷ 鼻中隔切口处及利特尔区黏膜以1%～2%利多卡因5ml加1‰肾上腺素适量，黏骨膜下浸润麻醉，以利分离黏膜并减少出血。
体　　位	患者取坐位。
手术步骤	❶ 以前鼻镜扩开前鼻孔，另手执小圆刀沿鼻中隔皮肤与黏膜交界处做一略呈弧形的切口，切透黏膜与软骨膜（图2-14-1）。
	❷ 以鼻中隔黏膜剥离器自切口处开始剥离黏骨膜，暴露白色光滑的鼻中隔软骨，并进一步沿黏骨膜下做上下往返剥离，使出血区的黏骨膜与中隔软骨分离。动作宜轻巧，幅度由小渐大，自前向后（图2-14-2）。
	❸ 在出血区黏膜表面做3条平行的斜切口，切透黏膜，以便切断该区纵横交错的血管网（图2-14-3）。
	❹ 同侧鼻腔填塞，填塞时勿使黏膜移位重叠。
术后处理	❶ 48h后撤出鼻腔填塞物。
	❷ 适当应用抗生素。

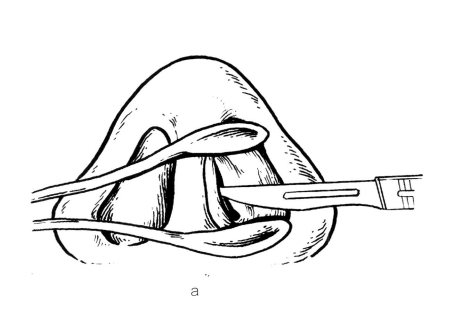 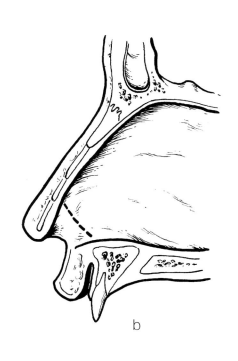

a　　　　　　　　　　　　　　　　　　　b

图2-14-1

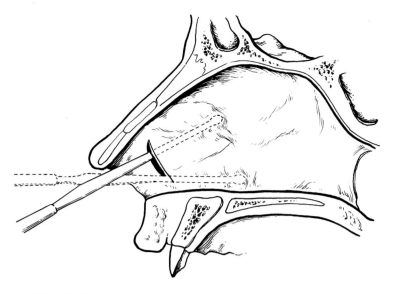

图2-14-2

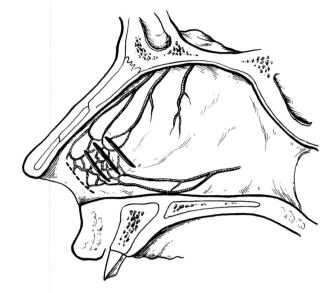

图2-14-3

第十五节　鼻中隔黏膜下切除术

适 应 证　❶ 鼻中隔偏曲影响鼻腔通气或鼻腔引流。

❷ 鼻中隔偏曲致反复鼻衄。

❸ 鼻中隔偏曲或偏曲的棘突或距状突压迫中鼻甲或鼻腔外侧壁引起反射性头痛。

❹ 某些鼻腔、鼻窦和鼻咽部手术，因中隔偏曲致患侧鼻腔狭窄，为扩大术野，需先行鼻中隔矫正。

禁 忌 证　❶ 鼻腔鼻窦急性炎症。

❷ 急性中耳炎、咽喉炎。

❸ 某些全身性疾病如活动性肺结核、糖尿病、血液病、梅毒等控制不良者。

❹ 相对禁忌证　18周岁以下鼻部尚未发育完全。

术前准备　❶ 清洗鼻面部、鼻前庭，剃胡须，剪鼻毛。

❷ 清理鼻腔分泌物及痂皮。

麻　　醉　局部麻醉或全身麻醉。

❶ 局部黏膜表面麻醉　将含有1‰肾上腺素（或2%麻黄素）的2%丁卡因棉片分别置于鼻腔顶（筛前神经）、中鼻道后端（蝶腭神经）和鼻底（腭前神经），并与中隔黏膜相贴。

❷ 黏骨膜下浸润麻醉　1%～2%利多卡因加适量1‰肾上腺素，于切口处分上、中、下三点注入。可于偏曲明显处的前方做补充麻醉。注药时长针头斜面朝向鼻中隔，刺入黏骨膜下，缓缓推药，可见中隔黏膜呈苍白隆起状，注意勿刺入软骨内或刺破对侧黏膜。有时可见注射阻力骤减，原隆起黏膜区扩大呈平坦慢坡状，表示药液张力已将该区域黏骨膜与软骨分离。如推药阻力过大可能为刺入软骨所致，应将针头略退出，重新

注药。

良好的黏骨膜下浸润麻醉可使术中出血减少，有利于分离黏骨膜。

体　位	患者取坐位或半卧位。

手术步骤

❶ 多取左侧切口，也可取中隔凸面侧切口。于鼻前庭皮肤与黏膜交界的皮肤侧做一弧形或"L"形切口，上自中隔顶部，下至鼻底黏膜，切透黏膜及软骨膜，勿切透软骨（图2-15-1）。

❷ 以剥离器自切口处黏骨膜与软骨之间沿软骨表面剥离，此时可看到洁白光滑的软骨。若剥离器下方仍为粉红色表面，则表明分离层次错误，软骨膜仍覆于软骨上。剥离时剥离器取上下往返动作，自前向后逐渐扩大剥离范围。黏骨膜剥离范围应大于拟切除骨质范围。软骨和骨相接处宜用薄而锐的剥离器上下或来回往返切割剥离，或用小刀将连接处结缔组织挑开后再做分离（图2-15-2）。

❸ 切口侧黏骨膜剥离结束后，于切口后方1~2mm处自上而下切开中隔软骨，勿切透对侧软骨膜，也可将软骨全层切透2/3，换用薄而平的剥离器沿切口上下移动撬压使其骨折后分开。同法行对侧黏骨膜下剥离（图2-15-3）。

❹ 放入中隔扩张器，将两侧鼻中隔的黏骨膜扩张撑开，显露中隔软骨于扩张器两叶之间。于中隔软骨上端剪开少许，放入轮状刀，沿鼻梁平行方向推向后上方达筛骨垂直板，然后转向下方达犁骨，再向前拉出，即将中隔大部软骨切除。取出的软骨应予保留（图2-15-4）。

❺ 残存的偏曲中隔软骨或筛骨垂直板及犁骨可用中隔咬骨钳咬除。去除筛骨垂直板时不宜左右扭曲或用力牵拉，以免损伤筛板致脑脊液鼻漏（图2-15-5）。

❻ 宽而偏曲的鼻底骨嵴应予凿除。此时可逐层凿除，以免一次凿除过深损伤腭大动脉，引起严重出血（图2-15-6）。

❼ 清除术腔碎骨及凝血块，充分止血，将两侧的黏骨膜合拢复位，检查偏曲是否矫正及鼻腔通气情况。可将切口缝合两针。分别填塞双侧鼻腔。注意两侧填塞压力应大致相等。切口侧填塞时可用鼻镜镜唇压住切口后填入填塞物，这样可保护切口，防止填塞时切缘卷起（见本章第一节 鼻腔填塞术）（图2-15-7）。

术中要点

❶ 切除中隔软骨时轮状刀要在鼻背下方约0.5cm处进行。目的是于鼻背下方保留一条软骨框架，以免术后出现鼻背塌陷。

❷ 麻醉药宜注射在黏骨膜下，如推药时阻力过大，可能为刺入软骨内，可将针头稍后撤，此时推药时常可见黏膜苍白隆起呈泡状。而推注阻力突然减少，为药液张力将黏骨膜与软骨自行分开所致。良好准确的麻醉能使剥离变得简单易行。

❸ 剥离时宜轻柔，操作时要有耐心。保持黏骨膜完整尤为重要。如一侧黏膜破损，对侧黏膜完好，或两侧均有破损但未相互贯通，术后多不致形成穿孔。如果形成的黏膜破损相互贯通，可将备用的已切除中隔软骨置入两层黏膜之间将穿孔封闭。能将一侧破损黏膜设法缝合后再置入骨片

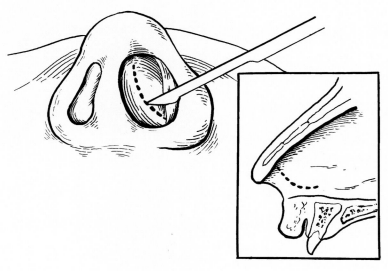

图2-15-1

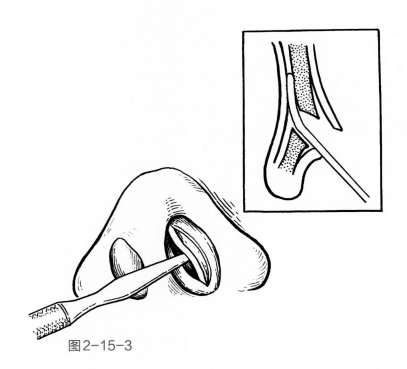

图2-15-3

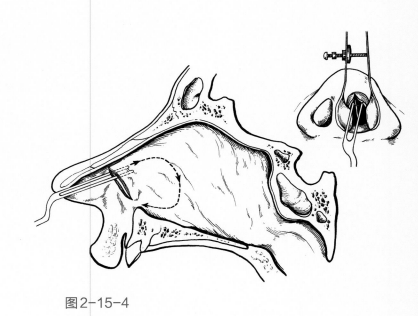

图2-15-2

图2-15-4

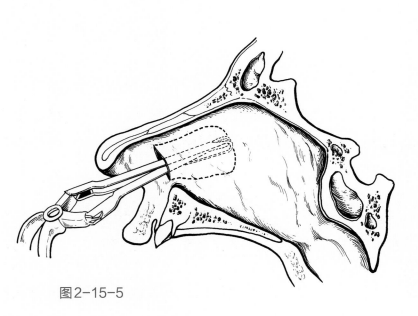

图2-15-5

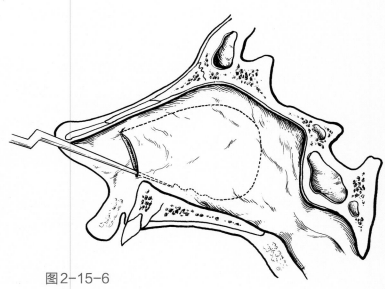

图2-15-6

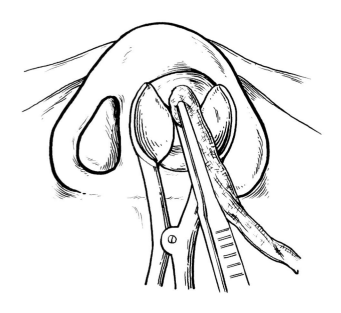

图 2-15-7

效果更佳。注意勉强缝合可使破损黏膜撕裂致穿孔扩大。填塞物置入时应注意勿使黏膜错位、骨片移动。可先分别置入一条填塞物使其黏附在中隔黏膜表面，用中隔扩张器将其压住，然后再逐条填入。

❹ 如遇较大的距状突，应先从其上下两方充分剥离后再剥离尖顶部。

术后处理　❶ 常规应用抗生素1周。

❷ 2～3日后撤出填塞物。

❸ 2%麻黄素及抗生素滴鼻液交替点鼻1周。

第十六节 ## 鼻翼肿瘤切除及成形术

适 应 证　❶ 鼻翼部的良性肿瘤。

❷ 鼻翼及鼻尖部的恶性肿瘤（黑色素瘤、基底细胞癌等）。

禁 忌 证　❶ 出血性疾患。

❷ 糖尿病血糖控制不佳。

❸ 患处皮肤有急性炎症。

术前准备　同一般鼻腔手术。

麻　　醉　多用局部浸润麻醉，精神紧张者及小儿可用全麻。

体　　位　患者取仰卧位。

手术步骤　❶ 良性肿瘤选择梭形切口。肿瘤切除后，如局部组织缺损不大，可将切缘逐层缝合，如缝合切缘时两侧张力过大，可在切口两侧皮下稍做分离，减轻缝合张力。

鼻翼处的稍大良性肿瘤，将肿物切除后，可以用蒂在下方的鼻唇沟皮瓣转移缝合修补缺损区。供皮区切缘皮下稍做分离以便减张，然后将切缘对位逐层缝合（图2-16-1）。

❷ 恶性肿瘤应扩大切除，安全界应距肿瘤边缘0.5～1.0cm，切除后的缺损视情况不同予以不同方式的修补。

❸ 皮片移植术

（1）病变早期且局限，无深层浸润，可将肿物连同周边皮肤及皮下组织切除后，取耳后或大腿全层皮片移植，植皮缝合后局部加压包扎（图2-16-2）。

（2）局部皮瓣转移修补法：鼻翼全层切除，缺损较大，可在鼻唇沟处设计蒂在上部的转移皮瓣，皮瓣剥离修薄后远端折叠成双层，缝合于鼻翼缺损区。供皮区切缘两侧逐层缝合（可在切缘两侧皮下游离减张后缝合），鼻孔内填碘仿纱条，转移皮瓣处加压包扎。也可取带肌肉的厚皮瓣，直接转移至缺损区缝合（不必将其修薄、远端双叠），鼻腔用碘仿纱条填塞并定期更换待鼻内创面上皮化为止（图2-16-3、图2-16-4）。

（3）鼻翼部分缺损较小（1cm之内），可采用耳部复合移植片修补。在耳郭上缘选择合适部位，创面消毒后按缺损形状取一稍大于缺损区的复合皮片，与鼻翼缺损边缘对位缝合。先缝合鼻腔面，再将鼻外创缘缝合。鼻腔内填碘仿纱条，鼻外加压包扎（图2-16-5）。

术中要点　恶性肿瘤的治疗原则是在彻底切除的基础上进行修补，不可为修补方便而缩小切除面积。切缘必要时送冰冻，阳性则行扩大切除。

术后处理

❶ 足量抗生素预防感染。

❷ 隔日换药，注意鼻腔内的清洁与消毒，2日后可解除外鼻的加压包扎。

❸ 观察修补处的皮瓣血运情况，及时处理感染及坏死组织。

❹ 5～7日拆线。

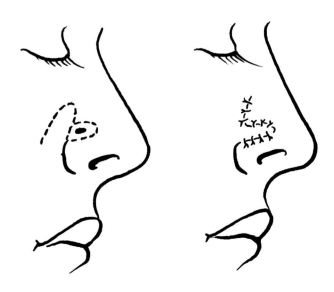

图2-16-1

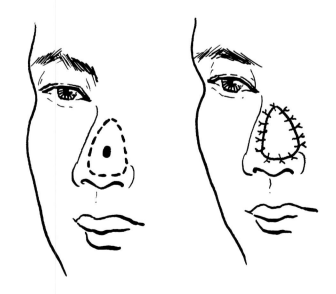

图2-16-2

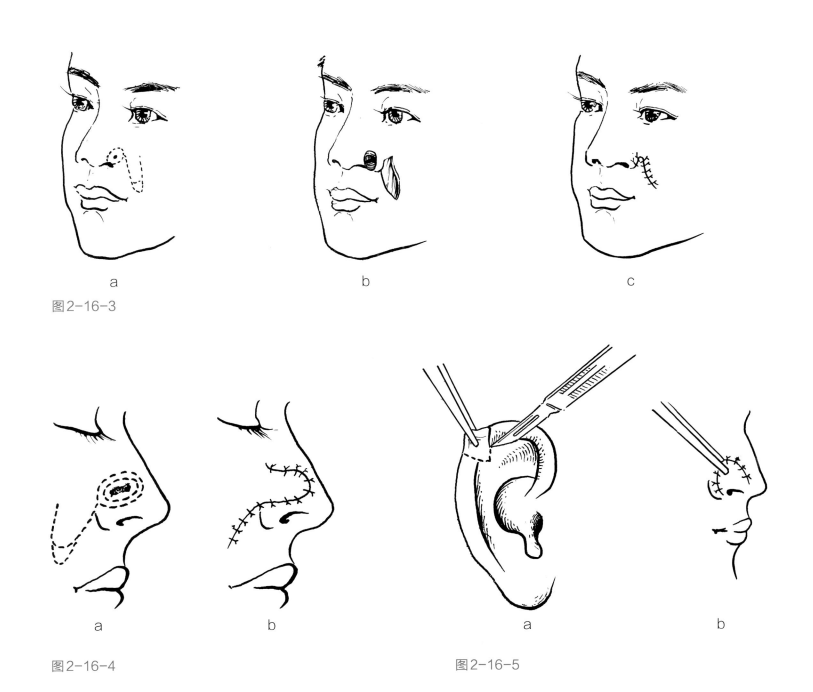

a   b   c

图2-16-3

a   b   a   b

图2-16-4   图2-16-5

第十七节　　鼻侧切开术

鼻侧切开术是临床应用较广泛的手术，系经鼻外途径处理鼻腔、鼻窦较广泛的病变。手术范围可上达额窦、筛窦，下达鼻底，向后达蝶窦，向内可处理鼻中隔，向外可处理上额窦。

适 应 证　　❶　鼻腔内较大的良性肿瘤，如乳头状瘤、纤维瘤、血管瘤、骨瘤等。

❷　鼻腔恶性肿瘤，主要局限于鼻腔外侧壁及鼻中隔。

❸　筛窦、蝶窦、上颌窦内较大的良性肿瘤，经鼻内途径无法彻底切除。

❹　主要向鼻腔扩展的鼻咽部肿瘤，如鼻咽纤维血管瘤，经硬腭无法切除。

禁 忌 证　　❶　严重全身性疾病，一般状态较差。

❷　高血压、心功能不全未得到改善。

术前准备　　❶　仔细查体，了解肿瘤范围、大小，病理检查明确肿瘤性质。

❷　进行必要的影像学检查，了解肿瘤原发部位及侵及范围。筛窦肿瘤应特

别注意有无颅底受累。

❸ 全麻术前常规检查。术区备皮。

❹ 估计出血量，备血 400～800ml。

麻　　醉　　经口气管插管全麻。

体　　位　　患者取仰卧位，垫肩（图2-17-1）。

手术步骤　❶ 切口　于内眦上0.5cm，刀刃垂直于皮肤，向下沿鼻根与内眦中点经鼻旁绕过鼻翼完成弧形切口。切开前，用刀背划出切口痕迹，沿切口注射含适量肾上腺素的生理盐水以减少出血。眼内涂抹适量眼膏后将上下睑缝合保护角膜（图2-17-2）。

❷ 切开　沿切口逐层切开皮肤、皮下、肌肉、骨膜。边切边止血。出血点可先以蚊式钳钳夹，待完成切口后撤下钳子，多数出血点能自行闭塞停止出血。使用电刀可获得较好的止血效果。除个别较大动脉血管外，多数出血点电凝或钳夹即可止血。剪开梨状孔的鼻侧黏膜（图2-17-3）。

❸ 剥离　以剥离子沿骨面向切口两侧剥离，并将鼻翼及切缘翻向两侧。暴露鼻骨、上颌骨额突、泪囊窝、纸样板、部分上颌窦前壁及梨状孔（图2-17-4）。

❹ 进入鼻腔　用咬骨器沿梨状孔向上咬除鼻骨及部分上颌骨额突，扩大进路。剪开鼻腔顶部黏膜，进入鼻腔，暴露肿瘤。视肿瘤大小及上颌窦、筛窦受累情况，进一步扩大咬除骨壁。向上可咬至额骨鼻部暴露筛窦。向外可将上颌窦前内侧壁扩大至尖牙窝（图2-17-5）。

❺ 切除肿瘤　观察并辅以手指探查，判断肿瘤基底及侵及范围。以大息肉钳钳夹瘤体附着处，以剥离器配合剪刀将瘤体、受累的鼻腔外侧壁及上颌窦、筛窦内瘤体组织完整切除（图2-17-6）。术腔以温盐水纱布压迫止血。

❻ 处理上颌窦、筛窦　将上颌窦内残余病变组织及窦内黏膜以剥离器剥离后全部取出，完成上颌窦根治。如筛窦病变较大，可沿眶缘内侧剥离眶骨膜并将眶内容轻轻拉向外侧，暴露纸样板及泪骨（泪囊如无受累应予保护）。咬除纸样板，清理筛窦病变至筛骨水平板。必要时应开放蝶窦清理病变。中鼻甲基部及筛顶部组织应剥离后剪刀剪除。勿随意钳夹、扭曲、拉拽，以免损伤筛骨水平板致脑脊液鼻漏。中隔病变视情况可将病变黏膜、中隔软骨或全部鼻中隔切除（图2-17-7）。

❼ 冲洗术腔　盐水反复冲洗术腔，检查有无病变残留，清理残余黏膜及游离骨片并妥善止血。

❽ 填塞　将碘仿凡士林油纱条展开，双层铺于鼻底、后鼻孔、筛骨水平板，形成口袋的底，按后鼻孔、筛窦、上颌窦、鼻腔顺序填入碘仿纱条。填塞应确实、充分，后鼻孔处应填塞严密。如纸样板已切除，筛窦内填塞可适当减压以免眶内容受压过大。

❾ 缝合　逐层对位缝合，鼻翼处应仔细对位，保持双侧鼻孔对称。

❿ 切口加压包扎。

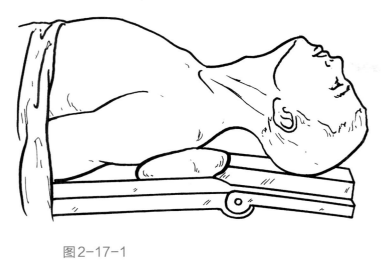

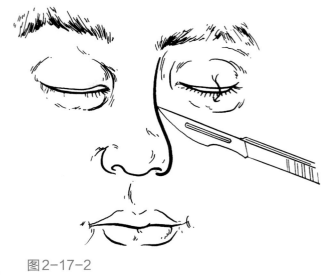

图2-17-1

图2-17-2

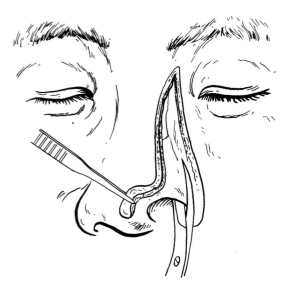

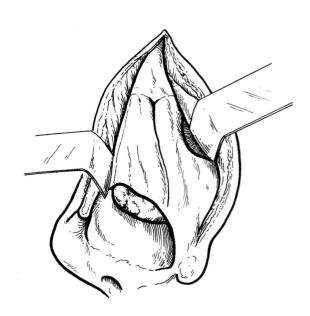

图2-17-3

图2-17-4

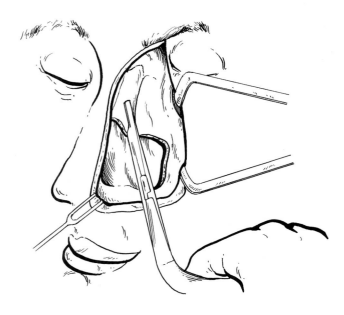
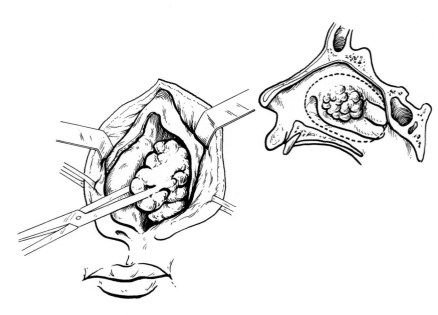

图2-17-5

图2-17-6

103

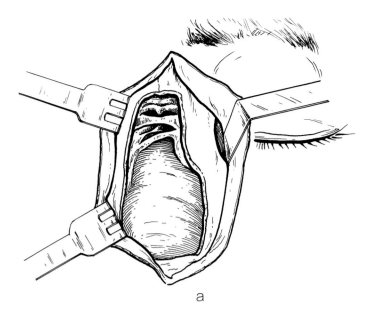
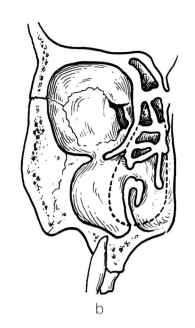

a　　　　　　　　　　　　　　　b

图 2-17-7

术中要点　❶ 摘除瘤体前应将其四周充分剥离，剪开连带组织，争取将瘤体完整取出。如瘤体破碎应压迫止血后再次摘除，忌反复在血中"捞取"肿瘤。

❷ 处理筛窦时勿伤及水平板。中鼻甲根部应以剪刀剪除，筛顶组织应剥离后剪除。勿暴力钳夹骨片或组织，扭曲拉拽，以免损伤筛板致脑脊液漏。如术中发生筛板损伤，硬脑膜破裂，应及时修补。可视破损情况取中隔黏膜、中隔软骨或大腿肌肉，贴于破损处黏合修补。

❸ 鼻腔外侧壁或中隔受累，切除时应留 1cm 以上安全缘。

❹ 如肿瘤侵破眶骨膜或上颌窦内受累范围较大，累及后外壁骨质，应扩大切口，行眶内容清除和/或上颌骨截除术。

❺ 估计失血量，及时输血。

术后处理　❶ 静点抗生素 7 ~ 10 日。

❷ 术后第 2 日解除加压包扎。隔日换药，第 7 日拆线。

❸ 术后 2 ~ 3 日开始逐渐撤出填塞纱条，7 ~ 10 日撤完。撤纱条时如有较多新鲜血渗出，应暂停撤出。

❹ 术后如鼻腔有清水样分泌物流出应考虑脑脊液鼻漏。确定为脑脊液鼻漏者应暂缓撤纱条，给以足量抗生素，半坐位，适当降低颅内压，多数患者能自行愈合。个别患者需行手术修补。

第十八节　**鼻咽纤维血管瘤摘除术**

适 应 证　鼻咽纤维血管瘤一经确诊，原则上应尽快手术。4 岁以下儿童，无严重呼吸阻塞及反复出血者可适当推迟手术时间。

禁 忌 证　❶ 瘤体巨大已侵入颅内，手术无法根除。

❷ 一般状态极差或有严重的全身性疾病无法耐受手术。

术前准备　❶ 详细检查鼻腔及鼻咽，明确肿瘤基底位置、大小及扩展范围。

❷ 必要的影像学检查。包括额枕平面或侧面投影的鼻窦普通X线片、体层摄影、CT、MRI。重点了解肿瘤浸润情况，尤其注意是否有颅底及上颌窦、翼腭窝受累。

❸ 常规检查未能判明肿瘤范围可行血管造影。该检查对术后复发患者有特殊意义，并可为必要的血管结扎或栓塞提供帮助。

❹ 加强支持疗法，纠正贫血。严重贫血者宜少量多次输血。

❺ 对术中大量失血应有充分准备，备血800ml以上。

麻　　醉　经口气管插管全麻。切除瘤体时要求控制性降低血压以减少术中出血。

体　　位　患者取仰卧位，垫肩，头后仰。

手术步骤　**经硬腭途径**

适用于肿瘤基底在鼻咽部或鼻后孔附近。该进路损伤较小，面部不遗留瘢痕，直视下操作，便于探查肿瘤及压迫止血。但该进路术野较小，对较大肿瘤主体位于鼻腔或广泛累及上颌窦及翼腭窝时不适用。

❶ 切口　上开口器。第三磨牙后缘水平距齿龈1cm处做"U"形切口，切口直达骨膜下。腭大孔位于切口内侧。前端切牙处切口距齿龈距离可适当放宽至1.5cm（图2-18-1）。

为扩大术野，可将切口后端两侧向后外延至舌腭弓，在翼突沟外侧将腭帆张肌切断，可将软腭拉向后方。也可将患侧腭大动脉切断结扎，将软腭拉向后方扩大术野，但切忌结扎或损伤双侧腭大动脉（图2-18-2）。

如肿瘤向翼腭窝扩展，可将患侧切口后端绕过上颌粗隆延长至唇龈沟（图2-18-3）。

❷ 剥离硬腭黏骨膜瓣　用剥离器紧贴骨质将硬腭黏骨膜瓣翻至硬腭腭骨水平板后缘。注意保护腭大动脉，并以弯剥离器剥离鼻底侧黏骨膜。切口外侧的黏骨膜缘也做适当分离以利于缝合切口（图2-18-4、图2-18-5）。

❸ 咬除腭骨水平板　视肿瘤大小及部位以咬骨钳将切口内侧的硬腭做适当

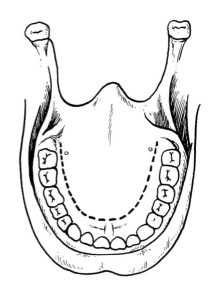

图2-18-1

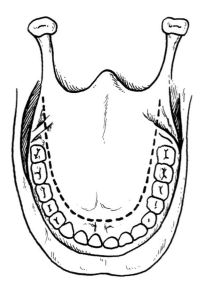

图2-18-2

105

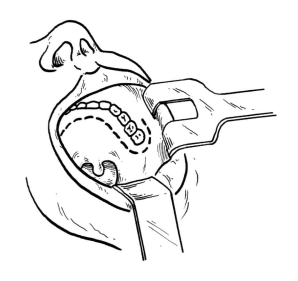

图2-18-3

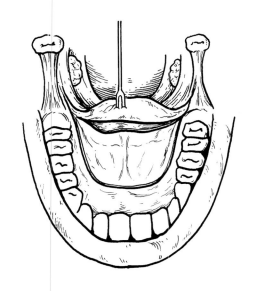

图2-18-4

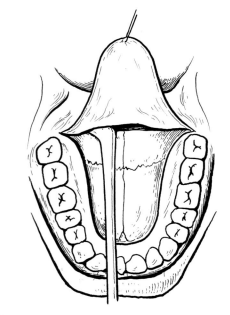

图2-18-5

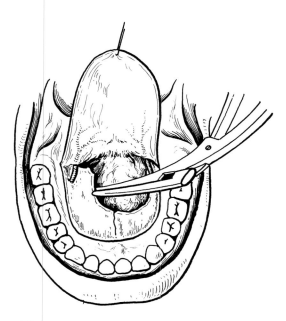

图2-18-6

咬除。仔细咬除或凿断腭大孔后缘骨质，将腭大动脉游离，以便能充分拉开软腭，向后扩大术野（图2-18-6）。

❹ 切开鼻底黏膜　沿硬腭后缘或肿瘤中心处切开鼻底黏骨膜，暴露肿瘤。切开时宜将黏膜夹起，以免刀尖刺入过深伤及瘤体导致出血（图2-18-7）。

❺ 探查肿瘤范围　以示指探入鼻咽部，探查肿瘤基底及范围，酌情进一步延长切口或咬除残余硬腭骨质扩大术野（图2-18-8）。

❻ 剥除肿瘤　如肿瘤基底较明显，可将扁桃体圈套器套住基底并收紧钢丝。抓钳钳夹瘤体或在瘤体上穿7号丝线牵拉。以尖刀在手指引导下沿肿瘤基底边缘切开黏骨膜，以剥离器自切开处沿骨面迅速剥离，同时不断上提瘤体直至完全剥除。剥离时应以手指引导，边剥边吸净血液。此时不可顾忌出血而停止剥离，应力争一次将肿瘤完整剥除。剥离肿瘤后立即用挤干的盐水纱布压迫创面止血5min左右，撤出纱布检查有无瘤体残留并妥善止血。对活跃的出血点予以钳夹、结扎或电凝（图2-18-9）。

❼ 前后孔填塞止血　按前后孔填塞术的步骤填塞鼻咽及鼻腔。后鼻孔纱球不宜过小，应对创面充分压迫。

❽ 缝合切口　将硬腭黏膜对位全层缝合（图2-18-10）。

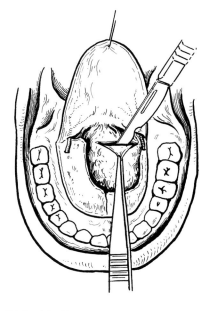

图2-18-7

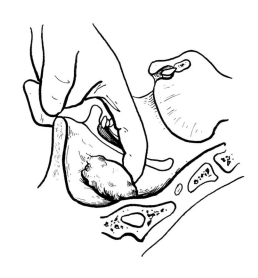

图2-18-8

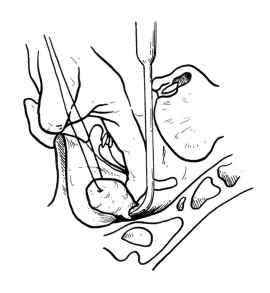

图2-18-9

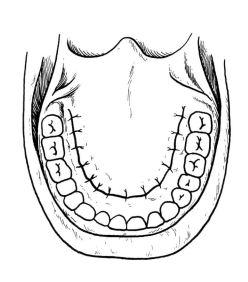

图2-18-10

❾ 拔除麻醉插管前应彻底清理下咽及口腔的血液，并应充分观察确认无活动性出血。

术中要点 ❶ 剥离硬腭黏骨膜时因硬腭骨面凹凸不平，剥离时应紧贴骨面，小心细致，勿暴力剥离致黏骨膜破损引起术后穿孔。

❷ 咬除硬腭骨质时应注意保护腭大动脉。必要时可将一侧腭大动脉结扎切断。但应保证对侧腭大动脉完好，以免硬腭黏膜坏死。

❸ 剥除瘤体前应避免瘤体表面破损造成不必要的出血。

❹ 剥离肿瘤时应和麻醉师密切合作，控制性降低血压，减少出血。

❺ 术中及时输血。密切观察血压、脉搏、呼吸，防止失血性休克。

❻ 剥离瘤体时应循颅底骨面进行，勿向颅底过度用力，防止颅底骨质损伤致严重出血。尤其注意疑有颅底破坏者，并应注意保护鼻咽两侧的咽鼓管圆枕。

❼ 鼻咽部纱球一定要填塞确实，尤其对创面应充分压迫。

经鼻侧途径

适用于瘤体较大，基底接近或主体位于鼻腔，累及上颌窦或翼腭窝。该途径术野宽敞，便于处理上颌窦及鼻腔，但面部遗留瘢痕，手术损伤较大，鼻咽部暴露欠充分。

❶ 切口　起自内眦上0.5cm，距内眦0.5cm弧形向下沿鼻旁绕鼻翼至前鼻孔。切开前，沿切口注入含适量肾上腺素的生理盐水，可减少切口出血。术前患侧眼内滴入少量眼膏后缝合眼睑，以免术中擦伤角膜（图2-18-11）。

❷ 剥离　切开皮肤、皮下，逐层深入切透骨膜，边切边妥善止血。剪开梨状孔的鼻侧黏膜，将鼻翼及鼻背皮肤翻向外侧。以剥离器沿骨质表面骨膜下向切口两侧剥离，暴露鼻骨、上颌骨额突、泪囊窝、纸样板、部分上颌窦前壁及梨状孔（图2-18-12、图2-18-13）。

❸ 咬除骨质扩大术野　视肿瘤大小及浸润情况将患侧鼻骨、上颌骨额突、上颌窦前壁及下鼻道侧壁骨质咬除，相应鼻腔侧黏膜先予剥离并切除。咬除范围以能清楚暴露肿瘤为宜（图2-18-14）。

❹ 摘除肿瘤　观察肿瘤大小及基底情况，左手示指探查肿瘤辅助诊断。在控制性低血压情况下，钳夹或穿线牵拉瘤体，左手示指引导，右手执剥离器沿肿瘤基底循骨面迅速将肿瘤剥离摘除，盐水纱布压迫创面止血（图2-18-15）。

❺ 处理术腔　检查有无瘤体残留，清理剪除游离骨片、黏膜，活动出血点予以止血，术腔填以碘仿凡士林纱条（图2-18-16）。

❻ 缝合　将切口对位缝合，加压包扎（图2-18-17、图2-18-18）。

术中要点　❶ 填塞术腔要充分加压，尤其后鼻孔处应填塞确实。可将油纱条展开，双层覆盖于鼻腔顶、后鼻孔及鼻底，形成口袋的底，然后填入油纱。

❷ 参阅经硬腭进路的术中要点。

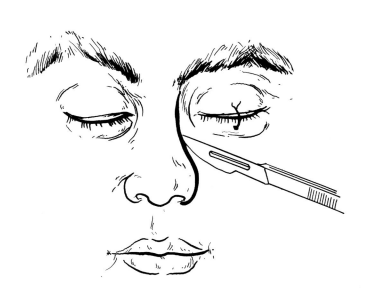

图2-18-11

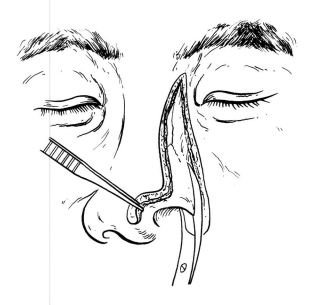

图2-18-12

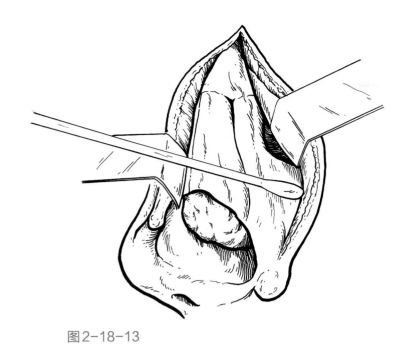

图2-18-13

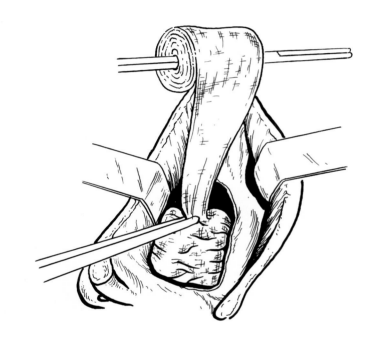

图2-18-14

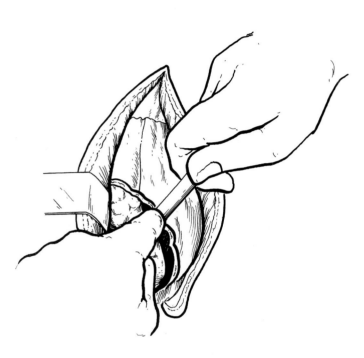

图2-18-15

图2-18-16

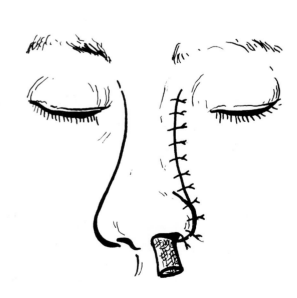

图2-18-17

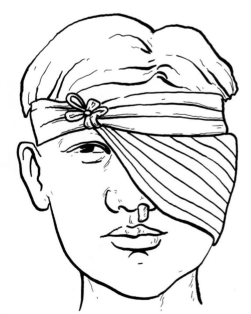

图2-18-18

109

术后处理	❶ 密切观察有无活动性出血及血压、脉搏、呼吸情况，有变化及时处理。必要时可行气管切开，防止鼻咽腔填塞及咽腔水肿所致呼吸困难，并可避免出血时误吸。
	❷ 术后全身应用抗生素7～10日。
	❸ 术后1～2周内逐渐撤出填塞纱条。后孔纱球不宜撤出过早，以免出血。
	❹ 硬腭进路者应注意观察硬腭黏骨膜瓣血运情况，防止坏死。
	❺ 鼻侧切开者，术后2日解除加压包扎。硬腭进路者切口每日消毒，并以含抗生素的漱口水清洁口腔。术后7日拆线。

第十九节　上颌窦穿刺术

适应证	❶ 急性上颌窦炎，为促进急性炎症消退和脓汁排出，可反复穿刺及冲洗。
	❷ 慢性上颌窦炎窦内积脓，可反复抽吸冲洗窦内脓汁，并可窦内注入抗生素。
	❸ 怀疑上颌窦炎或临床诊断为上颌窦炎，为判明窦内炎症程度可做诊断性穿刺。
	❹ 上颌窦内疑有囊肿或其他占位性病变，可做诊断性穿刺并做相应的化学定性或细胞学检查。
禁忌证	❶ 儿童患者上颌窦发育过小，穿刺有危险且不易配合，故不宜采用。
	❷ 个别骨壁厚，窦腔较小的成年患者。
术前准备	❶ 上颌窦X光或CT片。
	❷ 向患者做好解释工作，解除疑虑。
麻醉	❶ 先以2%麻黄素棉片收缩下鼻甲及下鼻道黏膜。
	❷ 含2%丁卡因的金属卷棉子置于下鼻道穿刺处，5min后更换一次。
体位	患者取端坐位。
手术步骤	❶ 鼻镜扩开前鼻孔，将穿刺针（带针芯）斜面向中隔方向置于距下鼻甲前端1.0～1.5cm之下鼻道最高处，即下鼻道近下鼻甲附着处，鼻泪管开口后方（图2-19-1）。
	❷ 把持固定针体后，撤出鼻镜，一手固定头部，另一手示指、中指及拇指握住针体，针尾抵住掌心大鱼际，小指及无名指抵于患者面部做支点，把穿刺针柄靠近鼻小柱，使针尖方向指向同侧瞳孔与外眦区，捻转穿刺针并向内推入，穿透骨壁进入窦腔时可有明显的落空感，拔除针芯（图2-19-2）。

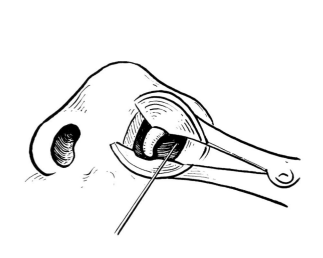

图2-19-1

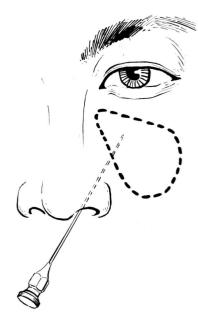

图2-19-2

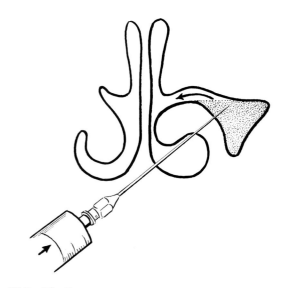

图2-19-3

❸ 患者手持大弯盘置于下颌下留做接冲洗液之用。穿刺针连接20ml注射器，回抽。如吸出脓汁、囊液或空气，则证实针尖确实位于窦腔内。嘱患者头向前倾，缓缓注入冲洗液（0.9%生理盐水或甲硝唑注射液）。冲洗液经上颌窦自然流出，冲洗至冲洗液无脓汁、液体洁净时，可注入庆大霉素4万～8万U。拔出穿刺针。下鼻道穿刺处棉球压迫止血（图2-19-3）。

术中要点　❶ 穿刺位置勿太靠前以免损伤鼻泪管。针尖方向应斜向外上指向瞳孔与外眦区。针尖偏前方易刺入面颊部。注意控制力量，进入窦腔后勿继续进针，以免刺破眶下壁及上颌窦后外壁。

❷ 冲洗时勿将空气注入，以免发生气栓。

❸ 回抽有较多血液或阻力过大可能为误穿血管或刺入面颊部及窦壁黏膜内所致，应中止操作，调整针头位置。

❹ 如刺入窦内占位病变，回抽时有血性分泌物或阻力过大，不可勉强注入冲洗液，可尽量抽吸后取针头内血性分泌物或组织块做细胞学检查。

术后处理　术后对症治疗。

上颌窦鼻内开窗术

适 应 证	❶ 亚急性或反复发作性上颌窦炎，间歇期可恢复者。
	❷ 慢性上颌窦炎反复穿刺无效者。
	❸ 慢性上颌窦炎长期积脓，但窦内黏膜无明显增生性改变，仅为单纯水肿或肥厚。
	❹ 儿童上颌窦炎，穿刺疗效不佳，可先行上颌窦鼻内开窗。
禁 忌 证	❶ 慢性上颌窦炎窦腔黏膜明显增厚或息肉样变。
	❷ 上颌窦囊肿或肿瘤。
	❸ 牙源性上颌窦炎。
术前准备	❶ 术区备皮（剪鼻毛、剃胡须）。
	❷ 术前30min肌内注射阿托品0.5mg，镇静剂适量。
麻 醉	鼻腔黏膜表面麻醉。2%丁卡因及2%麻黄素棉片行鼻底、下鼻道、中鼻道处黏膜表面麻醉，尤其注意中鼻甲后端的蝶腭神经节及鼻腔顶部的筛前神经的麻醉。
体 位	患者取半坐位。
手术步骤	❶ 先将下鼻甲前下半骨折后翻向内上或将其前端部分切除（下鼻甲前端肥大者），暴露下鼻道外侧骨壁（图2-20-1）。
	❷ 在距下鼻甲前端1cm的下鼻道外侧壁处向后做一"⊓"形切口，剥离黏骨膜并翻转于鼻底（图2-20-2）。
	❸ 将暴露的骨壁以圆凿凿开，以咬骨钳扩大，骨窗下缘与鼻底同水平，大小约上下1.5cm，前后约2cm（图2-20-3）。
	❹ 去除骨窗内及其周边的窦内病变，可借助鼻内窥镜操作。以骨钻磨平骨窗边缘。黏骨膜瓣翻于窦内铺于骨窗下缘及窦底。复位下鼻甲。骨窗内填碘仿凡士林纱条压迫黏骨膜瓣，外端留于下鼻道。鼻腔如无出血下鼻道可不必过多填塞。
	部分患者黏骨膜瓣肥厚增生可致开窗口狭小闭塞，故也可将黏骨膜瓣剥离后切除。
术中要点	骨窗下缘应平行鼻底。前缘尽量靠前但距下甲前端至少1.0cm，骨窗前上角勿过高，以免损伤鼻泪管，骨窗后缘勿太靠后，防止损伤蝶腭动脉分支引起出血。
术后处理	❶ 全身使用抗生素3～5日。
	❷ 填塞物术后24～48h取出。
	❸ 术后减充血剂如2%麻黄素液点鼻。
	❹ 手术4日后冲洗上颌窦，每日一次，持续2周以上。
	❺ 术后定期复查，随时处理窦口周围肉芽、息肉及瘢痕，防止狭窄。

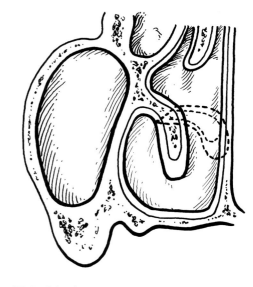

图 2-20-1

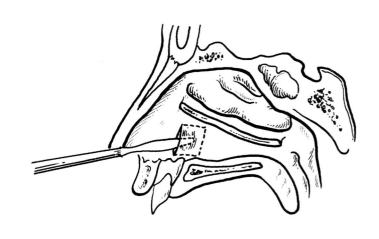

图 2-20-2

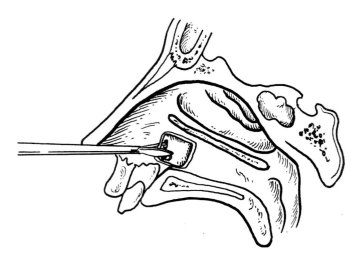

图 2-20-3

第二十一节　上颌窦根治术

适 应 证	❶ 慢性上颌窦炎经保守治疗无效，多脓性分泌物，或窦内息肉、囊肿等。
	❷ 上颌窦炎保守治疗后仍有局部疼痛，疑伴窦壁骨炎或骨髓炎者。
	❸ 牙源性上颌窦炎伴齿槽瘘者。
	❹ 异物性上颌窦炎。
禁 忌 证	❶ 急性上颌窦感染、鼻前庭炎或鼻面部疖肿等应待炎症消退后手术。
	❷ 儿童及幼儿上颌窦腔发育不良者。
术前准备	术前3日清洁口腔。其余同上颌窦鼻内开窗术。
麻 醉	❶ 2%丁卡因及2%麻黄素棉片行鼻腔黏膜表面麻醉。
	❷ 神经阻滞麻醉　1%～2%利多卡因20ml加适量肾上腺素。
	阻滞三叉神经第二支：以7号长针头，自患侧咬肌前缘与颧骨下缘交点

（可嘱患者闭口咬牙确定位置）针头斜面向内刺入，针尖触及上颌窦后外壁后循骨壁向上、后、内（内眦方向）与水平线呈40°角刺入，进针深度4.5～5.0cm，回抽无血后，注入4～5ml药液（图2-21-1）。

阻滞眶下神经：正视时瞳孔下方眶下缘1.0cm处刺入，触及骨壁略向后上即可到达眶下孔，回抽无血后注入2～3ml药液（图2-21-2）。

❸ 局部浸润麻醉 唇龈切口线及尖齿窝处局部浸润麻醉。

体　　位 患者取仰卧位。

手术步骤 ❶ 切口 拉钩拉开上唇。患侧上下磨牙间咬住纱布卷防止血液流向下咽。于上唇与齿龈黏膜交界处上0.3～0.5cm，距唇系带外侧0.5cm（尖牙）处沿齿列平行向后至第2前臼齿做横切口，刀刃垂直骨面，切透骨膜（图2-21-3）。

❷ 剥离 以骨膜剥离器贴骨壁向上方及两侧分离骨膜，充分暴露尖齿窝，上方可至眶下孔，内侧可达梨状孔。将分离的骨膜连同上唇一并拉开（图2-21-4）。

❸ 凿开上颌窦前壁 自尖齿窝凿开上颌窦前壁，注意勿凿透窦内黏膜，以

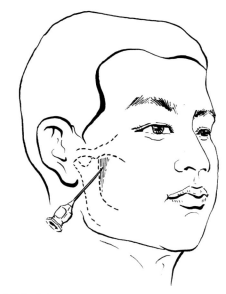

图2-21-1

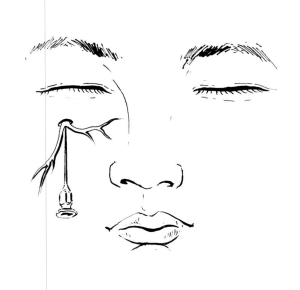

图2-21-2

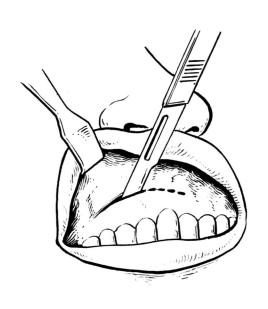

图2-21-3

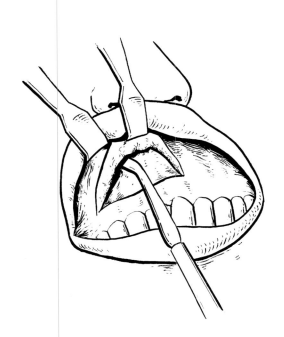

图2-21-4

弯剥离子将骨窗边缘的黏膜充分分离后以咬骨钳扩大骨窗，上方勿损伤眶下孔，内侧可咬至上颌窦内侧壁。骨窗大小视窦内病变而定，以能充分暴露窦内病变，不影响操作为宜。至少应为 1.5cm×1.5cm（图2-21-5、图2-21-6）。

❹ 清理窦腔　切开窦内黏膜，吸净分泌物，看清病变。充分剥离窦内病变黏膜，以息肉钳取出。残留病变可以用刮匙刮除（图2-21-7、图2-21-8）。

❺ 上颌窦自然口处理后通气引流仍存在障碍者可打对孔　上颌窦内侧壁前下方，相当于下鼻道处，骨质可见凸形隆起，隆起上缘相当于下鼻甲附着处。于下鼻甲附着处稍下方及近窦底处分别自前向后水平凿开 1.5～2cm，再将前端凿断，使之成"匚"形，以剥离器自前向后将骨片撬断取下，以咬骨钳将其扩大修整，使其边缘规整，不小于 1.0cm×1.5cm。然后以弯止血钳或剥离子自鼻腔将黏膜顶向窦内，以尖刀沿骨窗将黏膜切除（图2-21-9、图2-21-10）。

❻ 填塞窦腔　冲洗术腔，检查有无残留病变及对孔是否通畅，以枪状镊经上颌窦前壁骨窗逐层填入碘仿凡士林油纱条。经前鼻孔伸入弯止血钳，

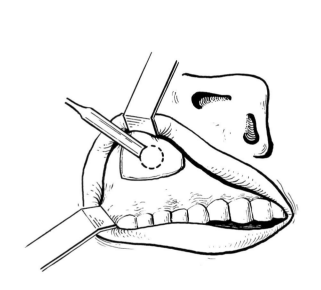

图2-21-5

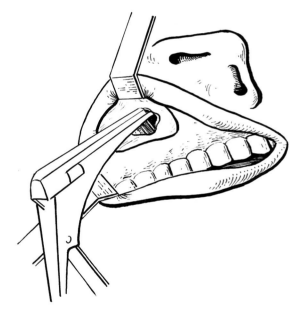

图2-21-6

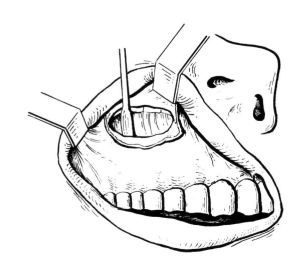

图2-21-7

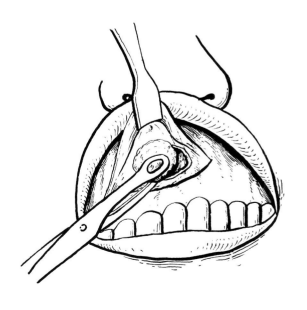

图2-21-8

115

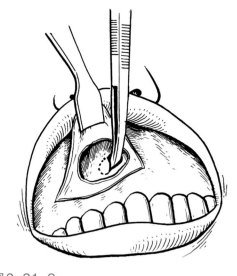

图 2-21-9

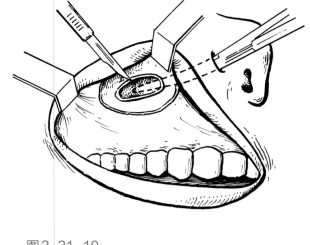

图 2-21-10

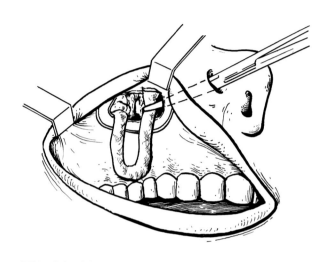

图 2-21-11

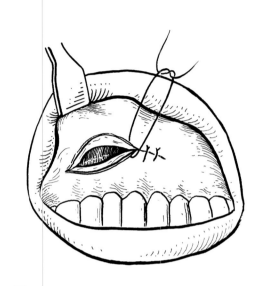

图 2-21-12

经对孔探入窦内，夹住窦腔内纱条末端经鼻腔拉出后填塞鼻腔，末端留于鼻前庭（图2-21-11）。

❼ 缝合切口　全层结节缝合切口，加压包扎（图2-21-12、图2-21-13）。

术中要点

❶ 窦内黏膜如无明显病变应予以保留。

❷ 对孔应宽敞、边缘光滑、通畅。下和鼻底平齐，前端尽量靠前（但勿损伤鼻泪管在下鼻道的开口处）以利于引流，对孔边缘鼻腔外侧壁黏膜宜彻底切除以免残留黏膜增生致对孔狭小或闭锁。

❸ 如窦内黏膜大部分完整保留或病变较轻，无明显出血，可不填塞窦腔。

❹ 拉钩宜轻柔，减少术后肿胀。

❺ 术中注意保护眶下孔及眶下血管神经。

❻ 尽量将窦内黏膜剥离后完整取出，勿损伤眶底及后外壁。

❼ 切口时勿距齿龈过近，以免切口缝合时困难。

❽ 切口时选小圆刀，应自口角侧切至中线以免误伤口角。

❾ 前壁骨窗大小应以能充分暴露窦内病变为宜。内侧可达梨状孔缘，上界可抵眶下孔，但下界勿过低以免损伤牙根。

术后处理

❶ 常规应用抗生素5～7日。

❷ 术后次日取下加压敷料，每日消毒水漱口。

❸ 术后48h开始撤出填塞纱条，分次撤出，4～5日撤完。术后6～7日拆线。

❹ 术后7日开始经对孔行窦腔冲洗。

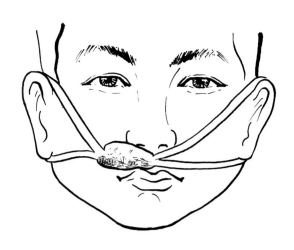

图2-21-13

第二十二节　经上颌窦筛窦根治术

适 应 证	上颌窦炎伴筛窦炎，行上颌窦根治术时可同时清理筛窦。
禁忌证、术前准备、麻醉	参阅上颌窦根治术、鼻内筛窦切除术。
体　位	患者取仰卧位。
手术步骤	❶ 切口基本同上颌窦根治术，但切口向内侧延长稍过中线，便于充分暴露上颌窦前内侧壁（图2-22-1）。

❷ 按前述操作步骤完成上颌窦根治术。

❸ 将上颌窦前壁之骨窗向内上方扩大，咬除眶下孔骨质，将眶下血管神经游离但勿损伤，内上方咬至上颌骨额突，便于暴露后组筛窦（图2-22-2）。

❹ 于上颌窦内上角顶破骨质进入后组筛窦，看清筛房，向后、内、上、下各方向以筛窦钳及刮匙清理筛窦病变。清理前组筛房时宜选120°刮匙（图2-22-3）。

❺ 扩大上颌窦内上角，以便筛窦和上颌窦相通。

余下步骤同上颌窦根治术。

术中要点及术后处理	参阅上额窦根治术及鼻内筛窦切除术。

117

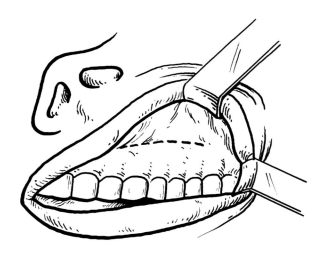

图2-22-1

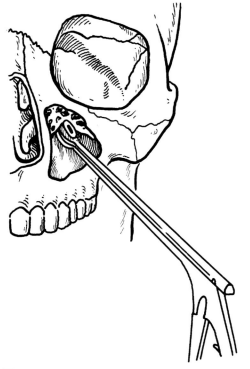

图2-22-2

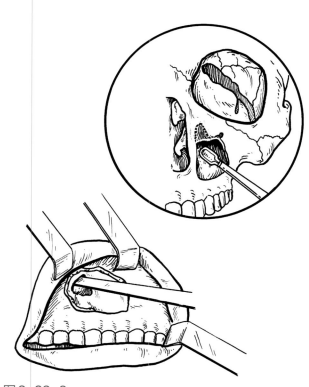

图2-22-3

第二十三节　　鼻内筛窦切除术

适 应 证	❶	久治不愈的慢性筛窦炎或并发多发性息肉，特别是多次息肉摘除术后复发者。
	❷	筛窦炎伴额窦炎、蝶窦炎需手术治疗时，应先切除筛窦。
禁 忌 证	❶	鼻腔急性感染者。
	❷	多次息肉摘除、筛窦开放术后复发，鼻腔粘连，结构不清者应行鼻内镜下开筛，彻底切除病变。
	❸	高血压、心肺功能不全及其他严重全身性疾病。
术前准备	❶	鼻窦影像学检查，明确病变范围。
	❷	鼻中隔偏曲影响术野者应先行矫正。

❸ 术前一日剪鼻毛，术前镇静剂适量。

麻　醉　　❶ 2%丁卡因及2%麻黄素棉片行鼻腔局部黏膜表面麻醉。重点麻醉中鼻甲后端的蝶腭神经节及鼻腔顶部的筛前神经。

❷ 局部浸润麻醉　以7号长针头将2%利多卡因加适量肾上腺素（麻醉药量不超过20ml）注于鼻丘、中鼻道及中鼻甲后端，强化麻醉，减少出血。

体　位　　患者取坐位或半坐位，头位勿过度后仰，应使眼和耳道连线保持水平。手术范围严格限于中鼻甲附着部之外，双眼内眦连线以下，内眦垂直线之内（图2-23-1、图2-23-2）。

手术步骤　　如有鼻息肉先予摘除。术中随时更换丁卡因及麻黄素棉片，强化麻醉及止血。

❶ 从鼻堤上缘中鼻甲附着处前端沿鼻腔外侧壁向下鼻甲上缘做弧形切口，再经切口上缘沿中鼻甲前表面做切口，切开黏骨膜，将切口内侧的中鼻道及中鼻甲之黏骨膜剥离后以息肉钳取出（图2-23-3）。

❷ 中鼻甲过度肥大可将中甲部分切除。若仅前端肥大可只将肥大部分切除。将残余中甲骨折后向上翻起。中鼻甲残端务必保留，作为手术标志，在其外侧操作。

❸ 至此，鼻腔外侧壁中鼻甲前内侧隆起的筛泡得以暴露，并可暴露筛泡前端位于鼻腔外侧壁上的钩突。以筛窦钳顶破筛泡，直视下向后、下、外逐步咬除筛骨小房及息肉。清理后组筛窦宜换用翘头筛窦钳。筛窦内残余病变可以筛窦刮匙刮除。筛窦彻底清除后可见中鼻道呈尖端向前，底在后，扁狭的锥体形骨性空腔，底为蝶窦前壁，顶为筛骨水平板，外侧为眶纸样板（图2-23-4、图2-23-5）

❹ 肥大增生的钩突影响中鼻道及筛窦引流，可用圆凿将其切除（图2-23-6）。

❺ 止血后检查术腔，清理残余黏膜、骨片。鼻腔填塞。

术中要点　　❶ 内眦连线（筛骨水平板）以下，中鼻甲外侧与内眦垂直线（眶纸样板）内侧为手术安全区，手术严格限于安全区内操作。头位勿过度后仰，应

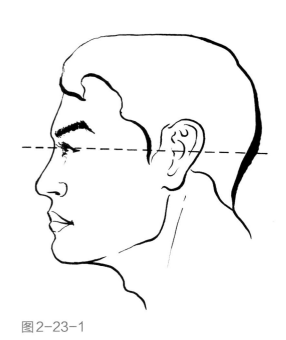

图2-23-1

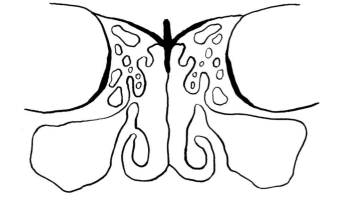

图2-23-2

119

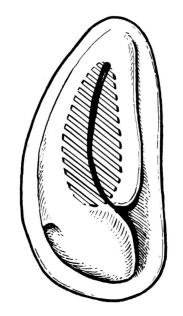

图 2-23-3

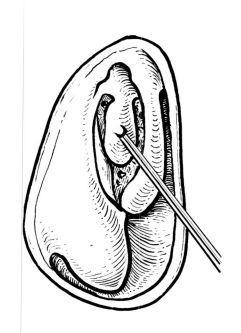

图 2-23-4

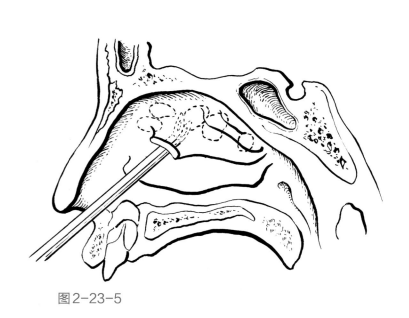

图 2-23-5

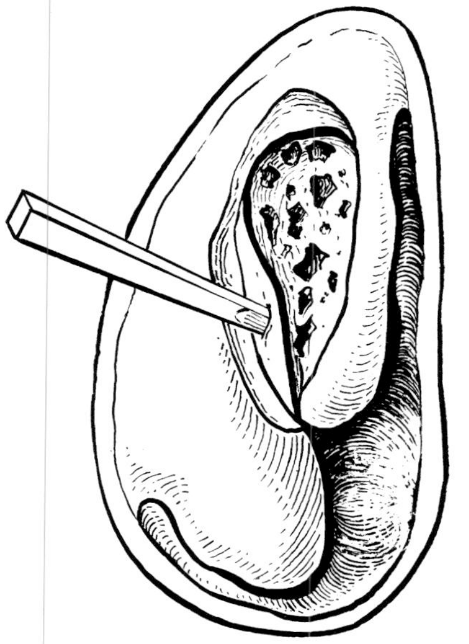

图 2-23-6

保持眼和耳道连线呈水平，循中鼻甲方向平行操作。

❷ 操作宜轻柔，尽量在明视下进行，看清筛房间隔及息肉方可钳取。术中妥善止血，可用吸引器随时吸除血液或以纱条压迫止血，忌在血中盲目操作，以免误伤筛骨水平板及纸样板。

❸ 术中随时注意操作方向及深度，如患者觉眼部牵拉痛应暂停手术，必要时打开敷巾观察患者视力情况，防止损伤纸样板及视神经。

术后处理

❶ 静脉滴注抗生素1周。

❷ 术后第2日开始分次撤出填塞物，2～3日撤完。

❸ 撤出纱条后每日行鼻腔冲洗，可滴用液体石蜡油或水剂及2%麻黄素，减轻鼻腔水肿，并可防止粘连及结痂。

❹ 术后定期复查，适度清理中鼻道肉芽及痂皮，防止术腔狭窄粘连。

额窦钻孔术

适 应 证	❶ 急性额窦炎，保守治疗无效。
	❷ 额窦内积脓，炎症有周边扩散迹象。
术前准备	❶ 术前静点广谱抗生素。
	❷ 术区备皮。
麻醉、体位	1%～2%利多卡因加适量肾上腺素局部浸润麻醉。
	患者取仰卧位。
手术步骤	❶ 靠近眉毛内侧做1cm略带弧形切口，逐层切开至骨膜，分离暴露额窦底部骨质。
	❷ 电钻或骨凿在额窦底部开一直径0.5cm的骨孔，吸净脓汁（可做细菌培养）。选管径适中的硅胶管插入窦内，缝合切口并固定硅胶管（图2-24-1）。
术中要点	❶ 硅胶管插入窦壁即可，插入过深则影响引流。
	❷ 硅胶管应固定确实。
术后处理	❶ 静脉滴注敏感抗生素。
	❷ 每日温盐水冲洗窦腔，并可注入敏感抗生素溶液。可堵住硅胶管使冲洗液自鼻额管经鼻腔流出，促使鼻额管通畅。
	❸ 鼻腔每日2%麻黄素点鼻。
	❹ 待冲洗液清亮、鼻额管通畅后2～3日，取出硅胶管。

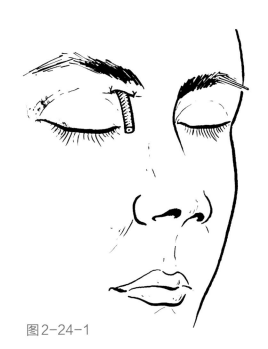

图2-24-1

121

额窦切开术

适 应 证   ❶ 急慢性额窦炎，保守治疗无效，额窦内积脓或形成脓肿。

❷ 慢性化脓性额窦炎合并额骨骨髓炎或伴颅内并发症。

❸ 额窦炎保守治疗无效，窦壁已有破坏或有颅、眼并发症。

❹ 额窦骨瘤或黏膜囊肿致严重头痛、眼球移位。

禁 忌 证   鼻腔急性炎症或患者有严重高血压、心脏病，如情况允许宜待病情控制后再行手术。

术前准备   ❶ 术前进行必要的额窦影像学检查，明确病变范围及窦腔情况。

❷ 术区备皮。

❸ 其余术前准备同其他鼻腔手术。

麻　　醉   多选择1%～2%利多卡因加适量肾上腺素行局部浸润麻醉及筛前、筛后神经阻滞麻醉。

儿童及不配合者可选全麻。

手术步骤   **林迟（Lynch）手术**

为额窦切开的较好术式，可同时行前筛窦切除。

❶ 切口　将患侧上下睑缝合以免角膜损伤。取眉毛中部为切口起点，沿眶缘弧形向内，距内眦5～6mm绕过内眦至鼻骨下缘行一弧形切口，逐层切开至骨膜（图2-25-1）。

❷ 剥离暴露术区　剥离子剥离额窦底及眶内侧骨膜，暴露泪骨及纸样板，将泪囊及眶内容牵向外侧，暴露术野（图2-25-2）。

❸ 凿开额窦　骨凿或电钻打开额骨底，咬骨钳扩大骨窗，将额窦底部骨壁完全去除。分离窦内黏膜，去除病变组织（图2-25-3）。

❹ 探查鼻额管及筛窦　以探针探查鼻额管，如有病变则相应去除并扩大鼻额管。如筛窦有病变，可进一步咬除上颌骨额突及鼻骨下外侧，去除泪骨及部分纸样板，清理筛窦（图2-25-4）。

❺ 置管、缝合、填塞　额窦内置较粗大的硅胶管，经前鼻孔引出。逐层缝合切口，鼻腔填塞。

克凌（Killian）手术

手术效果与林迟手术相同，但眶上缘留一1.0cm左右骨桥，可避免术后畸形并防止额窦内粘连。

❶ 切口　自眉弓外侧经眉部至鼻根部，弧形向外下至鼻骨（图2-25-5）。

❷ 剥离暴露术区骨质（参照林迟手术）。于眶上缘5mm处以上凿开额窦前壁。然后再凿除额窦底壁。前壁、底壁之间留约1cm之骨桥（图2-25-6）。

❸ 其余步骤同林迟手术。

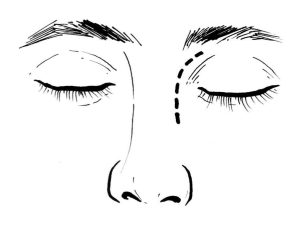

图2-25-1

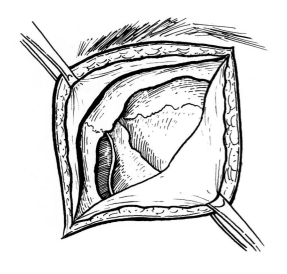

图2-25-2

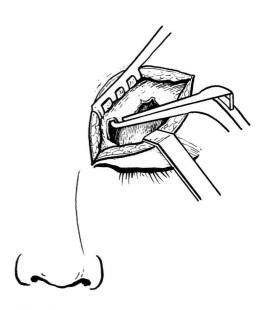

图2-25-3

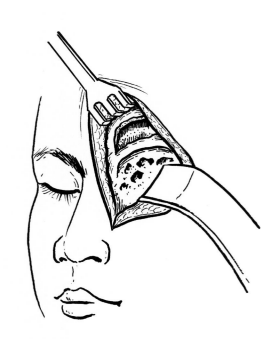

图2-25-4

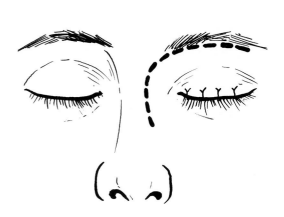

图2-25-5

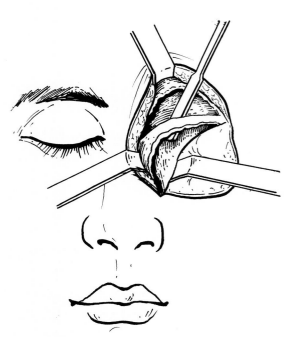

图2-25-6

123

术中要点	❶ 分离时勿损伤泪囊、内眦韧带及眼上斜肌滑车。
	❷ 保持眶骨膜完整。
术后处理	❶ 静脉滴注抗生素7日。
	❷ 24～48h撤出鼻腔填塞物。
	❸ 每日经硅胶管以温盐水冲洗额窦，至冲洗液澄清，鼻额管通畅后拔除硅胶管。
	❹ 每日可使用减充血剂如2%麻黄素滴鼻。
	❺ 术后7日拆线。

第二十六节　上颌骨全切除术

适 应 证	❶ 原发于上颌窦的恶性肿瘤伴多处窦壁受累，侵及鼻腔、牙槽、硬腭。眶底、颅底无受累，翼腭窝、咽侧无受累。
	❷ 巨大上颌骨骨肿瘤或其他良性肿瘤。
	❸ 鼻腔肿瘤广泛累及上颌窦。
禁 忌 证	❶ 严重全身性疾病或心肺功能不全无法耐受手术。
	❷ 肿瘤巨大，广泛累及翼腭窝及咽侧，无法彻底切除或伴远处转移。
术前准备	❶ 术前局部放疗，促使肿瘤缩小，为手术创造条件。放疗后4～6周手术为宜。
	❷ 加强支持疗法，纠正贫血。
	❸ 全麻常规术前检查。
	❹ 术前备好牙托。
	❺ 清洁口腔，术区备皮。
	❻ 备滤白红细胞悬液3~6单位。
麻　　醉	经口气管插管全麻。
体　　位	仰卧位，垫肩，头稍偏健侧。
手术步骤	❶ 切口
	（1）第一切口：内眦内侧0.5cm起，沿鼻旁向下绕过鼻翼至鼻小柱根部，继而转向下方垂直裂开唇中。唇中两侧穿4号线结扎减少切开时出血。
	（2）第二切口：内眦水平自第一切口横行沿眶下缘做弧形切口至颧骨外下缘（图2-26-1）。
	（3）第三切口：自唇龈中线沿唇龈沟切至第三磨牙后缘。

（4）第四切口：上开口器。自第三磨牙后缘和第三切口相接，沿硬腭后缘切至中线，再沿硬腭中线做直切口与第三切口内缘、第一切口下缘相交。第四切口宜待劈开硬腭前进行，可减少出血（图2-26-2）。

切开前沿切口注射含适量肾上腺素的生理盐水以利止血。切口时刀刃垂直皮肤、黏膜，应逐层深入，边切边止血，最后切透骨膜。

❷ 剥离　如果上颌窦前壁完整无受累，可以剥离器沿骨壁行骨膜下分离。如上颌窦前壁已被肿瘤穿破，则应以电刀在面颊部软组织与肿瘤浸润粘连部分的外方分离。在不影响彻底切除的前提下，应尽量保留面部肌肉组织，以利于术后创面愈合并减轻瘢痕挛缩。剥离的外上界应达咬肌前缘，外下界达上颌结节后方，暴露颊脂肪垫为宜。皮瓣翻向外方，表面以温盐水纱布保护。暴露梨状孔缘、鼻骨、上颌骨额突、眶下缘、上颌窦前壁及部分颧骨（图2-26-3）。

❸ 暴露鼻腔　按鼻侧切开术相关步骤，咬除同侧鼻骨及梨状孔边缘骨质，切开鼻腔外侧壁黏膜，暴露鼻腔（图2-26-4）。

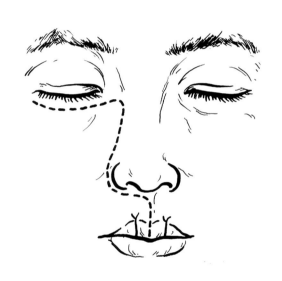

图2-26-1

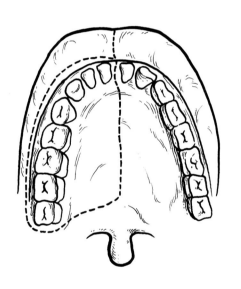

图2-26-2

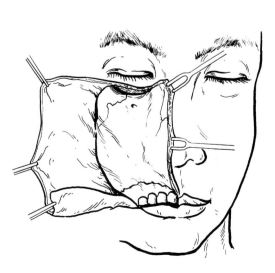

图2-26-3

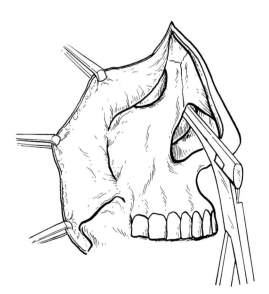

图2-26-4

125

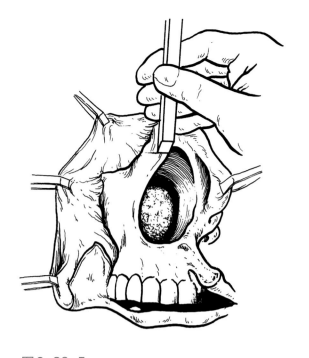

图2-26-5

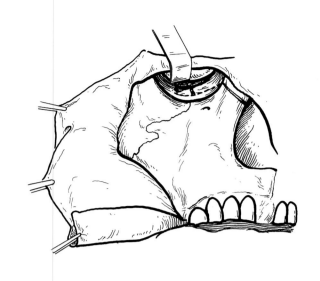

图2-26-6

❹ 切断上颌骨额突　平内眦水平凿断上颌骨额突至眶内侧边缘（图2-26-5）。

❺ 剥离眶下壁　切断内眦韧带，切透眶下缘及内侧骨膜，于骨膜下以剥离子剥离眶内容下部及内侧，下方剥至充分暴露眶下裂前端，内侧高于内眦水平。然后以骨凿自眶内侧上颌骨额突凿断处斜向外凿开眶底板至眶下裂前端（图2-26-6）。

❻ 切断上颌骨颧突　自上颌骨与颧骨连接处下缘切开骨膜，沿骨面斜向内上方穿入止血钳至眶下裂穿出钳尖，夹住线锯一端后退出。锯断上颌骨颧突至眶下壁外侧（图2-26-7）。也可用切割钻切断以上各骨性连接。

❼ 切断硬腭　拔除患侧中切牙，纵行切开鼻底部及硬腭中线黏膜（即第四切口），以宽板凿垂直正中或稍偏患侧凿开硬腭（图2-26-8）。

❽ 分离上颌结节与翼突　自第三磨牙后端切口处将骨凿抵住上颌结节与翼突相接处，将二者结合部凿断（图2-26-9）。

❾ 取出上颌骨　至此，上颌骨各骨性连接均已切断，上颌骨已游离。以骨把持器夹持上颌骨向两侧或上下轻轻摇动，剪开未完全离断的组织，取出上颌骨。创面温盐水纱布压迫止血。检查术腔有无遗留的瘤组织，特别注意筛窦有无受累。清理组织碎片、骨片，结扎出血点并冲洗术腔（图2-26-10）。

❿ 术腔处理　面颊部软组织创面可植入取自大腿内侧中厚皮片，皮片边缘与创面缝合。此举可减少术后瘢痕挛缩所致面颊部变形及张口受限，并可修补眶下壁缺损，支托眼球。安装预制牙托。术腔填碘仿凡士林纱条。填塞时先将纱条展开铺于筛顶、后鼻孔、鼻底，形成口袋的底，然后逐层填入纱条（图2-26-11）。

⓫ 缝合切口　逐层对位缝合切口。切口拐角及唇红线处应先对位皮下缝合数针，然后再逐层缝合。切口应准确对位以免面部畸形。切口加压包扎（图2-26-12、图2-26-13）。

⓬ 如上颌窦底无明显受累，硬腭骨膜良好，可将硬腭黏骨膜保留。第四切

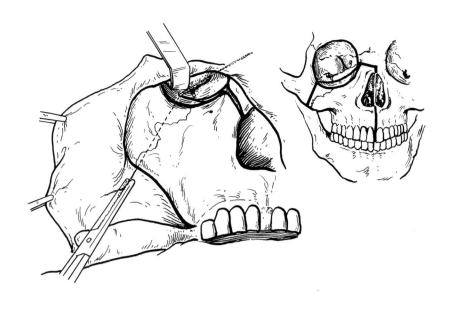

图 2-26-7

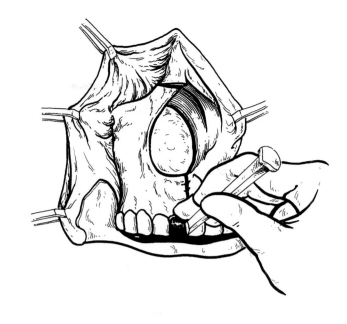

图 2-26-8

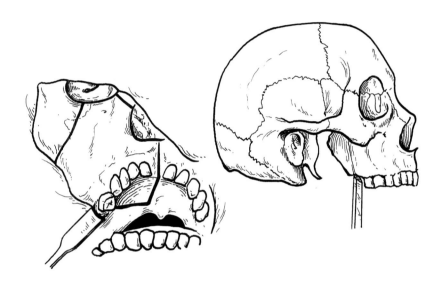

图 2-26-9

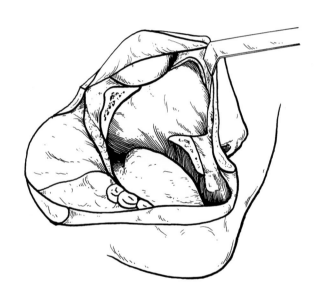

图 2-26-10

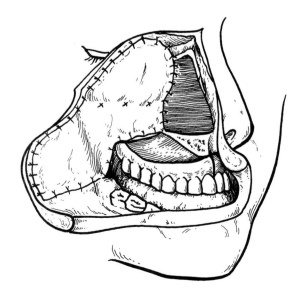

图 2-26-11

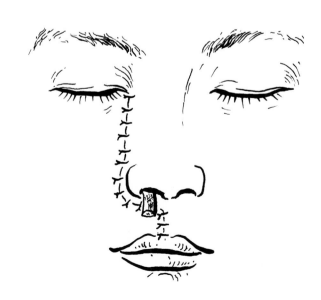

图 2-26-12

127

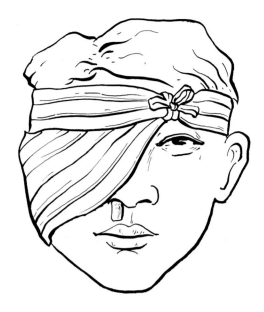

图2-26-13

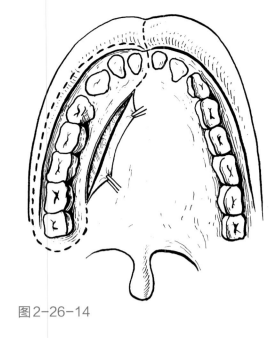

图2-26-14

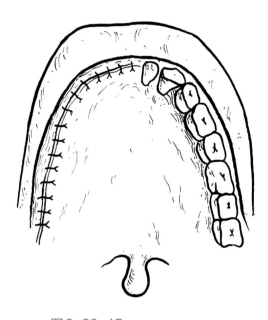

图2-26-15

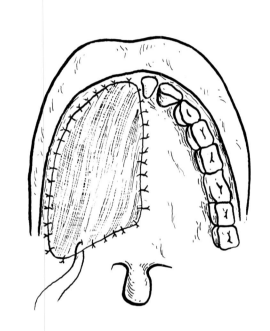

图2-26-16

口沿患侧硬腭齿龈旁1cm切至骨膜下，骨膜下剥离硬腭黏骨膜瓣过中线，下方略过硬腭后缘。待上颌骨摘除，术腔清理完毕后将硬腭切缘和第三切口的颊侧黏膜切缘缝合（图2-26-14、图2-26-15）。

⑬ 如无预制牙托，则可将术腔底铺大块碘仿凡士林纱布，以数针缝合于颊黏膜、软腭和硬腭黏膜的创缘上，封闭术腔底部的硬腭缺损并使填塞确实，以防填塞纱条坠入口腔。填塞物取出后拆除缝线（图2-26-16）。

术中要点

❶ 剥离时应切透骨膜，行骨膜下剥离。剥离眶内容物时尤其应保持眶骨膜完整。

❷ 凿断上颌骨额突时不应高于内眦水平，清理筛窦时应注意保护筛骨水平板，中鼻甲基部及筛顶组织应剥离后剪除，勿钳夹扭转，随意拉拽，防止脑脊液鼻漏。

❸ 如术中筛板破损或硬脑膜撕裂，应及时修补。可视情况取大腿肌肉或中隔黏膜、中隔软骨等材料进行修补。

❹ 取出上颌骨时动作宜轻柔，如有软组织连接先剪断后再取上颌骨。

❺ 如术中探查眶下壁见眶骨膜已受累，则应同时行眶内容物清除术。如硬

腭黏骨膜受累则硬腭黏骨膜应予切除，切勿保留。

❻ 注意术中失血情况，及时输血。

❼ 反复冲洗术腔，彻底止血。

术后处理 ❶ 观察血压、脉搏，及时输血补液。

❷ 静脉滴注抗生素 7 ~ 10 日。

❸ 术后 2 日可开始逐步撤出填塞纱条。术后 7 日拆线。

❹ 术后每日清洁口腔。

❺ 纱条撤除后每日清理术腔痂皮并消毒创面。

❻ 术后 3 个月未见肿瘤复发，可做上颌骨赝合物改善面部缺陷。

第二十七节　上颌骨全切除并眶内容物清除术

适 应 证 上颌窦恶性肿瘤，侵及范围较大需行上颌骨全切除术（参阅上颌骨全切除之适应证），且窦腔肿物向上发展突破眶底骨质累及眶骨膜或眶内容物。

禁 忌 证 ❶ 上颌窦癌晚期已无法彻底切除肿瘤，手术仅做姑息切除，则宜保留眶内容物。

❷ 同上颌骨全切除术。

术前准备、麻醉、体位 同上颌骨全切除术。

手术步骤 ❶ 切口　只有第二切口与上颌骨全切除术不同。沿上下睑缘 2 ~ 3mm 各做一弧形切口，于内眦、外眦处汇合，内眦处横行和第一切口相连。如疑眼睑处皮肤受累，则可改为沿眶缘之环形切口（图 2-27-1）。

❷ 剥离　先经上睑切口沿眶内容向深层分离至眶上缘，再从内眦处将下睑皮肤连同面颊部皮瓣一并剥离，翻向外侧（图 2-27-2）。

❸ 剥离眶内容　以组织钳夹持上下睑缘牵拉眶内容，环形切开眶骨膜。以剥离子沿眶骨壁行眶骨膜下剥离，将眶内容剥至视神经孔（图 2-27-3）。

❹ 凿断眶下壁　按上颌骨全切除术之相同步骤离断上颌骨各骨性连接。眶下壁内侧自上颌骨额突切断处斜向视神经孔处予以凿断。游离上颌骨（图 2-27-4）。

❺ 摘除上颌骨及眶内容　紧贴视神经孔以直角钳钳夹视神经及血管后于钳夹部位之上剪断，将上颌骨和眶内容摘除。将视神经孔处组织断端缝扎（图 2-27-5、图 2-27-6）。

❻ 其余步骤同上颌骨全切除术。

129

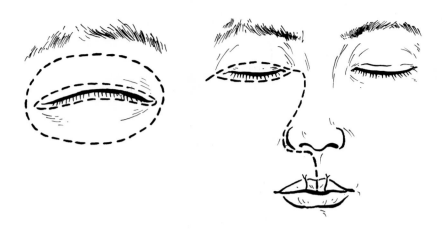

图 2-27-1

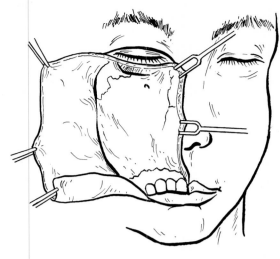

图 2-27-2

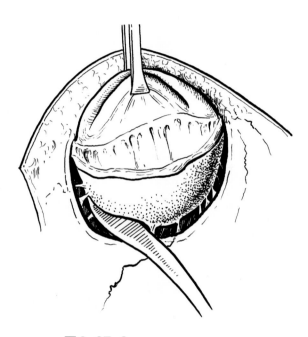

图 2-27-3

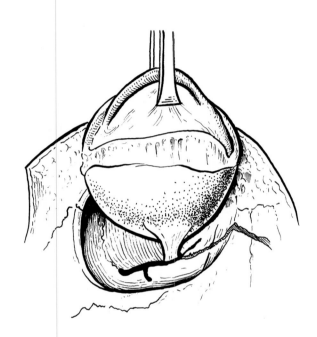

图 2-27-4

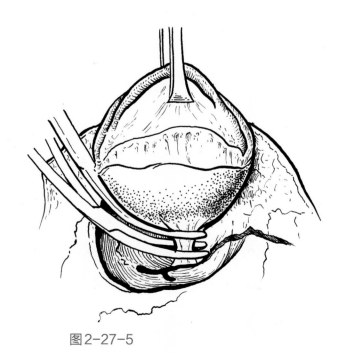

图 2-27-5

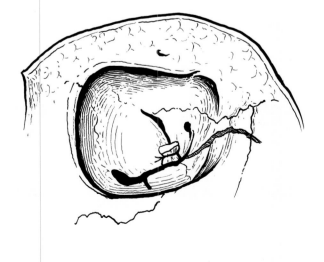

图 2-27-6

术中要点	内眦处眶骨膜结合较紧，上覆内眦韧带，应将其切断以利剥离。视神经孔处之血管神经束剪断时应适当保留一定长度（2～3mm）的断端，防止结扎线脱、落断端回缩引起难处理的出血。 余同上颌骨全切除术。
术后处理	同上颌骨全切除术。

第二十八节　扩大上颌骨切除术

适 应 证	上颌窦恶性肿瘤广泛浸润后外侧壁，累及颞下窝、翼腭窝。患者出现顽固性头痛、张口受限、颞区隆起等表现。该术式优点有：① 术中结扎上颌动脉，止血效果好；② 术中切断咬肌及下颌骨肌突或升支，术野扩大，无术后张口受限；③ 上颌骨后方暴露充分，便于处理翼腭窝及颞下窝病变。
禁 忌 证	参阅上颌骨全切除及眶内容物清除术。
术前准备、 麻醉、体位	同上颌骨全切除术。
手术步骤	基本操作步骤同上颌骨全切除及眶内容物清除术（参阅相关内容）。区别之处如下：

❶ 切口　切口同上颌骨全切除术。但第一切口沿颧弓向后外方延长至同侧耳屏前下颌关节处。如需行眶内容物清除，则加行上睑切口（图2-28-1、图2-28-2）。

❷ 剥离　将面颊部皮瓣向外侧剥离翻转。分离后外界应达咬肌前缘、上颌结节后方，以暴露颊脂肪垫为宜。翻开皮瓣可暴露上颌窦前壁、颊肌、咬肌、下颌关节、腮腺前段、下颌骨升支的一部分及颧弓（图2-28-3）。

❸ 截断下颌骨升支　自颧弓上下缘分别切断颞肌及咬肌并向上下翻转（图2-28-4）。

此时可暴露颞肌肌腱，其下可触到下颌骨肌突。切断颞肌肌腱，切开骨膜，骨膜下剥离，充分暴露下颌骨升支前缘及肌突。自下颌骨切迹中点至下颌骨前缘斜行截断下颌骨肌突。此时后外侧术野扩大，便于处理翼腭窝及颞下窝（图2-28-5）。

如翼腭窝、颞下窝病变范围较广，可将颧弓中段切除，切断颞下韧带及下颌关节囊，切断附着于下颌关节突上的翼外肌，使下颌关节突游离，剥离并切断下颌骨升支内外侧的软组织及肌肉，将其自颈部截断取出或向前翻转，则术野进一步扩大（图2-28-6）。

131

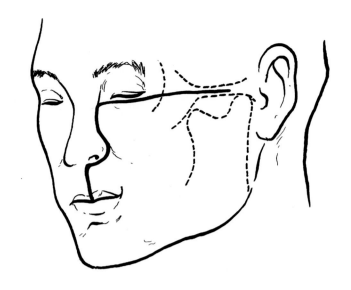

图 2-28-1

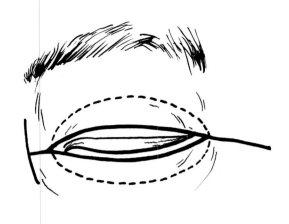

图 2-28-2

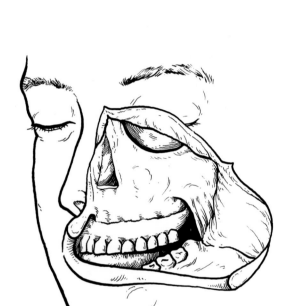

图 2-28-3

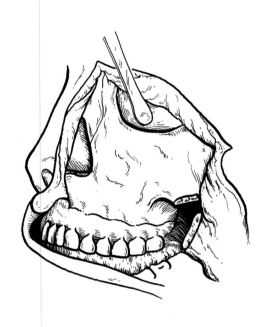

图 2-28-4

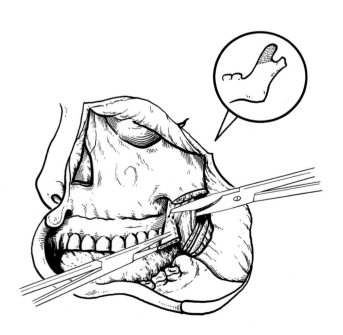

图 2-28-5

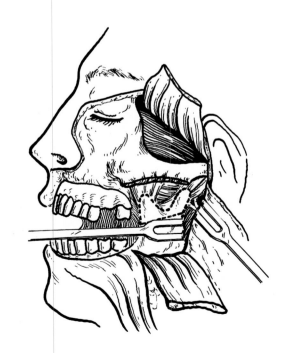

图 2-28-6

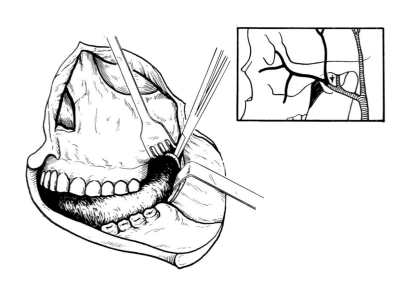

图2-28-7

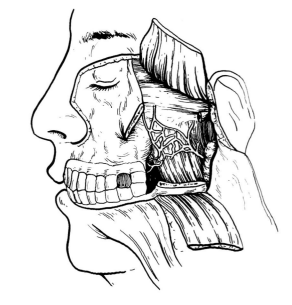

图2-28-8

❹ 结扎上颌动脉 截断下颌骨肌突后，手指深入颧弓下可触及横向的动脉搏动。充分暴露上颌动脉，以直角血管钳挑出，结扎切断（图2-28-7）。

❺ 按上颌骨全切除术及眶内容清除术的步骤，将上颌骨各骨性连接切断，摘除上颌骨及眶内容物。如颧骨受累，可酌情靠后切断颧骨并可将部分颧弓切除，扩大切除范围。清理术腔，填塞，缝合切口。下颌骨升支深面翼内肌和翼外肌肌纤维纵横交错其间为翼静脉丛，极易出血，处理翼腭窝病变时应注意（图2-28-8）。

术中要点及 术后处理	同上颌骨全切除术及眶内容物清除术。

第二十九节　保留眶底的上颌骨次全切除术

适 应 证	上颌窦恶性肿瘤，眶底无受累者。
禁忌证、 术前准备、 麻醉、体位	见上颌骨全切除术。
手术步骤	❶ 切口同上颌骨全切除术。
	❷ 以咬骨钳咬除患侧上颌骨额突及患侧鼻骨。沿眶下缘0.5cm处弧形凿开上颌窦前壁骨质至眶缘外下方。按上颌骨全切除之其余步骤切断上颌骨的骨性连接，将上颌骨摘除（图2-29-1）。
术中要点	摘除上颌骨前轻轻晃动上颌骨，检查眶下缘骨质是否完全离断。以免取骨时造成保留的眶下壁骨折。
术后处理	同上颌骨全切除术。

133

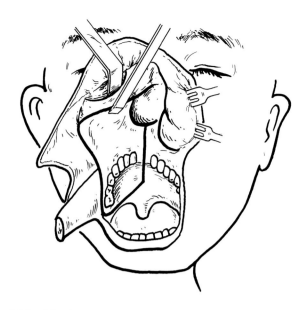

图2-29-1

第三十节	**牙槽突及硬腭切除术**

适应证	肿瘤局限于牙槽、硬腭或上颌窦底壁及下部者。
禁忌证、 术前准备、 麻醉、体位	同上颌骨全切除术。
手术步骤	❶ 切口　取延长之柯-陆（Caldwell-Luc）氏切口。内侧过中线。外侧至第三磨牙后缘。硬腭切口同上颌骨全切除术（图2-30-1）。 ❷ 剥离　分离切口上方的黏膜下组织及骨膜，暴露上颌窦前壁、外壁及梨状孔的下部（图2-30-2）。 ❸ 扩大梨状孔　咬除梨状孔下部外侧骨质，切开梨状孔处鼻腔黏膜，暴露鼻腔下部（图2-30-3）。 ❹ 凿除上颌窦下部　视肿瘤大小自前向后以板凿凿断上颌窦下部各壁。拔除中切牙（图2-30-4）。 ❺ 离断硬腭及上颌结节，按上颌骨全切除术的步骤自前向后劈开硬腭，凿断上颌结节与翼突连接，摘除上颌骨下部。余下步骤同上颌骨全切除术（图2-30-5）。
术中要点及 术后处理	参阅上颌骨全切除术。

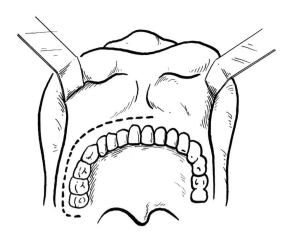

图 2-30-1

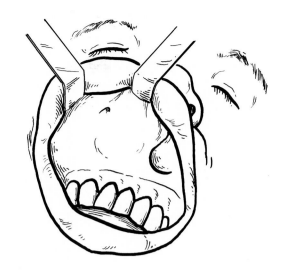

图 2-30-2

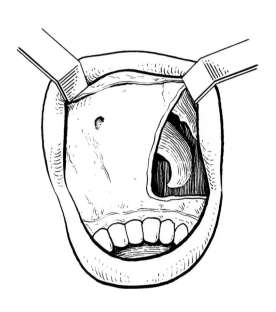

图 2-30-3

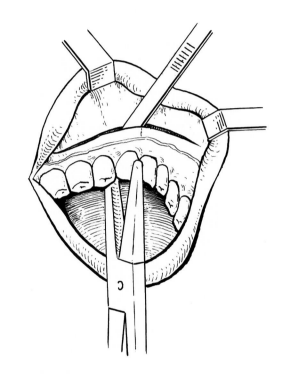

图 2-30-4

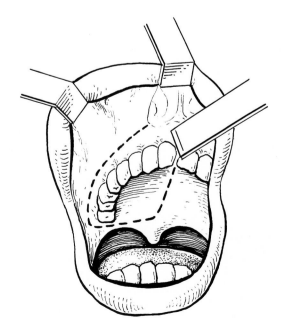

图 2-30-5

第三十一节　　保留硬腭和牙槽突的上颌骨上部切除术

适 应 证	上颌窦肿瘤局限于上颌窦上部，牙槽突、硬腭未受累。
禁忌证、 术前准备、 麻醉、体位	同上颌骨全切除术。
手术步骤	做上颌骨全切除术中的第一、二、三切口（图2-31-1）。 按上颌骨全切除术之步骤剥离皮瓣，暴露术野，断上颌骨额突及颧突。 沿鼻底上缘平面自前向后分别凿断上颌窦下部前、内、外侧壁，游离牙 槽和硬腭上方的上颌骨。其余步骤同上颌骨全切除术（图2-31-2）。
术中要点及 术后处理	参阅上颌骨全切除术。

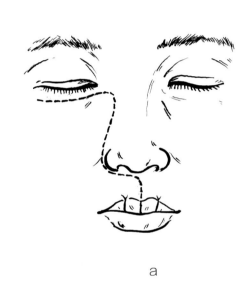

a

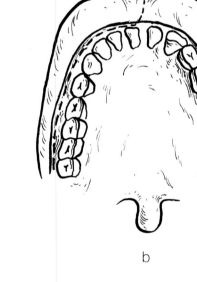

b

图2-31-1

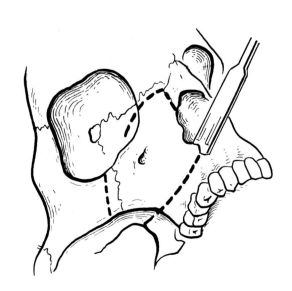

图2-31-2

鼻内镜手术

术前准备	❶ 必要的影像学检查　鼻窦CT是鼻腔鼻窦疾病目前首选且必须的辅助检查。增强MRI对于肿瘤及复杂病变的诊断有重要价值。X线检查已少用。
	❷ 手术前期规范用药可有效缓解病变的炎症状态，有利于手术进行及术后恢复。
	❸ 术前血管收缩剂充分收缩鼻腔黏膜，可减少出血，扩大术野。
麻　醉	局部麻醉和全身麻醉均可，推荐全身麻醉。
体　位	仰卧位，头高脚低约15°。
术后处理	❶ 常规术后2～3日撤出不可吸收填塞物，特殊填塞物可视病情调整。
	❷ 常规鼻内镜术后护理　包括：①鼻腔冲洗；②鼻腔及全身用药（主要涉及糖皮质激素的局部和全身应用、抗生素等，需要根据病变性质和范围进行选取，炎性疾病首选鼻用糖皮质激素）；③定期复查，必要时鼻内镜下处理术腔。

一　　鼻中隔成形术

适应证，禁忌证　　参见鼻中隔黏膜下切除术，传统术式也可在鼻内镜引导下进行。

手术步骤　　鼻中隔黏骨膜下局部浸润麻醉同传统术式。

❶ 切口：于鼻前庭皮肤黏膜交界处行"L"形切口（图2-32-1），切开黏膜、黏软骨膜，进入黏软骨膜下。

❷ 剥离显露常见的3个张力形成部位。

内镜直视下，用剥离器在切口侧沿软骨及骨表面上下往复剥离，逐渐由前向后，越过全部偏曲平面（图2-32-2）。

于中隔软骨与筛骨垂直板接缝前方、鼻底接缝上方1～2mm大致呈"L"形切开软骨，进入对侧黏骨膜下进行剥离，剥离方法和范围同切口侧（图2-32-3）。

在鼻前庭皮肤黏膜交界处切口前或后1～2mm处切开软骨进入对侧黏软骨膜下适度剥离，松解偏曲的中隔软骨，如软骨位置良好可不分离中隔软骨对侧黏软骨膜。充分的剥离需良好暴露3个张力形成的核心区域：①鼻中隔软骨尾端；②鼻中隔软骨与筛骨垂直板结合处；③鼻中隔软骨下端与上颌骨腭突或腭骨鼻嵴以及犁骨结合处。

❸ 减张　全部或选择性去除张力形成核心区域的三条线形骨条，解除鼻中隔侧向张力（图2-32-4，阴影部分示意切除范围）。

ER2-32-1
鼻内镜下鼻
中隔成形术

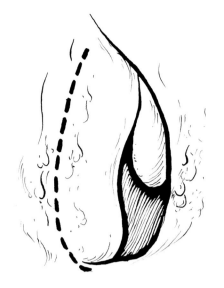

图 2-32-1

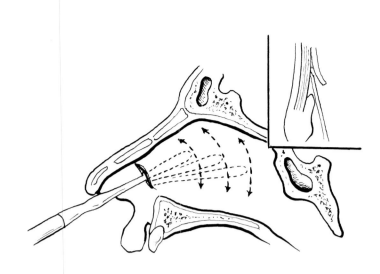

图 2-32-2

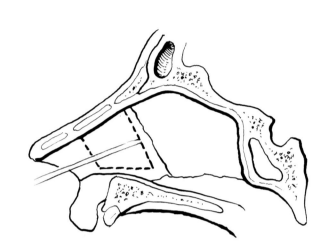

图 2-32-3

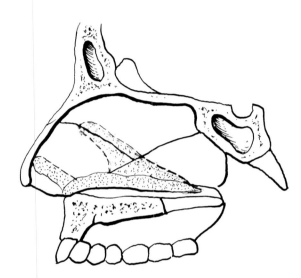

图 2-32-4

第一张力区：鼻中隔软骨尾侧端的垂直软骨条。

第二张力区：鼻中隔软骨与筛骨垂直板结合处，部分筛骨垂直板前缘的垂直骨条。

第三张力区：偏曲的犁骨、上颌骨腭突和腭骨鼻嵴以及基底部水平软骨条。

最终中隔软骨形成顶端连接，右面适度分离，左面和前、后、下三边游离的形态。

❹ 如方形软骨和筛骨垂直板等处存在偏曲，可同期修整，进行修剪或划痕减张。

❺ 分别从双侧鼻腔确认鼻中隔基本恢复正中位置，清理术腔，止血，黏膜复位，切口可对位缝合。

❻ 双侧鼻腔对称填塞，也可行鼻中隔对穿褥式缝合。

术中要点　❶ 术中要保护梨状孔缘与隔背板相交处的鼻中隔软骨垂直板，避免切除过多（一般保留至少 0.5cm），另外不要过分摇撼此处，这两种不当操作均可导致鼻背塌陷。

❷ 偏曲部位如特别靠前，位于功能性鼻瓣区的范围内，并且在此形成整个鼻腔的最小面积，鼻阻力会升高。因此，必要时需进行前位偏曲处理。

❸ 不同患者张力形成部位有所差异，可视病情选择三线、两线减张，甚至局部偏曲骨质切除，能够达到缓解张力、纠正偏曲的最终目的即可。

❹ 手术结束前需确认鼻中隔腔内无活动性出血，否则容易出现术后鼻中隔血肿，必要时可行预防性鼻中隔黏膜单侧造口引流。

❺ 术终鼻腔填塞尽量保持双侧压力对称、均匀，并避免将切口边缘卷起。

二　从前向后法鼻窦开放术

适 应 证

❶ 鼻腔鼻窦普通炎症，保守治疗无效或效果不佳。

❷ 真菌性鼻窦炎。

❸ 鼻息肉，鼻腔鼻窦囊肿。

❹ 鼻腔鼻窦良性肿瘤及部分恶性肿瘤，可经鼻内镜术野切净或进行诊断性手术。

❺ 某些鼻眼相关疾病、鼻颅底相关疾病经鼻手术的前置手术。

❻ 其他需经鼻处理的疾病，如鼻出血，鼻窦异物取出等。

禁 忌 证

❶ 出血性疾病。

❷ 全身慢性病宜在相对稳定期手术。

❸ 急性炎症尽可能控制后手术。

手术步骤

ER2-32-2
鼻内镜下鼻窦开放、鼻息肉切除术

ER2-32-3
鼻内镜下鼻窦骨瘤切除术

ER2-32-4
鼻内镜下脑脊液鼻漏修补术

❶ 切除钩突，主要有两种方法。

用钩突刀或神经剥离子沿上颌线稍后、钩突与鼻腔外侧壁相接处直接刺入，沿骨缝向上下划开、分离，完整切除钩突（图2-32-5、图2-32-6）。也可视手术需要保留上、下端与鼻腔外侧壁相接，作为下一步手术的参考标志。

也可将反张钳唇沿钩突尾端伸入半月裂，反向向前和前下分次咬除钩突体部（图2-32-7，图示为上颌窦内侧观），钩突头尾端的残余骨质宜剥离出，黏膜使用动力系统修整。该法尤其适合只准备开放或暴露上颌窦口的患者。

❷ 以探针钩开或以尖刀直接切开筛泡前壁（图2-32-8），沿窦壁扩展切除全部筛泡气房，用筛窦钳由前向后逐个开放前组筛窦，可以使用动力系统进一步切除窦内病变。前筛气房清理后，形成以下术腔特征：外侧为眶纸板，上为鼻丘气房、上筛泡气房、钩突残根以及筛泡板等，内侧是中鼻甲，后方是中鼻甲基板。

❸ 切开中鼻甲基板，与前组筛窦同样方法，由前向后逐个开放后组筛窦，向后至蝶窦前壁，向上至筛顶，外侧为眶壁，内侧为中鼻甲和上鼻甲内侧（图2-32-9），使开放的筛窦融合为一个整体。

❹ 开放蝶窦　以上鼻甲为参考标志，定位和开放蝶窦，清除窦内病变。可有两种入路。

（1）经蝶窦自然孔开放蝶窦：可经嗅裂或经开放的筛窦至蝶筛隐窝，切

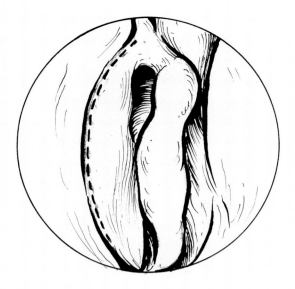

图 2-32-5

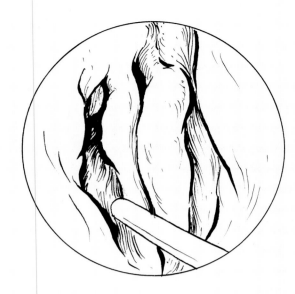

图 2-32-6

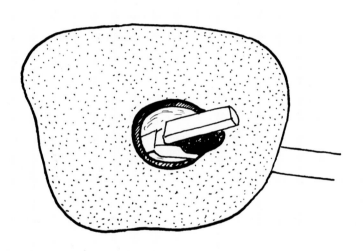

图 2-32-7

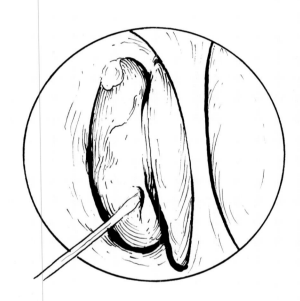

图 2-32-8

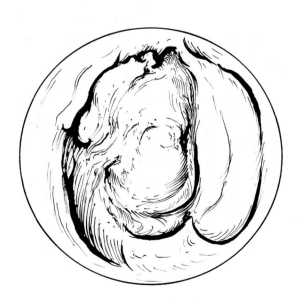

图 2-32-9

除部分上鼻甲下端，暴露蝶窦自然孔（图2-32-10），适当扩大窦口，清除病变（图2-32-11）。

（2）经蝶窦前壁开放蝶窦：无法找到蝶窦自然孔时，可经已经开放了的后组筛窦，遵循近中线原则，在中鼻甲后缘和鼻中隔之间的蝶窦前壁开窗进入蝶窦（图2-32-12，虚线内位置为蝶窦前壁大概范围）。

❺ 切除残余钩突骨质，尽可能锐性切除或修整黏膜，充分开放上颌窦自然口，可根据病变将其沿前、后囟方向适当修整、扩大（图2-32-13，虚线表示大致切除范围，一般前后径为1.0～2.0cm，上下径视病变调整），清除窦内病变。

❻ 开放额窦，常规术式分为两种。

（1）0°镜技术：以鼻丘为解剖标志，在中鼻甲根部做黏膜瓣，向内上翻起，咬除其下方的部分上颌骨额突，暴露鼻丘气房（图2-32-14）。开放并切除鼻丘气房前、后、顶壁，从而暴露其上方的额窦口，适度开放，清除病变。黏膜瓣复位，遮盖裸露骨质。

（2）70°镜技术：以CT中钩突上端的附着方式或部位为依据，由下向上逐个清除筛窦气房，开放额隐窝引流通道，暴露并开放额窦。

❼ 术腔清理、填塞　清除病变，良好止血后，填塞术腔。原则上手术所涉及的鼻窦、气房应建立充分的引流通道。术腔可视病情选择不同的填塞物，常用的有凡士林油纱条、膨胀海绵、止血材料、各种可吸收材料及鼻窦支架等。

术中要点　❶ 术中应尽可能保护健康黏膜，单纯水肿的黏膜也尽量予以保留。避免暴力撕扯，以防黏膜撕脱，尤其要注意避免窦口黏膜的环形损伤，以防形成窦口瘢痕挛缩、狭窄甚至闭锁。

❷ 筛窦应沿解剖结构逐层充分开放，切忌在不明情况时盲目切开。良好的筛窦开放后，外界为眶纸板，上界为筛顶（即颅底骨板），各自大致位于同一水平面，术中需明确辨认解剖标志，避免副损伤。

❸ 筛窦变异较多，术中应注意开放彻底，避免遗漏。进入后组筛窦需要注意有无蝶筛气房（Onodi气房）及视神经骨管在筛窦内的隆起，避免损伤视神经。

❹ 探查蝶窦内应观察蝶窦外侧壁颈内动脉和视神经可能造成的压迹，并据此判断两者大致的走向和相互关系，为进阶手术提供依据，避免副损伤。开放蝶窦前壁的时候，注意穿行蝶窦前下的蝶腭动脉、鼻后中隔动脉。必要时，可以先将局部黏膜向下剥离或电凝，减少出血。

❺ 前筛顶、额窦口后下缘附近有筛前动脉横行穿过，注意避免副损伤。

❻ 处理上颌窦口时，带角度的咬钳应注意避免因咬除自然孔上缘的骨质而损伤眶壁结构；向前扩大自然孔时，勿损伤鼻泪管；咬除后囟时，有损伤蝶腭动脉鼻后外侧支的可能性。

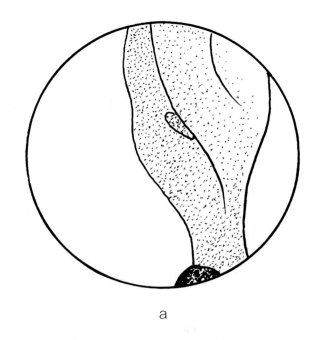

a

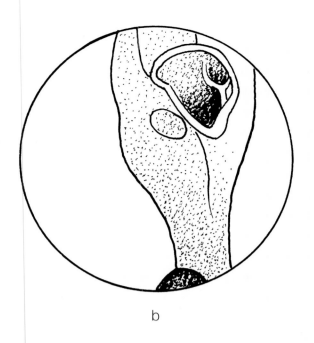

b

图 2-32-10

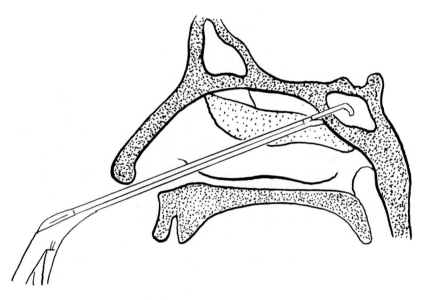

图 2-32-11

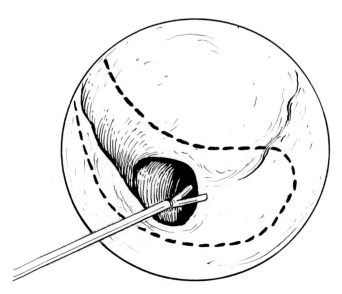

图 2-32-13

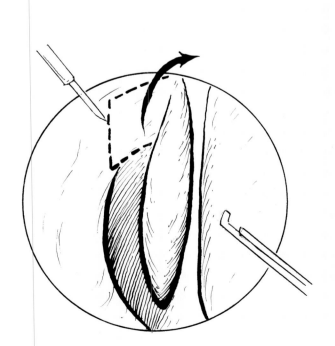

图 2-32-12

图 2-32-14

三 从后向前法鼻窦开放术

适 应 证　参见从前向后法鼻窦开放手术，尤其适用于后组鼻窦病变，特别是因既往手术造成解剖标志缺失的患者。

禁 忌 证　参见从前向后法鼻窦开放手术。

手术步骤
❶ 切除中鼻甲后 1/3 或 1/2 以及上鼻甲后 1/2（图2-32-15），从而暴露蝶窦自然孔。

❷ 经蝶窦自然孔开放蝶窦，向内侧和/或下方扩大蝶窦自然孔，至能够满足手术需要。探查蝶窦内黏膜，视病变情况酌情去除或进行活检。

❸ 定位前颅底，沿箭头指示由后向前开放筛窦（图2-32-16）。

❹ 视病情需要开放额窦、上颌窦。基本方法参见前述从前向后法。

术中要点　蝶窦自然孔的位置约平对中鼻甲后部和上鼻甲水平，距前鼻棘约7cm。可适当开放部分后组筛窦或剪除部分上鼻甲，以暴露蝶窦前壁。
其余参照从前向后法鼻窦开放手术。

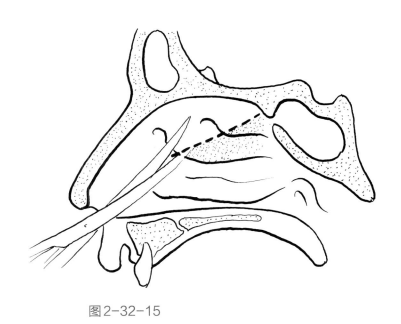

图2-32-15

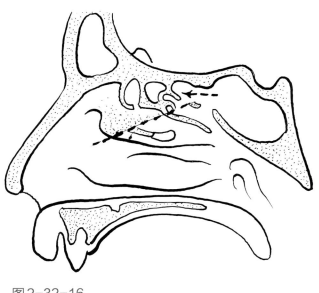

图2-32-16

四 经鼻额窦开放手术（Draf Ⅰ、Ⅱ、Ⅲ型额窦手术）

适 应 证　Draf Ⅰ型额窦手术：病变位于额隐窝水平，病变较局限且不患有如阿司匹林不耐受、哮喘等有预后风险因素的患者。

Draf Ⅱ型额窦手术：①Draf Ⅱa型，急性鼻窦炎的严重并发症，额窦内侧的黏液/脓囊肿，良性肿瘤手术，额窦黏膜质量良好；②Draf Ⅱb型，所有Draf Ⅱa型引流的适应证，Draf Ⅱa型引流手术治疗失败或Draf Ⅱa型引流造口直径过小者（一般认为小于5mm）。

Draf Ⅲ型额窦手术：额窦口前后径小和/或内鼻嵴发育不良；前期Draf Ⅱ型或鼻侧切开术失败行修正性手术者；重症鼻窦炎鼻息肉，特别是有预后风险因素（如黏液黏稠病、纤毛不动综合征等）的患者；范围局限的额窦良恶性肿瘤；额窦外伤及额窦脑脊液鼻漏等手术的前置手术。

禁 忌 证 参见从前向后法鼻窦开放手术。

手术步骤 ❶ Draf I型额窦手术　按常规方法，打开鼻丘气房，逐层剥离、去除位于额窦口下方，即额隐窝内阻塞额窦引流的前筛气房，开放额窦自然口，（图2-32-17，额窦口下方阴影部分为切除范围）。参照从前向后法鼻窦开放手术的额窦开放步骤。

❷ Draf Ⅱa型额窦手术　在完成筛窦切除后切除眶纸板与中鼻甲之间的额窦底，扩大额窦口（图2-32-18，额窦下方阴影部分为切除范围）。

❸ Draf Ⅱb型额窦手术　在Draf Ⅱa型手术基础上进一步向内侧将中鼻甲的根部去除，使额窦开口内侧缘扩大达鼻中隔（图2-32-19，额窦下方阴影部分为切除范围）。

❹ Draf Ⅲ型　用常规方法经鼻清除一侧额隐窝气房，开放额窦自然口。
由前向后切除中鼻甲前端部分，即附着处至额窦口后缘水平（图2-32-20，阴影部分为中鼻甲及其上部切除范围），切除已开放额窦一侧上颌骨额突局部黏膜，并以额窦口后缘（额窦后壁）为安全界，向前切除与之对应的鼻中隔前上部分，形成前为鼻骨后面、后为额窦口后缘平面的鼻中隔窗口，大小约1.5cm×1.5cm。
沿一侧上颌骨额突开始向外磨削，至泪囊内壁暴露后，再向前磨除额嵴，至皮下软组织后，以软组织为标志，向上（额窦腔方向）磨削额窦底板（包括鼻骨和额窦口后缘之间的额鼻嵴及鼻中隔上缘）（图2-32-21）。
切除额窦中隔，进入对侧额窦，在对侧同法磨削并修整窦腔，使额窦融合为较大中线引流开口，由额窦后缘、筛骨水平板和鼻中隔上部共同形成的结构即为Draf所描述的"Frontal T"（图2-32-22，虚线所示）可以作为开放额窦底及鼻中隔开窗的安全后界（图2-32-23，标准切除范围为额窦下方阴影部分）。
清理术腔，止血填塞。

术中要点 ❶ Draf Ⅱ型术中由于内侧朝向鼻中隔方向骨质逐渐增厚，因而常需使用电钻磨除。要注意保护好额窦开口其他面的黏膜，手术过程中至少要保护好开口周围一面的黏膜，以减少术后窦口狭窄或闭锁的发生。

❷ Draf Ⅲ型手术通常选择额隐窝正常或病变轻的一侧开始手术；对双侧病变，选择额隐窝较宽侧先行额窦开放手术；手术的解剖参考标志与安全界：Frontal T可以作为开放额窦底及鼻中隔开窗的安全后界，其中，中鼻甲根部距前端约5mm内侧的骨桥包绕第一嗅丝，是磨削后界的重要标志；外侧则为泪囊和眶纸板；前界是鼻根部皮下软组织。

❸ 术中虽然额隐窝不可避免地要切除黏膜和较多骨质，但仍应尽可能减少黏膜损伤，以避免引起术后骨质增生、黏膜瘢痕增生及窦口闭锁。

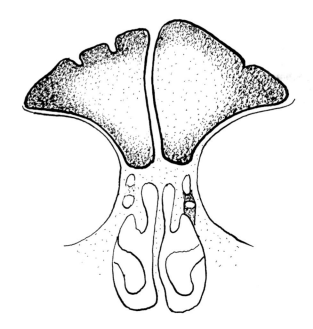

图 2-32-17

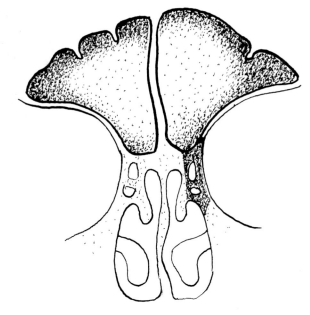

图 2-32-18

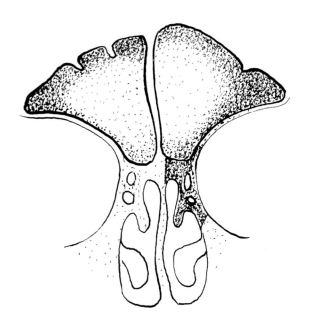

图 2-32-19

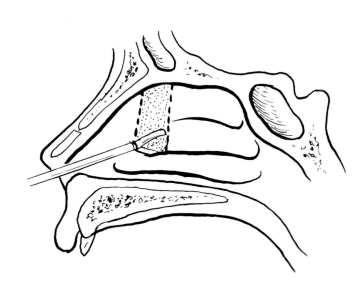

图 2-32-20

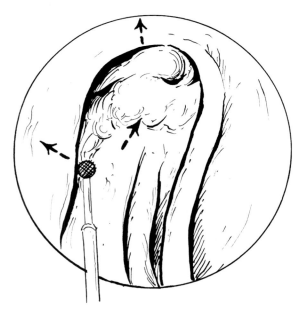

图 2-32-21

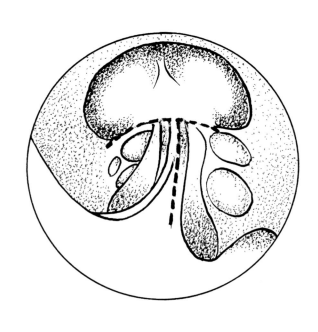

图 2-32-22

145

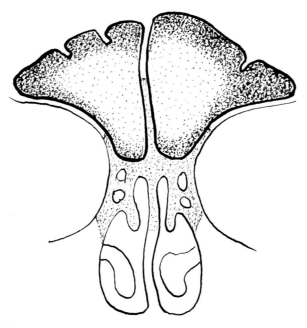

图2-32-23

五　　鼻内镜下腺样体切除术

适应证、禁忌证、术前准备

同传统手术，对于儿童、鼻中隔偏曲不适合行鼻中隔矫正术者或鼻腔狭窄者，宜采用经口鼻内镜引导下腺样体切除法。

麻　醉

全身麻醉。

手术步骤

ER2-32-5 鼻内镜下腺样体切除术

❶ 经鼻腺样体切除术　鼻内镜经鼻腔观察鼻咽部、咽鼓管开口及腺样体肥大的情况，用组织钳经鼻腔钳取部分肥大的腺体留作病理，术中可采用动力系统或等离子系统等器械由前向后逐步推进切除腺体组织，并选用电刀、等离子、射频等设备止血（图2-32-24）。

❷ 经口鼻内镜下腺样体切除术　口腔置入开口器暴露口咽部，如合并扁桃体肥大，可先行扁桃体摘除术。

用两根导尿管分别由左右鼻腔插入并由口腔牵出，与留于前鼻孔之外的一端一起拉起固定，软腭即被向上牵拉，可部分暴露鼻咽部。

70°鼻内镜探入口腔，调整鼻内镜的位置和角度，充分暴露肥大的腺样体和鼻咽部结构。

留取病理后，采用动力系统或等离子系统等，由前向后或由后向前逐步切除肥大的腺样体（图2-32-25），也可选择大小适当的腺样体刮匙，直视下套于腺样体基部，按常规方法刮除。

鼻咽顶部、咽隐窝处及靠近咽鼓管圆枕或咽侧索处残留的淋巴组织，用刮匙难以刮除干净且容易损伤正常结构，尤其是由后鼻孔突入鼻腔的部分，推荐在直视下采用动力系统或等离子系统等切除。

用电刀、等离子等方式止血，物理切除的创面可先用棉球压迫后再烧灼止血。

❸ 经鼻鼻内镜引导下经口腺样体切除术　经鼻腔插入内镜，软腭用经另一侧鼻腔伸入的导尿管拉起，在鼻内镜引导下经口伸入切割器械，切除腺

样体方法同上（图2-32-26）。

术中要点　❶ 经鼻手术需先收缩鼻甲及黏膜。有鼻中隔偏曲者，可以同期行鼻中隔矫正手术。

❷ 辨识腺样体后方的椎前筋膜，避免副损伤。

❸ 避免大面积损伤后鼻孔缘、咽鼓管圆枕（尤其是咽鼓管口周围），以避免术后瘢痕挛缩狭窄。

❹ 术中明视条件好，需彻底止血。

❺ 其余参照传统术式。

术后处理　　同传统术式。

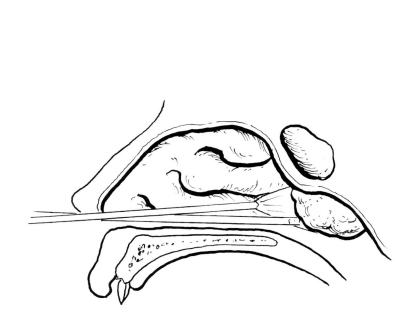

图2-32-24

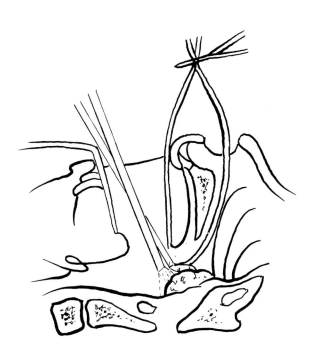

图2-32-25

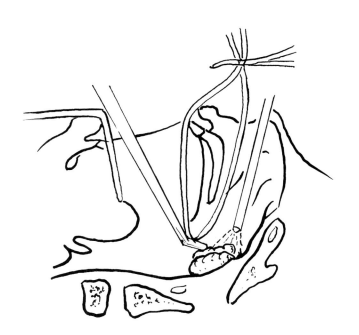

图2-32-26

147

参考文献

1. 孔维佳，吴皓.耳鼻咽喉头颈外科学[M].3版.北京：人民卫生出版社，2021.

2. 韩德民.鼻内镜外科学[M]. 2版.北京：人民卫生出版社，2012.

3. 韩德民.内镜鼻窦外科学：解剖学基础、CT三维重建和手术技术[M].北京：人民卫生出版社，2006.

4. 黄选兆,汪吉宝,孔维佳.实用耳鼻咽喉头颈外科学[M]. 2版.北京:人民卫生出版社，2008.

5. 韩秋生，曹志伟，徐国成.耳鼻咽喉科手术要点图解[M].北京：中国医药科技出版社，2013.

6. 韩秋生，曹志伟，徐国成.耳鼻咽喉科手术图谱[M].沈阳：辽宁科学技术出版社，2001.

7. Wormald PJ, Hoseman W, Callejas C, et al. The International Frontal Sinus Anatomy Classification (IFAC) and Classification of the Extent of Endoscopic Frontal Sinus Surgery (EFSS) [J].Int Forum Allergy Rhinol, 2016, 6(7): 677-696.

8. Korban Z R, Casiano R R. Standard Endoscopic Approaches in Frontal Sinus Surgery: Technical Pearls and Approach Selection[J]. Otolaryngol Clin North Am, 2016, 49(4): 989-1006.

第三章
咽的手术

扫描二维码，
观看本书所有
手术视频

咽旁脓肿切开引流术

适 应 证	咽侧间隙感染，有脓肿形成。
术前准备	全身应用抗生素，视病情纠正失水及电解质失衡。
麻　　醉	全身麻醉。
体　　位	患者取仰卧位，头偏向健侧，垫肩。
手术步骤	**咽侧切开法**

咽旁脓肿突出于咽侧壁，于最突起处穿刺抽脓，证实脓腔后于该处行直切口，止血钳扩张脓腔，吸净脓汁，冲洗脓腔（图3-1-1）。

颈侧切开法

❶ 沿患侧下颌骨下缘做一平行切口，后端位于下颌角处，距下颌骨下缘1cm，长约5cm。如疑脓肿位置偏下或需探查处理颈动脉鞘，可单独沿胸锁乳突肌前缘，下颌角水平向下做5cm直切口。也可采用联合切口，上端与横切口相连（图3-1-2）。

❷ 切开皮肤、皮下组织及颈阔肌，分离软组织，暴露颌下腺，向前上拉开，在其深面向后上稍内侧向深部钝性分离，在翼内肌的内侧面进入咽旁间隙的脓腔，清理后置胶条引流（图3-1-3）。

❸ 如需处理颈动脉鞘，可沿胸锁乳突肌前缘向后下分离，将颈内外动脉、颈内静脉、迷走神经连同肌肉拉向后方，前方可见甲状腺、气管及颈椎前筋膜，沿筋膜向上做钝性分离，引流咽旁间隙的后隙。清理脓腔后置胶条引流。可部分缝合切口（图3-1-4）。

术中要点

❶ 拟行颈侧切开者，不宜经咽部穿刺或切开，以免口咽和颈部形成暗道。

❷ 沿下颌骨切口时应距其下缘1cm，以免损伤面神经下颌缘支。

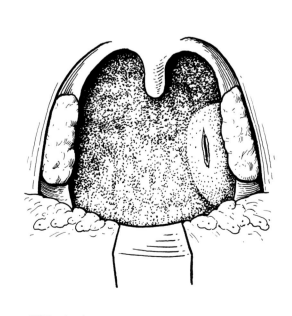

图3-1-1

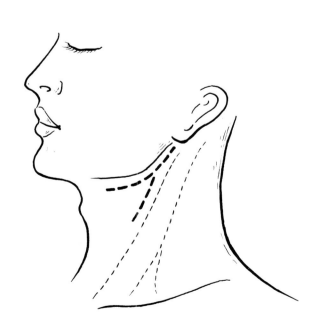

图3-1-2

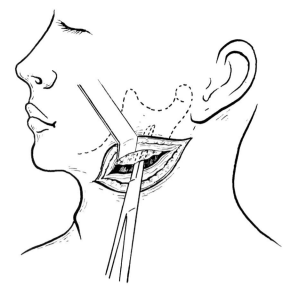

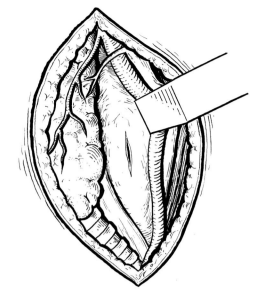

图3-1-3

图3-1-4

❸ 颈动脉壁及颈内静脉可因炎症侵蚀致破裂大出血或形成血栓，应注意。

术后处理　　　　同其他脓肿切开术。

第二节　**咽后脓肿切开引流术**

适　应　证　　明确诊断为咽后脓肿者。

术前准备　　　对慢性脓肿患者，应了解有无结核史。拍摄颈侧位X线片，了解脓肿范围、颈椎位置及有无颈椎破坏情况。备吸引器。小儿尚需备气管插管及气管切开等抢救设备。

麻　　　醉　　小儿全麻下手术，成人可局部2%丁卡因黏膜表面麻醉。

体　　　位　　患者仰卧，头低脚高位。

手术步骤　　　❶ 直接喉镜或麻醉喉镜下充分暴露咽后脓肿。取穿刺针于脓肿最隆起处穿刺抽脓。减低压力。上开口器（图3-2-1）。

❷ 以镰状刀或尖刀于穿刺处或略偏下做纵行切开，切口1～2cm。止血钳扩张，吸引器吸净脓汁（图3-2-2）。

❸ 结核性脓肿可先行口腔反复穿刺抽脓并注入抗结核药物溶液（如链霉素、异烟肼），配合全身抗结核治疗。如无效或脓肿巨大（包括急性咽后脓肿）低位扩展于杓状软骨平面以下，宜颈侧切开。方法如下：仰卧垫肩，头偏健侧，切口区局部浸润麻醉，沿胸锁乳突肌后缘自下颌角平面向下行5～6cm切口，将胸锁乳突肌及深面的颈动脉鞘向前拉开即可暴露位于咽后筋膜或颈椎前筋膜处的脓肿。止血钳分离进入脓腔扩大引流口，吸净脓汁，置胶条引流。如结核性脓肿应探查有无死骨，将死骨一并取

151

出。切口不必缝合（图3-2-3）。

术中要点　❶ 手术体位应取头低足高位，切开前先穿刺抽脓减低压力，防止脓汁突然大量溢出、流入气道引起窒息。

❷ 寒性脓肿、疑有颈椎骨质破坏者，不宜颈部过于后仰，以免颈椎脱位。

术后处理　❶ 经口切开引流者，每日止血钳扩开切口排出脓血至干净为止。

❷ 颈侧切开者每日换药更换引流条。

❸ 全身应用抗生素或抗结核药物。

❹ 术后注意观察患者呼吸状态，防止喉阻塞。

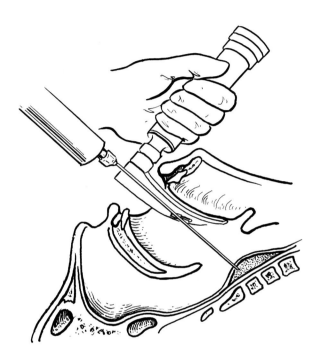

图3-2-1

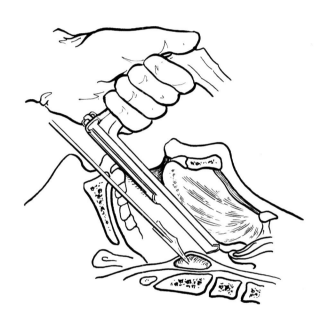

图3-2-2

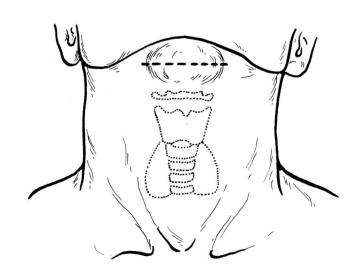

图3-2-3

下颌下间隙脓肿切开引流术

适 应 证	口底蜂窝织炎引起下颌下间隙感染，抗炎无效，颌下及颈部明显肿胀形成脓肿。
术前准备	❶ 全身应用抗生素。
	❷ 伴呼吸困难者视情况可先行气管切开，防止术中术后窒息。
麻 醉	❶ 局部浸润麻醉。
	❷ 全身麻醉。
体 位	患者取仰卧位。伴呼吸困难者可取半坐位。
手术步骤	❶ 于肿胀明显处，距下颌骨下缘一横指做横切口（图3-3-1）。
	❷ 切开皮肤、皮下、颈浅筋膜、颈阔肌，暴露下颌舌骨肌外侧的下颌下间隙，如脓肿在其深面的舌下间隙，可行下颌舌骨肌切开，钝性分离进入脓腔，扩张后充分引流，放入胶条引流。切口部分缝合或延期缝合（图3-3-2）。
术中要点	术中注意保护颈动脉、颈内静脉等大血管。勿损伤面神经下颌缘支。
术后处理	❶ 全身应用抗生素。
	❷ 每日更换敷料，逐渐撤引流条。

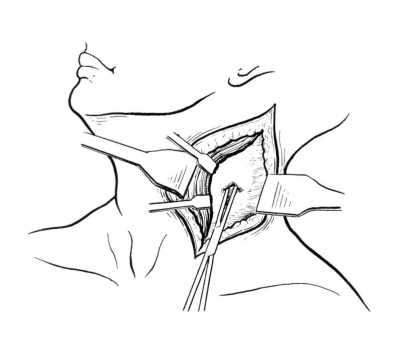

图3-3-1

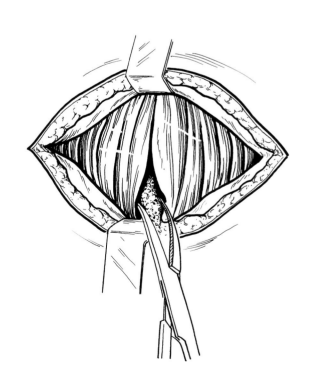

图3-3-2

153

扁桃体周围脓肿切开引流术

适 应 证	急性扁桃体炎数日，咽痛剧烈，张口受限，局部充血肿胀明显，有波动，穿刺抽出脓液。

术前准备
❶ 极度虚弱的患者可行必要的静脉输液。
❷ 术前向患者做好交代，取得患者配合。

麻　　醉　成人2%丁卡因黏膜表面麻醉，儿童可用全麻。

体　　位　患者局麻取坐位，全麻则取仰卧位。

手术步骤　**前上型脓肿**

❶ 部位选择　选取脓肿最突出点，也可从悬雍垂根部作水平线，舌腭弓前缘作垂线，二线相交点略偏后上处。先以上颌窦穿刺针斜面向外侧刺入，抽脓。先行穿刺既可明确脓肿部位，也可避免切开时脓汁大量溢出引起呛咳、窒息（图3-4-1）。

❷ 于穿刺点以镰状刀斜行切开黏膜及黏膜下组织，切口0.5～1cm，以止血钳向后、外、上分离达到脓腔，放出脓汁。嘱患者将脓血吐净（图3-4-2）。

后上型脓肿

穿刺及切口部位选择在扁桃体上极与咽腭弓之间最为红肿膨隆处。方法同前上型（图3-4-3）。

术中要点　勿盲目向深面操作，以免伤及颈外动脉。

术后处理
❶ 静脉滴注抗生素。
❷ 每日止血钳扩开切口排脓，至无脓为止。
❸ 用含抗菌消毒成分的漱口水漱口。

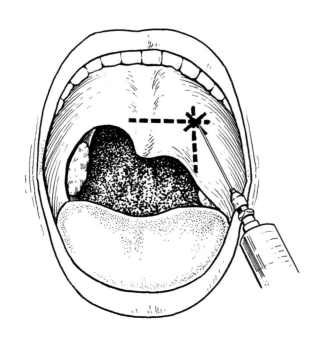

图3-4-1

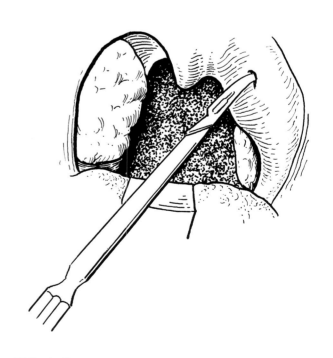

图3-4-2

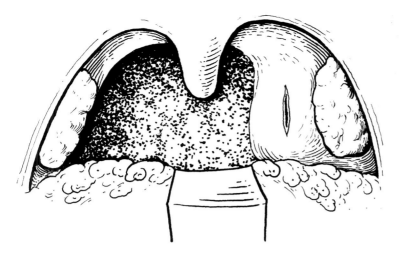

图 3-4-3

第五节　腺样体手术

适 应 证	❶ 腺样体肥大引起经鼻呼吸障碍、张口呼吸或发育障碍出现腺样体面容。
	❷ 腺样体肥大压迫咽鼓管咽口，致反复发作分泌性中耳炎。
	❸ 腺样体慢性炎症引起鼻窦、咽、喉急性炎症反复发作。
禁 忌 证	同扁桃体切除术。年龄可放宽至4岁。
术前准备	同扁桃体切除术。
麻 醉	无麻醉下手术。较大患儿可行黏膜表面麻醉，不配合者可考虑选用全麻。
体 位	患者平卧仰头、垫肩，助手在患者头顶位置把持头位。
手术步骤	**腺样体切除法**

❶ 左手持压舌板压低舌背，暴露咽峡。右手持腺样体切除器，闭合刀匣，经悬雍垂旁将其置于鼻咽顶后壁中线处（图3-5-1）。

❷ 切除器柄贴近下列牙。收回刀片并适当加压，使腺样体压入刀匣。收刀，将腺样体紧贴鼻咽顶后壁切入刀匣内。取出切除器（图3-5-2、图3-5-3）。

❸ 助手将头转向一侧，嘱患者吐净血液，不可咽下。

❹ 检查切除腺体是否完整。可让患者交替擤鼻，如气流欠通畅则该侧可能遗有残体。也可以手指触诊判定。残留腺体可补充切除。

腺样体刮除法

❶ 左手持压舌板压低舌背，暴露口咽部。

❷ 右手持笔式握住腺样体刮匙，经悬雍垂旁向上探入，将刮匙置于鼻咽顶后壁正中处。随即右手握住刮匙并适当加压，使腺体嵌入刮匙内（图3-5-4）。

155

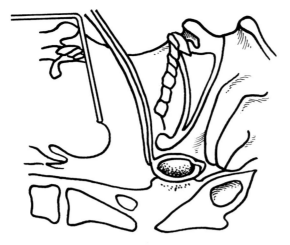

图 3-5-1

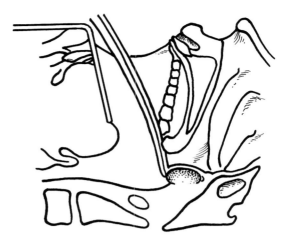

图 3-5-2

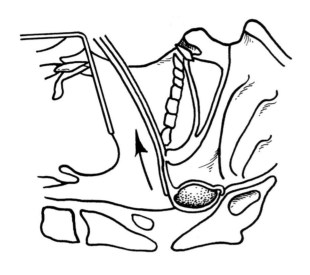

图 3-5-3

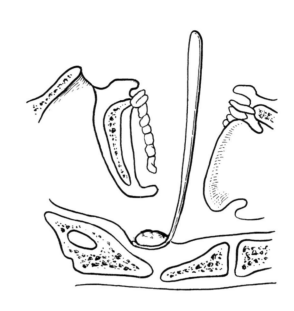

图 3-5-4

❸ 握住刮匙，用腕力使刮匙紧贴鼻咽顶后壁做弧形刮割，顺势将刮匙连同腺体经咽部拉出口外（图3-5-5）。

❹ 助手将头转向一侧，嘱患者吐净血液，不可咽下。

❺ 检查有无残留。残留腺体可补充刮除。

术中要点

❶ 不配合的患儿可上开口器，极度挣扎的患者不可强力把头，勉强手术可造成副损伤，严重可致颈椎半脱位。宜改行全麻手术。

❷ 操作时勿以门齿为支点，以免损伤门齿。

❸ 一般情况下宜保持中线操作，如分泌性中耳炎可略偏向患侧，但过于偏向一侧可致咽鼓管损伤。

❹ 使用刮匙时，刮割范围勿超出鼻咽部，以免损伤口咽部，咽壁损伤可引起咽干或异物感。

❺ 腺体未随刮匙一并带出可让患者头转向一侧，明视下用组织钳或止血钳将脱于口咽部的腺体取出，注意勿使腺体坠入下咽以免窒息。

❻ 使用腺样体切除器可安全将腺体一并带出，但操作略显繁杂。使用刮匙简便迅速，但初学者常不能将腺体一并带出。

术后处理

❶ 常规应用抗生素1周。

❷ 1%麻黄素及0.25%氯霉素眼药水每日交替点鼻3次，滴药时仰卧使药液流入鼻咽部创面上。

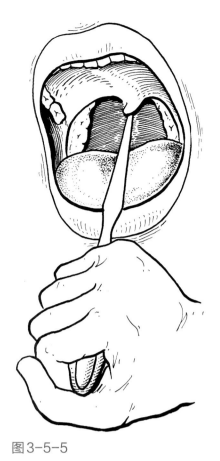

图 3-5-5

❸ 无活动出血者术后 4 ~ 6h 进半流食或软食，初次勿进过热饮食。

❹ 伴分泌性中耳炎者，还需做咽鼓管吹张等相应治疗。

第六节　扁桃体挤切术

适 应 证	❶ 符合扁桃体切除适应证的 5 岁以上儿童患者。
	❷ 少数青少年患者如扁桃体肥大突出、无明显粘连者也可试行扁桃体挤切术。
术前准备	同扁桃体摘除术。
麻　　醉	局部浸润麻醉或全麻。
体　　位	患者取仰卧仰头位，垫肩。
手术步骤	❶ 套　术者立于患者头部右侧。左手握压舌板压卡右侧舌根，充分暴露右侧扁桃体下极，右手持挤切刀自对侧口角斜插至右侧扁桃体，将扁桃体下极套入刀环（图 3-6-1）。
	❷ 转　将刀环套住下极后在扁桃体和咽腭弓之间向上极方向推移，同时转动刀环，使刀环方向和扁桃体长轴一致，刀头和右侧下颌骨内侧面相接触，刀柄移至对侧口角。
	❸ 抬　刀柄平口角，将刀头向上抬起，扁桃体在舌腭弓下形成一个隆起（图 3-6-2）。

❹ 挤　撤出压舌板以四指握住，腾出拇指以指腹均匀地在舌腭弓隆起处向下方推压，使扁桃体压入刀环内，指腹触到刀环边缘为止。然后右手收紧刀柄（图3-6-3）。

❺ 提　收回左手拇指，右手收刀的同时提起刀柄呈垂直位，检查扁桃体是否完全套入刀环内，同时术者移至患者头的右上侧，左手将压舌板压住左侧舌根，暴露左侧扁桃体（图3-6-4）。

❻ 扭、拉　抖动手腕迅速将挤切刀向悬雍垂方向转90°，并将夹紧扁桃体的挤切刀自右侧口角抽出口外，甩掉扁桃体后同法套住左侧扁桃体将其切除（图3-6-5、图3-6-6）。

术中要点

❶ 整个动作要求迅速，一气呵成。

❷ 将扁桃体下极完整套入较为关键。套入扁桃体后刀柄要移至口角处。

❸ 扭、拉时抽刀角度应与门齿平行，以免损伤门齿。

❹ 初学时可先分两次挤切扁桃体，勿急于追求一气呵成而致双侧均遗留残体。

术后处理

同扁桃体摘除术。术后持续性颈部疼痛，活动受限时应拍颈椎正侧位片，除外颈椎半脱位。

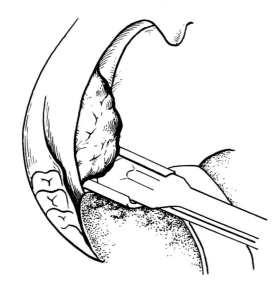

图3-6-1

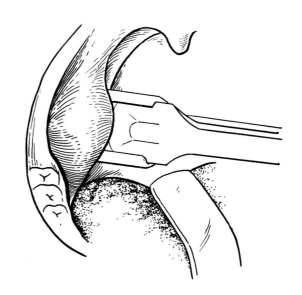

图3-6-2

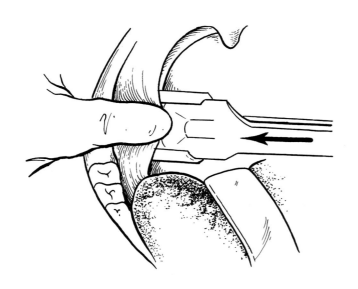

图3-6-3

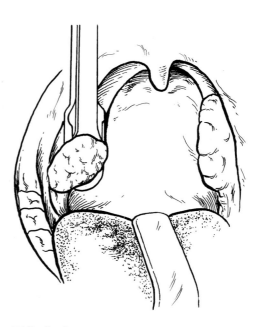

图3-6-4

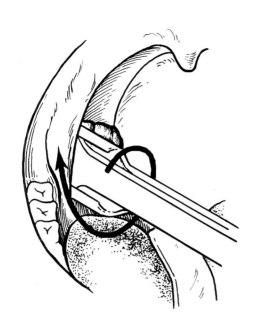

图 3-6-5

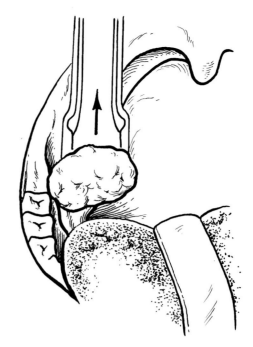

图 3-6-6

第七节 扁桃体摘除术

<table>
<tr><td>适 应 证</td><td>❶ 慢性扁桃体炎反复急性发作或曾并发扁桃体周围脓肿。</td></tr>
<tr><td></td><td>❷ 扁桃体过度肥大，影响呼吸及吞咽。</td></tr>
<tr><td></td><td>❸ 慢性扁桃体炎导致其他脏器病变（风湿性关节炎，风湿病，肾炎等），或与上呼吸道急性炎症和急性中耳炎有明显关联者。</td></tr>
<tr><td></td><td>❹ 扁桃体的其他疾病，如扁桃体角化症，息肉或囊肿等。</td></tr>
<tr><td></td><td>❺ 扁桃体良性肿瘤。</td></tr>
<tr><td></td><td>❻ 扁桃体恶性肿瘤早期，肿瘤局限于扁桃体内。</td></tr>
<tr><td></td><td>❼ 白喉带菌者，保守治疗无效。</td></tr>
<tr><td></td><td>❽ 某些咽部手术的前期手术，如茎突过长截除术、腭咽成形术等。</td></tr>
<tr><td></td><td>❾ 一侧扁桃体肿大，疑为恶性肿瘤者。</td></tr>
</table>

禁 忌 证　❶ 扁桃体急性炎症期，宜在炎症消退2～3周手术。

❷ 造血系统疾病及有凝血机制障碍者。

❸ 全身性疾病，如肺结核、风湿性心脏病、肾炎等，病情未稳定；未经控制的高血压患者。

❹ 亲属中有免疫球蛋白缺乏或有自身免疫病发病率高的家族病史。

❺ 白细胞计数极低。

❻ 未做免疫功能调查或正在服用免疫功能抑制药物者。

❼ 妇女月经前期或月经期。

体　位　局麻取坐位。全麻取平卧位、垫肩，头后仰上开口器，暴露口咽部（图3-7-1）。

术前准备	❶	血常规检查，凝血功能检查。
	❷	全身性疾病，如风湿病者应行抗链球菌溶血素O试验、查血沉，肾炎患者查尿常规、肾功能等。注意病变是否稳定。
	❸	心电图检查。
	❹	病灶性扁桃体术前2～3日常规应用抗生素。
	❺	术前6h禁食禁水。
麻　　醉		局部浸润麻醉或气管插管全身麻醉。
手术步骤	❶	2%丁卡因喷咽3次，间隔3～5min。
	❷	2%的利多卡因20ml加入适量1‰的肾上腺素。压舌板压舌前2/3暴露咽峡。于舌腭弓上、中、下三点依次注药2ml、2ml、4ml。进针宜与腭弓平面平行，针头向内倾斜，刺入1cm左右，回抽无血后，将麻药注入扁桃体周围间隙，勿刺入扁桃体内。沿切口注入适量药液，可减少切口时出血。一侧用药量不超过10ml。视手术时间长短，可同时麻醉对侧，或待一侧手术完毕后再行对侧麻醉（图3-7-2）。
	❸	将镰状刀或扁桃体刀自舌腭弓根部游离缘稍外处刺入，将黏膜勾起自下而上切开黏膜，切至上方弧形翻转绕过扁桃体上极切开咽腭弓黏膜。切口时勿刺入过深以免损伤咽上缩肌，勿切入扁桃体组织中（图3-7-3、图3-7-4）。

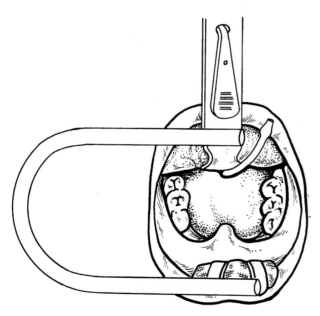

图3-7-1

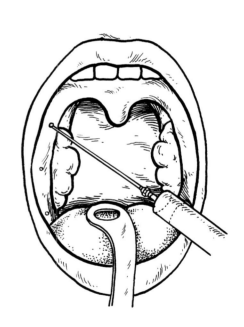

图3-7-2

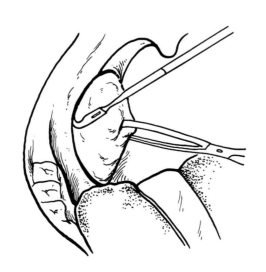

图3-7-3

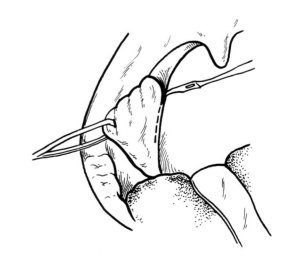

图3-7-4

❹ 扁桃体剥离器凹面朝前，于舌腭弓切口内上下往返剥离，将扁桃体前面与舌腭弓分离，然后翻转剥离子向上方后方紧贴扁桃体上极将其剥出（图3-7-5）。

❺ 组织钳夹持扁桃体上极向中线牵拉，同时剥离子凹面紧贴扁桃体，沿扁桃体被膜向下弧形往返剥离。将其自扁桃体窝剥出直至下极仅余一小蒂。剥离时不能向窝内深挖，应靠紧扁桃体被膜并不断下压扁桃体（图3-7-6）。

❻ 将扁桃体圈套器套入扁桃体钳，以扁桃体钳夹持扁桃体上极向内向上牵拉，将圈套器钢丝自上极向外下套住扁桃体蒂部，收紧钢丝，摘除扁桃体（图3-7-7）。

❼ 扁桃体止血钳夹住止血棉球，塞入扁桃体窝压迫止血5min。取出棉球后以扁桃体拉钩拉开舌腭弓检查窝内有无出血及残留腺体。检查无异常后同法行对侧手术。术中嘱患者随时将口内血液及分泌物吐出，不可咽下（图3-7-8）。

❽ 全麻手术步骤同局麻。

术中要点

❶ 能否将上极完整剥除是本手术的关键。切口时，勿切入扁桃体上极，应绕过上极在其上方进行。

❷ 剥离应紧贴扁桃体被膜，避免剥离过深或损伤过大导致难处理的出血。

❸ 扁桃体下极三角皱襞处的淋巴组织应去除干净，以免术后继续增生。

❹ 扁桃体下极应充分剥离，仅余一蒂时再上圈套器。如剥离不彻底，蒂过于粗大，圈套器无法将其绞断。

❺ 个别情况可见扁桃体与扁桃体窝有坚韧的瘢痕粘连，可以用剪刀沿包膜做锐性分离。

❻ 术中明显的血管出血应予结扎或缝扎。

❼ 出血局部处理 ①首先明确出血部位。在表面黏膜麻醉或局部浸润麻醉下将扁桃体窝内凝血块、分泌物取净。②术腔可以棉球蘸取3%过氧化氢溶液清理。如创面渗血，棉球持续压迫10～15min可停止。压迫时局部可加用凝血酶等止血药物。③血管出血应行结扎或缝扎。如出血系遗留残体所致，应去净残体，棉球压迫止血。④顽固的创面渗血可将碘仿凡士林纱球缝于扁桃体窝内留置2～3日。⑤严重的扁桃体出血保守治疗无效，需行颈外动脉结扎。

术后处理

❶ 术后常规应用抗生素1周。

❷ 术后24h后用含抗菌消毒成分的漱口水漱口。

❸ 术后6h如无活动性出血可进温凉流食，术后3日可进半流食、软食，术后1周后逐渐恢复正常饮食。

❹ 术后6～12h创面白膜形成，5～7日开始脱落，10日完全脱落。术后检查如发现白膜形成不好应注意清理局部凝血块，预防感染。

161

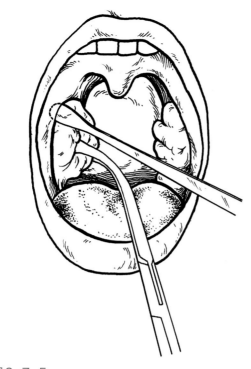

图 3-7-5

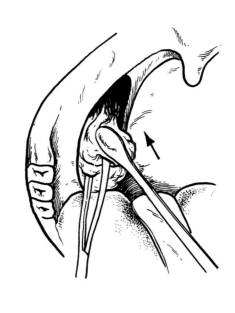

图 3-7-6

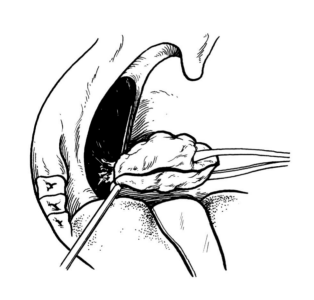

图 3-7-7

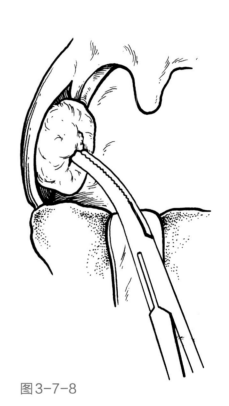

图 3-7-8

第八节　　**茎突部分截除术**

适 应 证	茎突过长压迫舌咽神经或颈动脉，出现患侧咽痛或异物感，其他病因不能解释；X线检查提示茎突过长（>3cm）；触诊扁桃体能触及硬性条索状物。
禁 忌 证	参阅扁桃体摘除术。
术前准备	参阅扁桃体摘除术。

麻　　醉	全身麻醉。
体　　位	全麻取平卧位、垫肩，头后仰上开口器，暴露口咽部。

手术步骤

❶ 按扁桃体摘除术的步骤，先行患侧扁桃体切除，止血完毕后用示指经扁桃体窝触诊，于茎突尖端突出部位沿咽缩肌做一纵行切口，长 1.0 ~ 1.5cm。切开时反复触诊，勿伤及深面的颈外动脉（图3-8-1）。

❷ 暴露茎突尖端，小刀切断茎突尖端附着的肌腱，止血钳夹持尖端，另取弯止血钳、筛窦刮匙或卵圆钳沿茎突杆向上分离。分离应尽量靠近根部；以止血钳固定，紧贴其下以咬骨钳咬断分离的茎突（图3-8-2）。

❸ 检查无活动出血后将切口缝合。

手术要点

❶ 操作紧贴茎突杆。

❷ 暴露茎突尖后用止血钳夹持，可防止剥离时茎突骨折后缩入咽缩肌中难于找到。

❸ 操作切勿盲目向深面进行以免损伤颈动脉。

术后处理　5 ~ 7日拆线。参阅扁桃体摘除术。

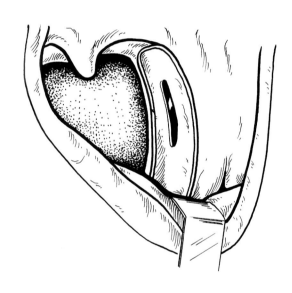

图 3-8-1

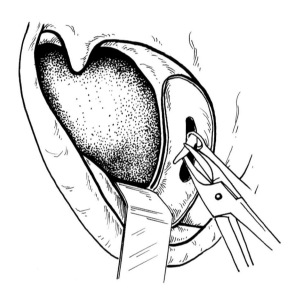

图 3-8-2

第九节　鼾症的手术治疗

适 应 证

❶ 鼾声响度大于60dB。

❷ 阻塞型睡眠呼吸暂停低通气综合征（obstructive sleep apnea hypopnea syndrome，OSAS）睡眠期每次憋气10s以上，每7h睡眠呼吸暂停30次以上。

❸ 呼吸暂停时，伴血氧饱和度下降。

禁 忌 证

❶ 中枢性或混合性OSAS。

163

❷ 病态性肥胖。

❸ 小颌或颌后缩畸形。

❹ 伴鼻腔阻塞性病变或舌系带过短致舌根后倾者，应先去除病因再考虑手术。

术前准备　　　参阅扁桃体摘除术。

麻　　醉　　　全身麻醉。

体　　位　　　全麻取平卧位、垫肩，头后仰上开口器，暴露口咽部。

手术步骤　　　**腭咽成形术**

❶ 沿舌腭弓外侧0.5cm弧形切开，起自扁桃体下极，上达悬雍垂基部。然后转向，切开咽腭弓与扁桃体交界处黏膜（图3-9-1）。

❷ 自切口开始剥离舌腭弓、软腭及咽腭弓的黏膜及黏膜下组织，摘除扁桃体。修剪咽腭弓、软腭及悬雍垂处的黏膜。软腭鼻咽侧黏膜应适当留长。修剪后黏膜向前外翻起，能基本无张力覆盖软腭创缘及扁桃体窝创面（图3-9-2、图3-9-3）。

❸ 为减低张力，可于近悬雍垂的咽腭弓内缘剪开，并向外、上分别与舌腭弓、软腭创缘缝合，扁桃体窝死腔应关闭。悬雍垂可全部切除也可适当保留上1/3，后缘黏膜略保留后，向前上翻转，与前缘黏膜吻合（图3-9-4、图3-9-5）。

❹ 若咽后壁残余的腭咽弓处仍有过多黏膜形成条索状隆起，可在其外侧楔形切除多余黏膜，将切口内侧黏膜分离向外牵拉和切缘缝合（图3-9-6）。

❺ 观察咽腔宽畅程度，有无渗血及软腭活动度等（图3-9-7）。

悬雍垂腭咽成形术

❶ 与腭咽成形术基本相似。区别在于腭咽成形术切除软腭组织较多，并将悬雍垂全部切除。

❷ 视情况，切口略近于舌腭弓游离缘及软腭游离缘，起自根部，上达悬雍垂根部，止于尖端，回转切开咽腭弓直至下方。如悬雍垂过长，视情况进行不同程度切除（图3-9-8）。

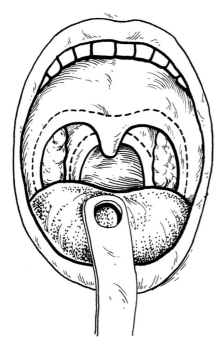

图3-9-1

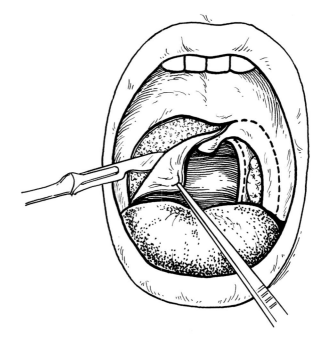

图3-9-2

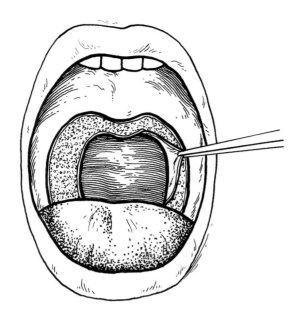

图3-9-3

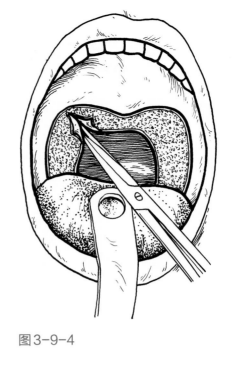

图3-9-4

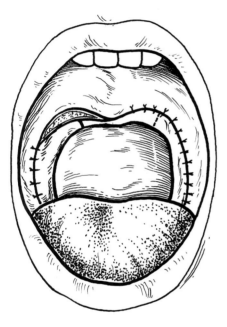

图3-9-5

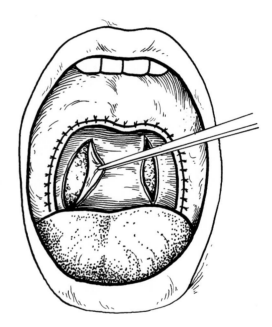

图3-9-6

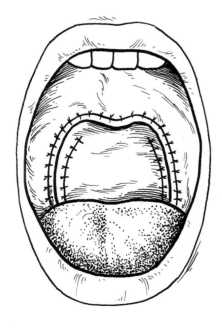

图3-9-7

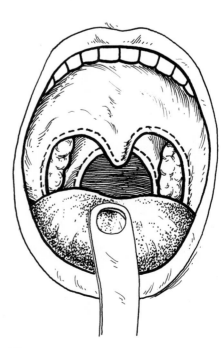

图3-9-8

165

舌甲囊肿（瘘管）摘除术

适 应 证	诊断明确，无急性感染者。儿童患者宜在1岁以上。
禁 忌 证	囊肿急性感染。
术前准备	术前可经外瘘口注入造影剂，进行X线检查了解瘘管走行，或注入1%亚甲蓝溶液便于术中跟踪分离。
麻　　醉	全麻。
体　　位	仰卧位，垫肩。
手术步骤	❶ 囊肿中部沿皮纹做横切口，直达颈阔肌，伴瘘口者，做瘘口周围梭形切口并向两侧延长（图3-10-1）。
	❷ 皮肌瓣向上下拉开，分离颈阔肌及舌骨下诸肌并拉向两侧。如为瘘管，则沿瘘管向下剥离，暴露囊肿（图3-10-2）。
	❸ 沿囊肿或瘘管向上分离暴露舌骨中部，如囊肿蒂部于舌骨下绕过时视情况可于中央断开舌骨向上分离。如囊肿蒂部穿过舌骨，则需将舌骨中部附着的带状肌及舌甲膜稍加切断后将舌骨中部截除少许（图3-10-3）。
	❹ 连同舌骨体向外牵拉囊肿或瘘管，继续向舌盲孔方向分离。助手可将手指经口腔推压舌根。尽量向舌盲孔处分离，结扎切断瘘管。逐层对位缝合，消除无效腔，必要时放置引流条引流（图3-10-4）。
术中要点	❶ 断囊肿蒂部及瘘管时应尽量靠近舌盲孔，不应低于舌骨水平，以免复发。
	❷ 剥离时尽量保持囊壁完整以免残留。
术后处理	❶ 常规应用抗生素。
	❷ 术后7日拆线。

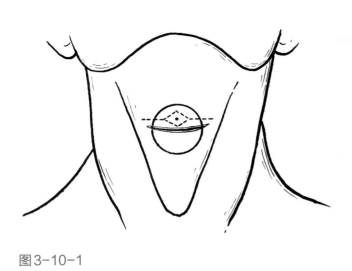

图 3-10-1

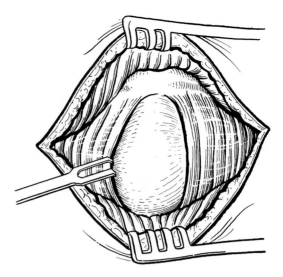

图 3-10-2

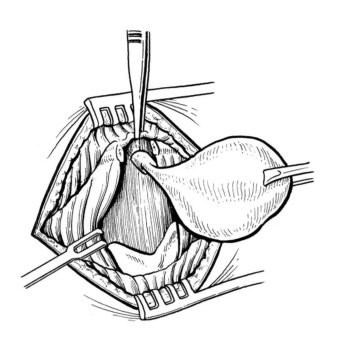

图 3-10-3

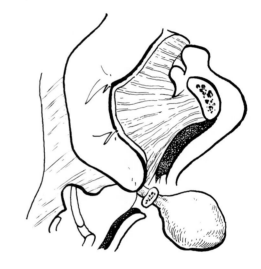

图 3-10-4

167

参考文献

1. 黄选兆，汪吉宝，孔维佳.实用耳鼻咽喉头颈外科学[M]. 2版.北京：人民卫生出版社，2008.

2. 胡雨田.耳鼻咽喉科全书：咽科学.[M]. 2版.上海：上海科学技术出版社，2000.

3. 中华医学会耳鼻咽喉头颈外科学分会咽喉学组.阻塞性睡眠呼吸暂停低通气综合征诊断和治疗指南[J].中华耳鼻咽喉头颈外科学，2009，44（2）：95-96.

4. 周梁，董频，王胜资.耳鼻咽喉头颈肿瘤学理论与实践[M].长沙：中南大学出版社，2019.

5. 孔维佳，吴皓.耳鼻咽喉头颈外科学[M].3版.北京：人民卫生出版社，2021.

第四章
喉、气管及食管的手术

扫描二维码，
观看本书所有
手术视频

常规气管切开术

适 应 证

❶ 喉阻塞　任何原因引起的Ⅲ-Ⅳ度呼吸困难，尤其是症状不能很快缓解时。

❷ 下呼吸道阻塞　昏迷、颅脑病变、神经麻痹、呼吸道烧伤等引起的喉肌麻痹、咳嗽反射消失，以致下呼吸道分泌物潴留。

❸ 预防性气管切开　某些头颈部、胸部大手术及心脏直视手术为插管麻醉，防止血液流入气道，便于术后通畅气道。某些颈部、颌面部严重外伤，抢救时无法经口或鼻腔插管。

❹ 某些特殊气管异物经口腔无法取出或引起急性喉阻塞。

❺ 各种原因造成的呼吸功能减退，如慢性气管炎、肺心病、肺气肿等。气管切开可增加换气量，吸出下呼吸道分泌物，且可将药物直接送入气道进行辅助治疗。

术前准备

选择管径适中的套管，备侧灯及吸引器。

麻　　醉

局部浸润麻醉或全麻。

体　　位

仰卧位，垫肩，头后仰。过度后仰垫肩可加重呼吸困难，必要时可选半坐位。一助手固定头部使颈部保持正中位（图4-1-1）。

手术步骤

❶ 切口

（1）直切口：颈前正中上自环状软骨下缘，下至胸骨上切迹稍上。直切口暴露气管较好，为常规切口，但术后疤痕较明显。

（2）横切口：环状软骨下缘3cm处做横行3~4cm切口。该切口术后疤痕较小，但暴露气管较差（图4-1-2）。

❷ 切开皮肤、皮下　拉开切口即可于颈前正中看到颈白线。术者和助手分别钳夹白线两侧轻轻提起，尖刀纵行于白线处做一小切口，以止血钳上下纵行分离颈前带状肌，边分离边拉开直至暴露气管前筋膜及甲状腺峡部（图4-1-3）。

❸ 甲状腺峡部一般位于2~4气管环处，表面光滑，呈紫红色。气管前筋膜色浅白，可隐约见其下的软骨环。如切口下端已看见甲状腺峡部下缘，可用止血钳轻钳下缘拉向上方，同时另以止血钳紧贴下缘向上分离。以拉钩将腺体向上拉起，暴露气管（图4-1-4、图4-1-5）。

如甲状腺峡部过大难以暴露气管，可于峡部正中切断缝扎（图4-1-6）。

❹ 暴露气管后，将气管前筋膜稍加分离，即可切开气管。切开范围宜在2~4环之间，过高易损伤环状软骨引起拔管困难，过低易有血管损伤。成人可于气管前壁造瘘，即将套管径大小的气管软骨环形切除。切除时先以尖刀切一弧形切口，止血钳夹住软骨瓣上提，沿原切口向上弧形切割，将软骨瓣环形切除。一般需切除两个气管环。儿童为防止术后气管狭窄拔管困难，可仅纵行切断软骨，止血钳撑开切口，放入气管套管。

171

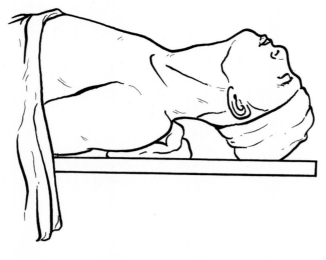

图 4-1-1

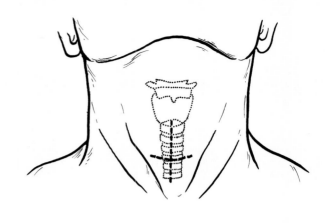

图 4-1-2

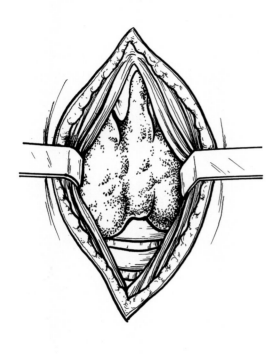

图 4-1-3

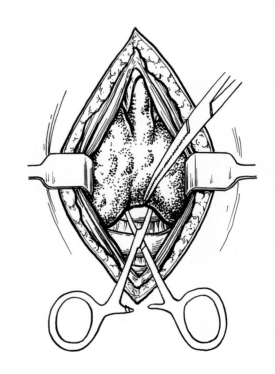

图 4-1-4

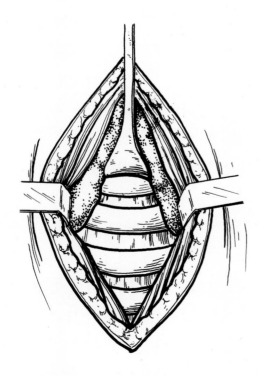

图 4-1-5

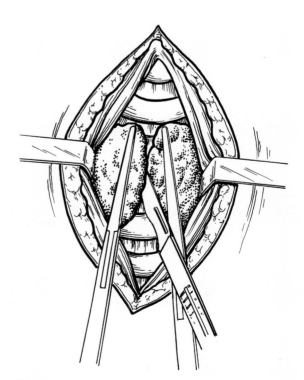

图 4-1-6

插管时将备好的、带管芯的套管用拇指顶住管芯后端顺势向瘘口内插入，并迅速拔出管芯。此时如有分泌物咳出，或感觉气流经套管呼出，取纱布纤维置于管口随呼吸上下摆动，都说明套管确实插入气管内，反之则需立即拔除重插（图4-1-7、图4-1-8）。

❺ 插入套管后，助手钳夹套管边缘下压固定，防止脱管。术者可将切口上端适当缝合1～2针。对躁动或极度肥胖患者，为防止脱管，可将套管两端和皮肤缝合固定。套管下端垫套管布，缚紧绑带，松紧度适中，以能插进一指为宜（图4-1-9）。

术中要点

❶ 助手扶住头部，防止术中偏离正中。

❷ 手术应于中线进行，勿偏一侧，术中随时以手指探清气管位置。随时调整拉钩深浅和方向，使切口不偏离中线。

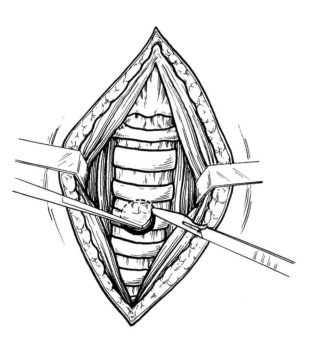

图4-1-7

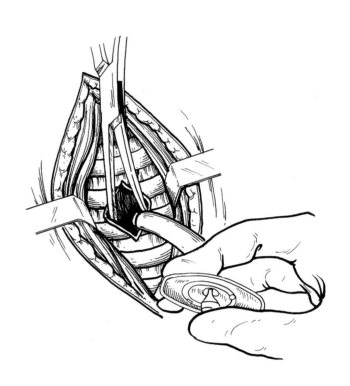

图4-1-8

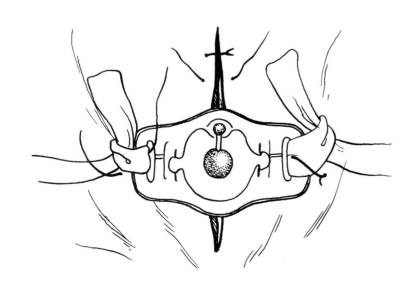

图4-1-9

173

❸ 切口保持整齐，按层次分离扩开，使切口始终保持和皮肤切口一般大小，避免切口形如锅底，深部术野变小。

❹ 甲状腺的处理是手术的关键。选择切口适当，多数患者于切口内可看到峡部下缘，仅需将其向上拉起，下端同时稍做分离即可。如看不到峡部下缘，可于切口下端钳夹腺体向上牵拉，同时另取止血钳沿中线向下方小心分离寻找，多能顺利找到腺体下缘。少数患者腺体过于宽大，可纵向平行上两把止血钳夹住峡部，于中间切断缝扎并向两侧分离。偶遇巨大甲状腺垂向胸骨后，可从峡部上方向下分离，将峡部推向下方或从上向下将峡部部分切断缝扎。

❺ 暴露气管范围以能顺利造瘘或切开气管即可，不必向四周做过多分离，以免损伤两侧血管。气管前筋膜不宜分离过多，软骨切口不宜大于筋膜切口，以免出现纵隔气肿。

❻ 切开气管前一定要确认气管，必要时用注射器穿刺回抽证实。

❼ 切口过低易损伤胸膜。对小儿尤其要注意。术中如见切口下端有软组织随呼吸向上膨出应以板钩压下保护。如下端有漏气的"吱吱"声或有气泡冒出则为胸膜损伤，应迅速切开气管，同时钳夹破损处结扎。

❽ 术中切口出血一般不必结扎，钳夹即可。术中有时可于切口内见静脉血管，多能以拉钩拉开，也可断扎。甲状腺出血应予确切结扎或缝扎。如情况紧急，可先不必考虑出血问题，迅速切开气管解除呼吸困难。也可先钳夹出血处，待切开气管后再行结扎止血。

❾ 术中突然窒息，来不及常规切开，可向上适当延长切口行环甲膜切开术。

术后处理

❶ 保持套管通畅，每4～6h清洗内套管。

❷ 每日更换套管布，全身应用抗生素，防止感染。

❸ 保持下呼吸道通畅，及时吸出气管内分泌物。保持空气湿度在70%以上。定时于套管内滴入适量抗生素溶液，必要时行雾化吸入，使分泌物稀释，易于咳出。

❹ 观察呼吸是否通畅。突然出现呼吸困难应想到套管堵塞或脱管，应及时予以处理。

❺ 术后可能出现皮下气肿、气胸、纵隔气肿、出血、拔管困难等并发症，应及时查清原因对症处理。

第二节　环甲膜切开术

适应证

❶ 呼吸困难伴不稳定颈椎骨折或脱位的患者，常规气管切开可能加重病情。

❷ 突发严重呼吸困难或窒息，无气管切开器械或短时间内无法完成气管切开。

③ 突发上呼吸道梗阻，无法行气管内插管。

④ 过度肥胖或颈部短粗，甲状腺巨大，估计常规气管切开短时间难以完成且因特殊原因无法气管插管的严重喉阻塞。

禁 忌 证　　　　儿童慎用。

麻　　醉　　　　局部浸润麻醉或无麻醉。

体　　位　　　　情况允许宜取仰卧位，垫肩，头后仰并由助手固定，保持气管位于颈前正中。

手术步骤　　① 左手示指摸清位于甲状软骨下缘和环状软骨上缘之间的环甲间隙。中指和拇指固定甲状软骨翼板（图4-2-1）。

② 在左手示指引导下于环甲间隙中间做3～4cm长的横切口，切开皮肤和皮下组织（图4-2-2）。

③ 左手中指和拇指向上下分压切口，示指摸清环甲间隙，引导右手将环甲膜横行切开至喉腔，切口长1～1.5cm（图4-2-3）。

④ 刀柄插入环甲膜切口内横行撑开，顺势将气管套管或其他代用品插入气管（图4-2-4）。

⑤ 止血，固定套管。

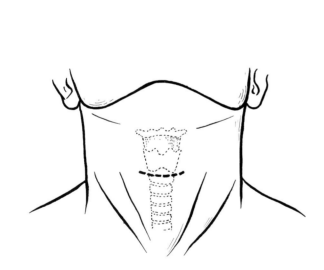

图4-2-1

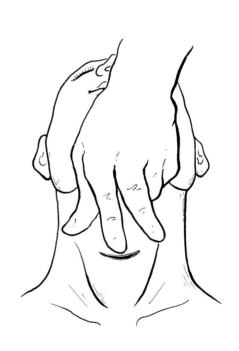

图4-2-2

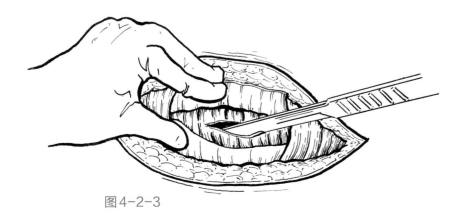

图4-2-3

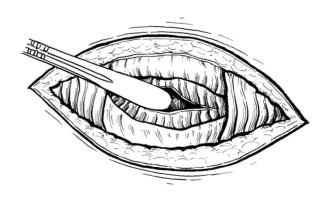

图4-2-4

175

术中要点	❶ 切口过宽可损伤两侧环甲动脉，有时需扩大切口方能结扎止血。
	❷ 切开环甲膜进入声门下腔即可，不可刺入过深以免损伤环甲关节后方的喉返神经及血管。
术后处理	环甲膜切开是缓解呼吸困难的暂时措施，病情平稳后宜重新行常规气管切开术，时间最迟不宜长于48h。参阅常规气管切开术。

第三节　　紧急气管切开术

适应证	突然出现严重呼吸困难或窒息，来不及行常规气管切开或经口腔插入麻醉插管等其他抢救。
禁忌证	无绝对禁忌证。
手术步骤	❶ 术中可不用麻醉以求争取时间。术者左手拇指和示指、中指在环状软骨两侧固定，并将两侧软组织推向外侧以保护颈内静脉和颈总动脉，使气管向前突出。左手示指压于环状软骨正中前方做标识。
	❷ 在左手示指指引下，沿颈前正中自环状软骨下缘切至胸骨上窝，切开皮肤、皮下组织及带状肌。边切边探入示指摸清气管位置。遇血管或甲状腺峡部则以手指推开或向上牵引，或直接切断峡部达气管前壁（图4-3-1）。
	❸ 在左手示指引导下垂直切开气管环，此时应用右手中指抵住刀片，只露出刀尖部分，以免切入过深伤及食管，形成气管食管瘘（图4-3-2）。
	❹ 迅速以止血钳或刀柄撑开气管，放入气管套管或其他代用品，通畅气道（图4-3-3）。
	❺ 清理气道，吸净血液及分泌物，吸氧，必要时行人工呼吸。
	❻ 检查切口，妥善止血，缝合切口，固定套管。
术中要点	❶ 要求术者熟悉气管及周围器官的解剖。
	❷ 左手示指始终引导右手刀的位置，边切边摸气管位置，严格中线操作，切勿偏离。
	❸ 如果左手拇指和示指、中指确实将颈侧大血管推向外侧，切开时并无大血管损伤，出血多为小血管或甲状腺出血，不要忙于止血延误抢救时间。
术后处理	同常规气管切开术。

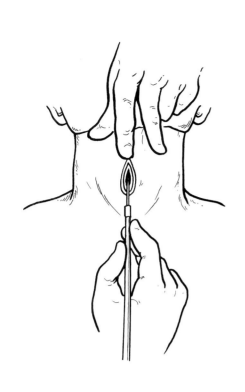

图 4-3-1

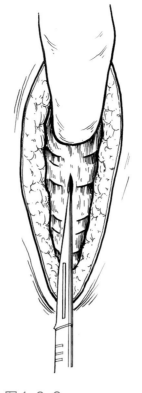

图 4-3-2

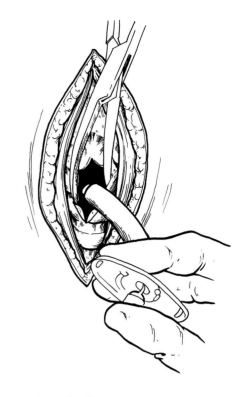

图 4-3-3

第四节 间接喉镜下手术

适 应 证	❶ 喉部良性肿瘤如声带息肉、声带小结、会厌囊肿等。
	❷ 喉部活组织检查。
	❸ 下咽及喉部异物。
禁 忌 证	患者不配合。
术前准备	❶ 术前6h禁食水。
	❷ 术前30min肌内注射苯巴比妥钠0.1g，皮下注射阿托品0.5mg。
麻 醉	❶ 2%丁卡因黏膜表面麻醉，总量不宜超过2ml。
	❷ 先以2%丁卡因溶液喷咽一次，观察5min，如无异常反应，继续喷咽2次，间隔3~5min。
	❸ 患者张口伸舌，纱布包绕舌前1/3，由患者自行牵拉固定。术者在间接喉镜窥视下将喉头注射器顺势沿舌根送入。针头尖端掠过会厌尖游离缘轻搭于喉面侧，嘱患者吸气后发长"伊"音，同时将药液沿会厌喉面滴入，此时可见间接喉镜表面溅满点状药液。为增强麻醉效果，可沿双侧梨状窝前壁滴入麻药少许以麻醉喉上神经。如麻醉确实，一次即可，必要时间隔3min以同法再次麻醉（图4-4-1）。
体 位	患者取端坐位。

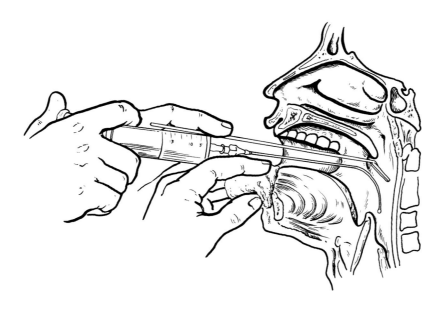

图4-4-1

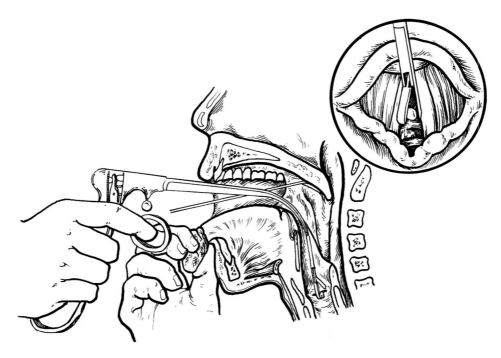

图4-4-2

手术步骤　　　**声带游离缘的蒂状声带息肉**

❶ 嘱患者放松，直腰挺胸，张口伸舌，纱布包裹舌前1/3，患者自行用右手握住固定于口外，平静呼吸。

❷ 术者左手持间接喉镜检查，右手持前后开喉息肉钳沿舌背轻巧送入，越过会厌进入喉腔。如会厌过度后倾可嘱发"伊"音使其抬起，同时以钳子拉住会厌。

❸ 看清息肉位置后，将钳子向病侧声带靠拢并适度张开钳子，小心夹紧息肉根部，确认未夹声带后将息肉摘除（图4-4-2）。

声带广基息肉

息肉基底广，上述方法可能难以钳取或易留有残体，宜选旁开钳子。①右侧息肉选钳叶向左开的息肉钳，左侧息肉选右开钳。②间接喉镜下小心将钳尖接近息肉，将钳叶适度张开，同时将病变侧钳叶轻压息肉基底，使息肉微微上翻进入钳叶中间，收紧钳子将息肉取出。③基底过宽的广基息肉有时需反复钳取多次。蒂状息肉也可用此法取出（图4-4-3）。

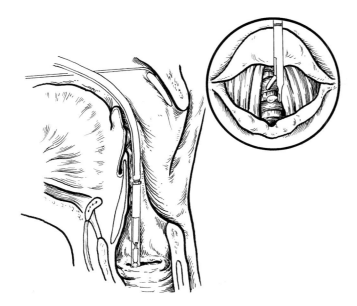

图4-4-3

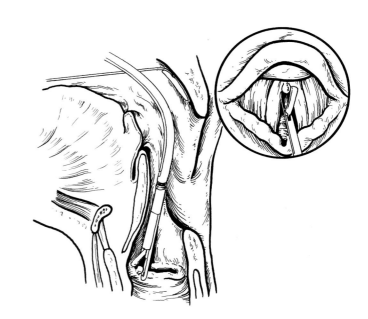

图4-4-4

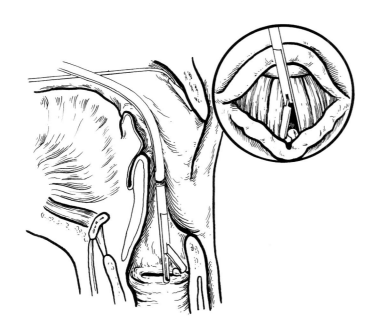

图4-4-5

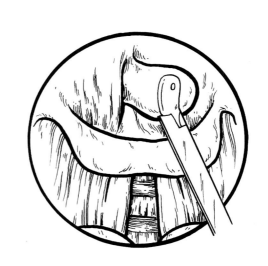

图4-4-6

前联合息肉

选钳叶后开的息肉钳，从息肉后方慢慢接近息肉并张开钳叶将息肉取出（图4-4-4）。

后联合息肉

选钳叶前开息肉钳摘除息肉（图4-4-5）。

会厌囊肿

喉头注射器麻醉会厌舌面。选锐利息肉钳分次咬除囊壁，不必苛求将囊壁完全咬除（图4-4-6）。

声门下息肉

有些带蒂息肉坠入声门下，可嘱患者轻发"伊"音或轻轻咳嗽，同时息肉钳置于息肉上端，待息肉上翻时钳住取出。

喉部活组织检查可借鉴上述息肉切除的方法，要选准取材部位，宜选肿瘤外观明显的部位，避开坏死组织，正常和异常组织交界处取材易获阳性结果。

术中要点　❶ 良好的麻醉是手术成功的前提。

❷ 操作轻柔，耐心细致。明视下操作。钳住息肉后仔细检查是否钳住息肉整体，是否误夹声带组织，如轻轻牵拉感觉韧而富有弹性，则怀疑误夹声带。

❸ 息肉组织疏松，钳夹时可不必完全收紧钳叶。但要确保钳夹住主体而不致脱落。此时常可将息肉自基底部撕下而不伤及声带。

❹ 广基息肉钳取后出血可能导致看不清残留息肉的部位。可择日再次手术，急于一次完成手术可能因视野不清致声带损伤。双侧广基息肉宜分次手术以免损伤前联合致声带粘连。

❺ 巨大广基息肉伴呼吸困难者，视情况可先做气管切开，再行手术，以免术中喉痉挛窒息。

术后处理　❶ 术后2h进食。

❷ 术后禁声1周。

❸ 酌情应用抗生素及激素。

第五节　直接喉镜检查术

适 应 证　❶ 喉部检查　间接喉镜检查不成功或未能查清病变。

❷ 喉部手术　间接喉镜或纤维喉镜下未能完成的喉部良性肿物切除，活组织检查，下咽、喉、气管异物取出。

❸ 导入支气管镜。

❹ 气管内插管　主要用于喉阻塞患者的抢救、麻醉插管。

❺ 气管内吸引　新生儿窒息可通过直接喉镜清除呼吸道痰液。

禁 忌 证　❶ 严重全身性疾病。

❷ 严重心脏病及高血压。

❸ 严重颈椎病变（骨折、脱位、结核等）。

术前准备　❶ 术前4～6h禁食水。

❷ 做好气管切开准备。

❸ 酌情使用巴比妥类镇静剂和阿托品。

❹ 向患者做好解释工作，取得配合。

麻　　醉　❶ 采用2%丁卡因行黏膜表面麻醉。参阅间接喉镜下手术麻醉。

❷ 目前绝大部分患者选择全麻。

体　位	全麻患者采取仰卧位。部分局麻患者取仰卧位，肩部平手术台，头部置于台外。助手坐于患者头部右侧，左足踏脚凳，双手协同固定头部，左膝做支撑，使头部高于手术台10～15cm。小儿需约束四肢，另一助手按压肩部协同固定（图4-5-1）。
手术步骤	❶ 术者位于患者头端。纱布保护上列牙齿。左手持喉镜，右手拇指、中指推开上唇。嘱患者张口平静呼吸。将喉镜沿舌背正中轻轻送入。轻压舌根，即可看见会厌游离缘（图4-5-2）。 ❷ 将喉镜末端稍向下倾并轻轻向前送入，即可越过会厌游离缘，达会厌喉面。再将喉镜沿会厌喉面向前送入约1cm，使远端抵达会厌根。左手平行向前上方用力抬起会厌即可暴露声门（图4-5-3）。
术中要点	❶ 全部操作过程中勿以上切牙为支点，以免损伤牙齿。 ❷ 婴幼儿检喉时，喉镜远端常越过会厌过深而误将杓状软骨挑起，或上提喉镜时会厌脱落。操作时应注意下列要点：①喉镜远端轻压舌根看清会厌游离缘，向前下方送喉镜越过游离缘后轻轻向上抬喉镜远端，看清杓状软骨后再将喉镜送入约1cm使远端抵达会厌根；②左手平行向前上方抬起喉镜，使远端平行压住会厌喉面，过度上翘或下倾均可使会厌脱落。
术后处理	❶ 观察呼吸情况。 ❷ 地塞米松适量，肌内注射。

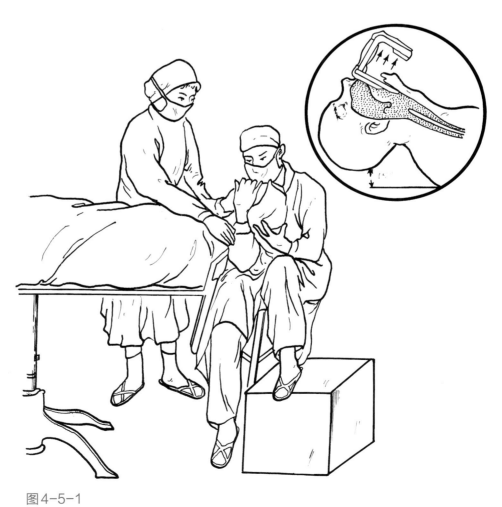

图4-5-1

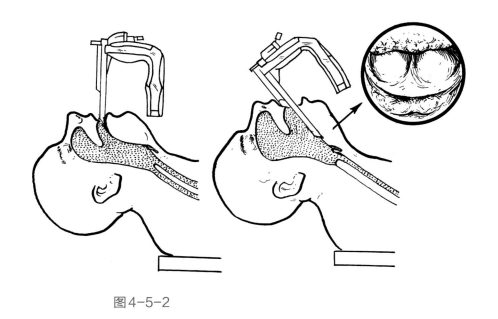

图 4-5-2

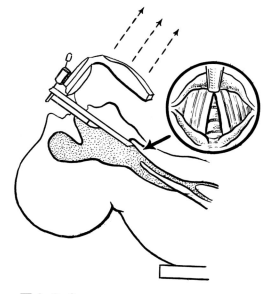

图 4-5-3

第六节	# 直接喉镜下手术

适 应 证	间接喉镜下手术或检查不成功者。
禁 忌 证	❶ 年老体弱者。
	❷ 合并颈椎病变（结核、外伤、脱位）者。
	❸ 合并高血压、心脏病者。
术前准备	测血压，做心电图。其余术前准备同间接喉镜下手术。
麻 醉	全麻。
体 位	患者取仰卧位。
手术步骤	❶ 暴露声门　术者立于患者头顶。纱布保护上切牙，左手持直接喉镜沿舌背顺势进入。轻压舌根，看清会厌尖。喉镜尖端越过会厌尖，达会厌喉面下 1/3 近会厌根处，同时左手向前上方用力将会厌抬起，即可暴露声门（参阅直接喉镜检查术）。
	❷ 切除肿物　根据肿物的位置、大小、形状选择合适的钳子。左手稳定把持直接喉镜，右手持器械明视下将肿物切除。
	1）广基声带息肉可选用喉三角刀沿声带游离缘切开息肉基底部黏膜，然后钳取（图 4-6-1）。
	2）前联合处息肉宜选用三角翘头喉钳（图 4-6-2）。
	3）声带边缘广基息肉可选用三角翘头钳沿声带边缘钳取（图 4-6-3）。
	4）声带中部带蒂息肉可选用平头三角钳摘除（图 4-6-4）。
术中要点	挑喉时手握喉镜向前上方用力，勿以切牙为支点（参阅间接喉镜下手术）。
术后处理	同间接喉镜下手术。

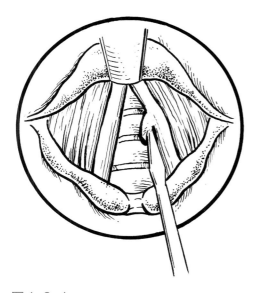

图4-6-1

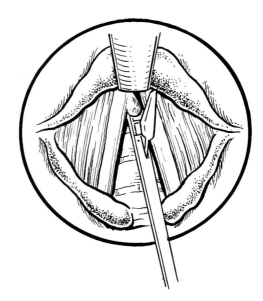

图4-6-2

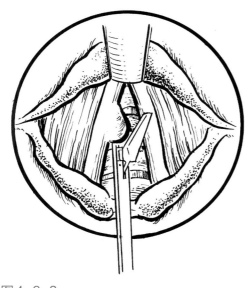

图4-6-3

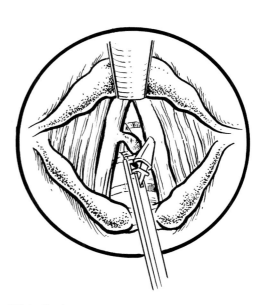

图4-6-4

第七节　　纤维喉镜下手术

适 应 证	❶ 咽反射敏感，间接喉镜检查失败者。
	❷ 间接喉镜检查未能看清病变（病灶较小或部位隐蔽位于喉室、声门下等）。
	❸ 细小的声带息肉或声带小结。
禁 忌 证	纤维喉镜配合不佳患者。
术前准备及麻醉	同直接喉镜下手术。如经鼻腔进路，需以2%麻黄素及2%丁卡因棉片麻醉鼻腔黏膜5～10min。
体 位	患者取坐位，也可采用仰卧位。

| 手术步骤 | ❶ | 术者左手握纤维喉镜操作部，拇指控制角度旋钮。拇指推角度钮向上，喉镜末端弯曲向下。反之则向上。示指、中指控制吸引器。右手持喉镜末端上10cm处（图4-7-1）。 |

❷ 鼻腔入路多经总鼻道中下部送入喉镜，口腔进路经舌背正中送入喉镜。调整角度旋钮，使喉镜经舌与软腭之间向下到达舌根，远远可望及会厌尖。继续送入镜体，接近会厌尖，使末端微微前移并转向后下即可越过会厌游离缘进入喉腔，使镜末端接近病变部位并保持1cm左右距离，保持稳定（图4-7-2）。

❸ 助手经活检孔插入组织钳。明视下转动钳柄，调整钳子开口方向（参阅间接喉镜下手术方法），将钳子或喉镜末端稍向下送，使肿物置于钳叶之间，收紧钳柄，钳除肿物（图4-7-3、图4-7-4）。

术中要点及术后处理

参阅间接喉镜下手术。

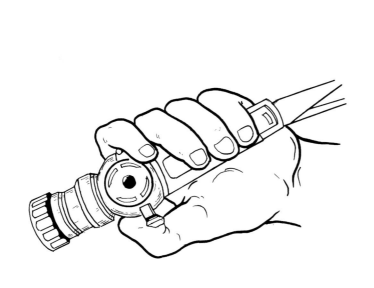

图4-7-1

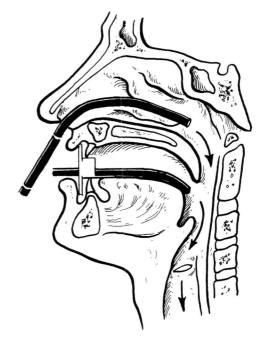

图4-7-2

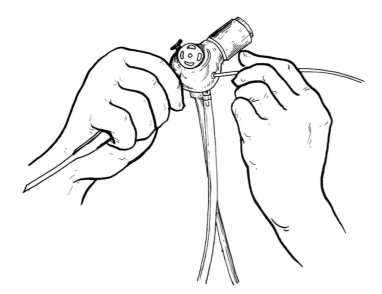

图4-7-3

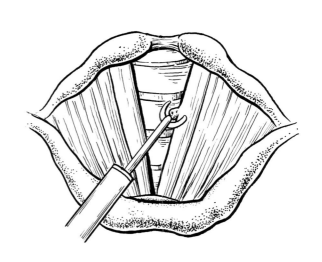

图4-7-4

支气管镜检查手术

适 应 证
❶ 呼吸道异物的取出。
❷ 经支气管镜吸除气管内分泌物及痰痂。
❸ 诊治气管及支气管病变。
❹ 严重呼吸困难可紧急插入支气管镜缓解症状；婴幼儿气切前插入支气管镜既可缓解呼吸困难，又可作为术中引导，气管切开较为安全。

禁 忌 证
有急性喉炎体征，但无阻塞性呼吸困难者，可先以抗生素及激素治疗，待喉炎消退后再行支气管镜检查。

术前准备
❶ 术前6h禁食水。
❷ 术前肌内注射适量阿托品、镇静剂及地塞米松。
❸ 依患者年龄、体态选择管径适中的气管镜。
❹ 做好气管切开及气管插管准备。

麻 醉
视患者年龄、呼吸状况及一般状态决定麻醉方式。成人多用黏膜表面麻醉（方法同间接喉镜下手术的麻醉），并可经声门滴入或经环甲膜注入适量丁卡因麻醉气管黏膜。小儿多用全麻。呼吸困难严重的危急患者或活动性异物可无麻醉。

体 位
同直接喉镜检查法。

手术步骤
间接法

主要用于儿童。
❶ 按直接喉镜检查法的手术步骤暴露声门。
❷ 左手固定直达喉镜，右手持支气管镜，镜柄向右送入至声带上方，远端镜口斜面朝向左侧声带，待吸气时自镜口可见左侧声带外展，迅速将支气管镜通过声门插入声门下，确认支气管镜位于总气道内后，退出直接喉镜（图4-8-1）。
❸ 将远端位于声门下的支气管镜向下推进，可在0～6点钟处见一垂直棘突，即气管隆突，位置略偏左侧，系左右主支气管分界，两侧可见左右主支气管口（图4-8-2）。
❹ 助手将患者头转向左侧，将气管镜送入右支气管，渐渐伸入可依次观察到右上叶、中叶及右下叶支气管口。将支气管镜撤回到隆突之上的总气道，镜柄转向左侧，头转向右侧，送气管镜进入左侧支气管，可看到左上叶、下叶支气管口（图4-8-3）。
❺ 检查完毕将镜撤回到总气道。清理总气道分泌物，逐渐撤出支气管镜。

直接法

主要用于成人。
❶ 双手持气管镜沿舌背正中进入，轻压舌根可窥见会厌游离缘。将镜远端

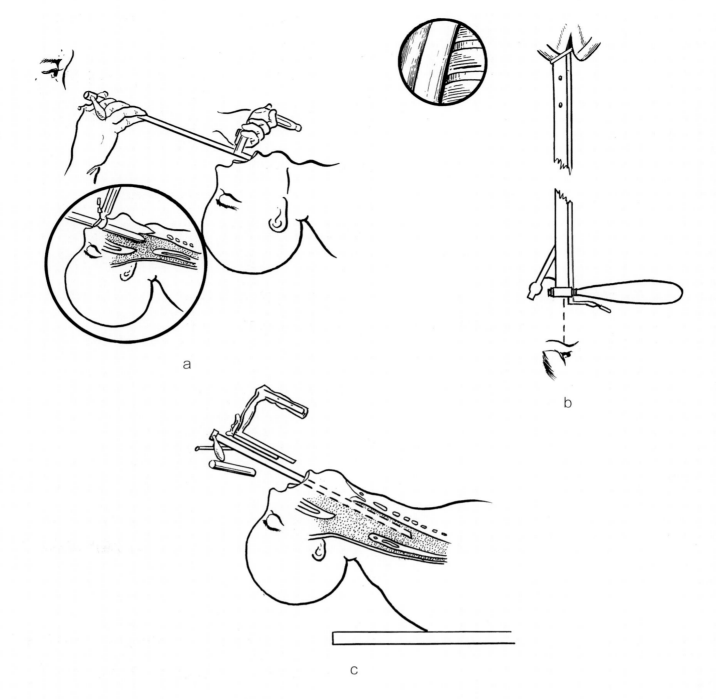

a

b

c

图4-8-1

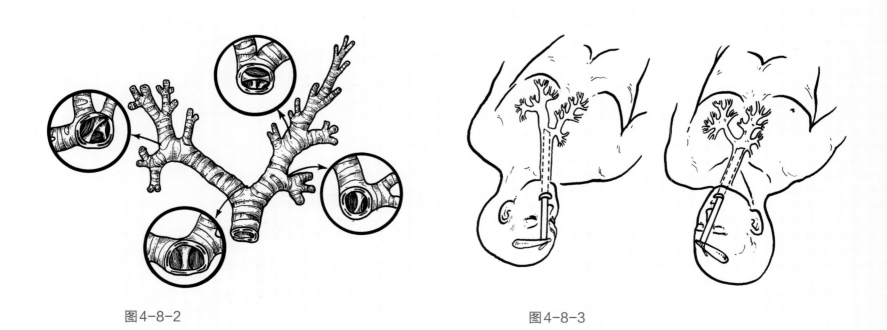

图4-8-2

图4-8-3

稍下倾，并向前送入，即可越过会厌游离缘，轻轻上抬远端镜体，挑起会厌，看到杓状软骨及声门裂下部。

❷ 将支气管镜循会厌喉面送入1.5cm，右手四指扣住上列牙，拇指从下推镜体向上抬起会厌，右手持镜柄，暴露声门。按间接法相同步骤送入气管镜。

术中要点

❶ 充分暴露声门，直视下送入支气管镜，以免误入食道。

❷ 越过声门时勿将镜子送入过深，以免误入一侧主支气管或损伤气管隆突。

❸ 操作时勿以上列牙为支点。防止口唇及舌尖挤于支气管镜和牙齿之间造成损伤。

术后处理

❶ 术后观察呼吸状况，必要时气管切开或插管。

❷ 适量地塞米松肌内注射防止喉水肿，吸氧。

❸ 观察有无皮下气肿、纵隔气肿及气胸，必要时行X线检查。

第九节 # 支气管镜下异物取出术

适 应 证

❶ 有明确的异物史，症状、体征及X线检查符合或疑似呼吸道异物。

❷ 异物史虽欠明确，但反复发生支气管炎或肺部感染，抗炎治疗效果不佳，应考虑行支气管镜检查，明确有无异物。

❸ 直达喉镜下未取出的异物。

❹ 异物多而碎，或易钳碎的异物；位于支气管的较深异物。

禁 忌 证

❶ 高热、脱水、酸中毒等处于衰竭状态的患者，在无阻塞性呼吸困难情况下可待并发症控制、全身情况好转后再行异物取出术。

❷ 有急性喉炎体征但无阻塞性呼吸困难者，可先以抗生素及激素治疗，待喉炎消退后再行支气管镜检查。

术前准备

❶ 术前5～6h禁食水。

❷ 依患者年龄、体态选择直达喉镜及支气管镜。依异物种类、形状选择异物钳。术前仔细听诊心肺，判断异物位置，并观察全身情况。疑有心力衰竭者酌情请儿科会诊。

❸ 必要的X线检查可帮助确定异物位置，并可明确金属异物的准确情况，X线检查发现术前气胸者应与胸外科共同处理。

❹ 做好抢救准备，备急救药物、氧气、气管切开器械及人工呼吸准备。

麻 醉

❶ 小儿可在无麻或全麻下手术。严重呼吸困难者慎用全麻。

❷ 成人可采用黏膜表面麻醉，可经环甲膜穿刺或经声门注入适量2%丁卡因

于声门下麻醉声门下黏膜。表面麻醉不成功者选用全麻。

体　位　　　同支气管镜检查术。

手术步骤　　按支气管镜检查法的操作步骤下入支气管镜，找到异物。

❶ 气管镜下至隆突前应仔细观察左右支气管口有无异物。如术前未能明确异物位置应先检查右侧支气管。随时以吸引器清理气道内分泌物，保持视野清晰。

❷ 找到异物后，看清异物形状性质及与气管壁的关系，决定钳取策略。①保持镜远端与异物1cm左右。可先将气管镜抵触异物后回撤约1cm，并调整镜管方向，使之与异物所在支气管呈一直线方宜钳取。②钳叶应从异物与气管壁之间的缝隙内进入。钳子接近镜唇时逐渐张开钳叶，当钳叶离开镜唇时手上可有钳叶张开的感觉，保持钳叶适度张开继续向远端深入0.5~1cm后将钳叶收紧，将异物夹住（图4-9-1）。

❸ 不同质地异物取出技巧

1）质软易碎的植物性异物宜分次经支气管镜取出。对于质硬、不易破碎、体积大于支气管径的异物，可钳夹牢靠后将异物钳稍稍退出，当远端退至镜唇时若被挡住，说明确实钳住异物并嵌于镜唇。如有必要可重复操作再次证实。然后以左手示指和中指扶持支气管镜，左手拇指于支气管镜近端开口外固定异物钳，持钳的右手适当加力向外牵拉，使异物紧贴镜唇，但不可用力过度使之脱落。然后双手协同将异物、异物钳与支气管镜一并退出声门。过声门时应注意将异物长轴转成和声门裂平行以减少声门阻挡，有利于异物通过（参阅直接喉镜下气管异物取出术的相关内容）（图4-9-2）。

2）花生或黄豆等植物性异物，宜选用钳叶上有孔或凹面的异物钳以免夹碎异物（图4-9-3）。

3）类圆形异物如金属球、塑料珠等表面光滑，应选用钳叶稍长，略带抱齿，夹持有力的钳子，夹持异物时钳叶应超过异物的中线或最大横径

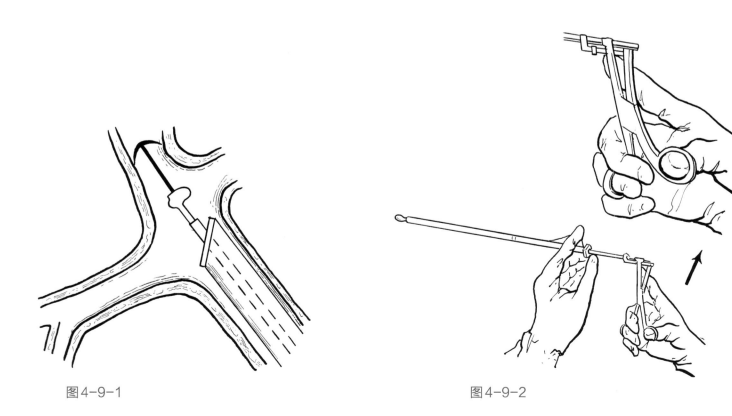

图4-9-1　　　　　　　　　　　　　　　　图4-9-2

处，以免中途脱落（图4-9-4、图4-9-5）。

4）塑料笔帽一类异物进入呼吸道后因胸腔负压关系常帽尖向下、帽口向上，并嵌顿较紧，取出难度较大。可选用夹持力较大或有横纹的异物钳（如鳄嘴钳），但钳叶宜薄，便于插入且不易滑脱。可钳夹笔帽与支气管黏膜有缝隙的一边，先左右转动异物，使空气由笔帽和支气管壁间的间隙进入，减轻异物远端负压。也可选用反张钳卡住笔帽内的螺纹。钳夹确切后连同镜体一并退出（图4-9-6）。

5）螺钉类异物多大头在上端，尖端向下。可能形成嵌顿。宜选用合适的异物钳并需转动松解后方能取出（图4-9-7）。

6）金属丝类异物，宜钳夹一端拉入支气管镜内取出。如尖端刺入黏膜内应先将其退出后再行取出（图4-9-8）。

7）针头类异物，应钳夹上端，拉入镜唇内取出（图4-9-9）。

8）图钉类异物，宜选用侧抓钳夹住钉杆尖端以免刮伤气管壁。骑马钉如钉尖向下可夹持中部取出。如钉尖向上宜选用阔叶钳同时夹持二个尖端后取出（图4-9-10）。

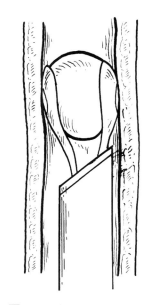

图4-9-3

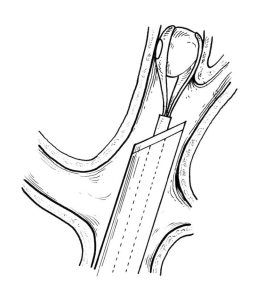

图4-9-4

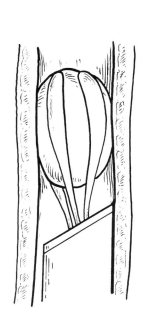

图4-9-5

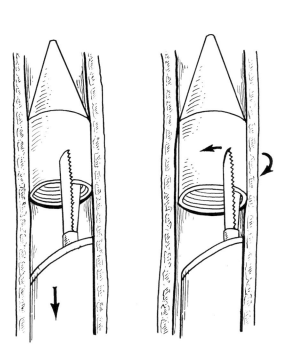

图4-9-6

189

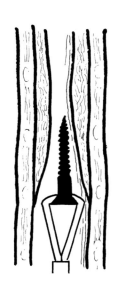 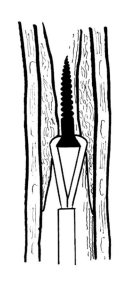

图4-9-7

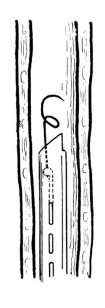 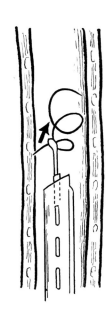

图4-9-8

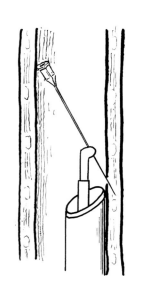 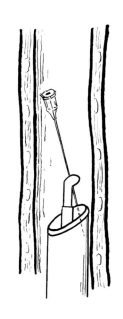

图4-9-9

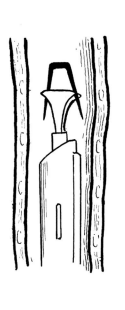 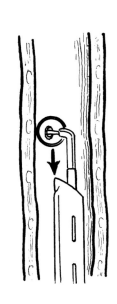

图4-9-10

9）成人某些罕见气管异物因形状特殊、体积较大（如义齿），经气管镜途径常因术野小，无法窥清异物全貌及上端与气管壁的关系致夹持部位不确切而滑脱，或因过声门时嵌顿无法取出。可选用管径适中的食管镜，既可扩大视野，又可当异物通过声门时转动食管镜撑大声门裂，并可将异物上端的锐利部分保护于宽大的镜唇内。个别过大的巨形异物需经气管切开取出。有些细小金属针位于细小的叶支气管，支气管镜检难以发现，可在X线透视下取出。

术中要点

❶ 对异物的种类、形状、性质做充分了解，选择合适的异物钳。必要时可设法找来同样的物品试夹，以免术中因钳子选择不当致手术失败。

❷ 钳夹异物时阻力过大或用力牵拉后产生弹性回缩，多系异物嵌顿或夹住黏膜及气管隆突所致，不可强力拉取以免造成气胸或拉断气管。

❸ 选择管径适中的气管镜。较大患儿因管径略粗，应尽量经镜孔直视下操作。有人习惯于异物钳上端粘贴标记，但往往影响视野，故不提倡。

❹ 应看清异物并调整与支气管镜的距离后再取异物，减少盲目操作。多次钳取易损伤异物周边黏膜致肿胀、出血或将异物推向深处，增加手术难度。

⑤ 过声门时切勿滑脱。可转动异物使其长轴与声门裂平行并紧靠镜唇加以保护，通过声门时动作应简捷迅速。如不慎脱落，应立即在直接喉镜下捞取，必要时立即下入支气管镜。

⑥ 异物堵塞一侧支气管致患侧肺不张，钳夹时异物脱落至健侧支气管造成窒息。此时应尽力迅速钳取异物，通畅堵塞的气道。如一时难以取出异物，应尽快设法保持患侧支气管通畅，经支气管镜给氧，待呼吸困难缓解后再进一步处理异物。如将异物连同镜体一并退出，应检查异物是否完整以免异物残留，必要时应立即再次镜检。

⑦ 撤镜前应仔细检查双侧支气管、总气道，并吸净残留分泌物。确保无异物残留后将支气管镜撤出。

术后处理 ❶ 观察呼吸状况，及时应用激素及抗生素。

❷ 观察有无皮下气肿、气胸等并发症。一经发现，立即请胸外科协同处理。

❸ 术后听诊双肺呼吸并拍胸片，如呼吸音仍不对称或有肺气肿或肺不张提示可能有异物残留，应择日再次镜检。

❹ 术后肺部炎症经系统抗炎无明显好转也应考虑异物残留，必要时再次镜检。

第十节　**直接喉镜下气管异物取出术**

适 应 证 ❶ 气管活动性异物。

❷ 嵌顿于喉内或声门下的异物。

❸ 质地较硬、体积较大的支气管异物。

禁 忌 证 质软易碎的异物。

术前准备 ❶ 仔细询问病史，认真查体，了解异物性质及可能存在部位。

❷ 做好气管镜检查的准备。

❸ 做好气管切开的准备。

❹ 术前30min肌内注射苯巴比妥钠、阿托品适量，地塞米松适量。

❺ 选择合适的异物钳，一般选择扁而薄的鳄鱼嘴式异物钳。

麻　醉 成人2%丁卡因黏膜表面麻醉，小儿可在无麻醉下手术。不能合作者可用全麻。

体　位 同直接喉镜检查法。

手术步骤 ❶ 按直接喉镜检查法的步骤，挑起会厌，暴露声门。

❷ 右手固定直接喉镜，左手持吸引器吸净下咽及声门处分泌物，观察异物

位置。左手持异物钳准备（图4-10-1）。

❸ 置异物钳于声门前方，待吸气声门开大时将异物钳送入声门下腔。为减少声门损伤，可将钳柄右转，使钳叶呈左右方向送入声门下腔并迅速将钳柄顺时针转90°，使钳叶呈上下方向（图4-10-2）。

❹ 异物钳置于声门下腔的气管后壁，适当张开钳叶，待患者咳嗽时异物被气流冲向声门下腔，立即收紧钳叶，多可夹住异物（可将异物钳于气管后壁表面轻轻活动刺激患者咳嗽）（图4-10-3）。

如仍未获取异物，可将异物钳贴气管后壁表面向内徐徐送入，钳叶时张时合，如夹住异物时手上应有感觉。推进过程中如遇患者咳嗽，立即收紧钳叶（图4-10-4）。

❺ 夹紧异物，将异物钳向外退出。退至声门时不可操之过急，应先将钳柄逆时针旋转90°使钳柄向右，钳叶呈左右方向撑开声门裂退出，这样可避免异物嵌顿声门脱落或破碎，并可减轻声带损伤（图4-10-5）。

术中要点

❶ 应待患者吸气时再将异物钳送入声门下，不可当声门紧闭时强力插入异物钳，以免声带损伤。

❷ 异物钳应贴于气管后壁表面徐徐送入，不可猛然下伸或离开后壁，以免将异物推开或越过异物。

❸ 收紧钳叶向外退出时如感觉有弹性阻力无法顺势退出，并随呼吸有移动感觉，可能为夹住气管黏膜或隆突所致，应立即松钳再行试取，不可强

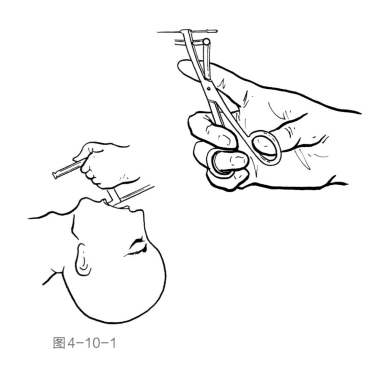

图4-10-1

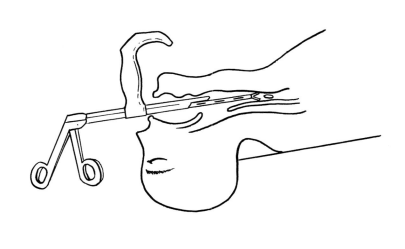

图4-10-2

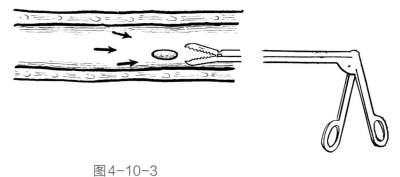

图4-10-3

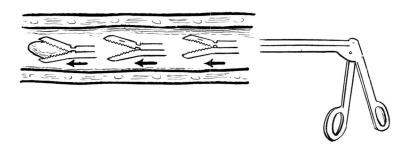

图4-10-4

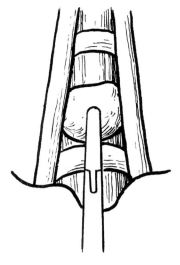

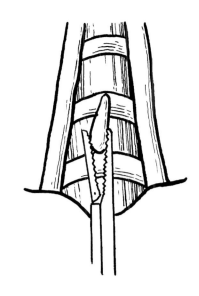

图4-10-5

力拉取以免气管损伤。

❹ 钳取异物时应保持钳叶呈上下方向，避免夹伤气管隆突。

❺ 异物过声门时不宜过急，应将钳柄右转90°，使钳叶呈左右方向，避免异物嵌顿或声带损伤。

❻ 术中如异物破碎应迅速下入支气管镜，尽快取出一侧支气管的异物，防止破碎异物堵塞双侧支气管引起窒息。

术后处理　❶ 术后有声带水肿，立即给地塞米松5mg肌内注射。

❷ 观察呼吸状况及有无肺气肿、气胸等并发症。

❸ 酌情应用抗生素。

第十一节　　## 食管镜检查法

适　应　证　❶ 食管异物。

❷ 了解食管肿瘤范围或取活组织做病理检查。

❸ 吞咽有梗阻感或吞咽困难，疑梨状窝及食道病变，但其他检查未能明确。

❹ 食管狭窄的扩张。

禁　忌　证　❶ 严重心血管疾病。

❷ 严重全身性疾病。

❸ 食管静脉曲张。

❹ 严重呼吸困难者应先考虑行气管切开再行检查。

❺ 食管腐蚀性烧伤急性期。

❻ 颈椎疾病（骨折、脱位、结核等），脊柱严重畸形，张口困难。

❼ 主动脉瘤压迫食管。

术前准备　❶ 术前6h禁食水。

❷ 进食不良、体质虚弱者酌情补液。

❸ 测血压、查心电图。

❹ 术前30min肌内注射镇静剂及阿托品适量。

❺ 根据患者体态、病情选择管径、长度适中的食管镜。

麻　醉　❶ 黏膜表面麻醉　2%丁卡因每隔3～5min反复喷咽喉，共3次，并可用喉头注射器于双侧梨状窝滴注麻药适量并嘱患者缓缓咽下，总量不宜超过2ml。儿童可无麻醉检查。

❷ 气管插管全麻　黏膜表面麻醉不能使咽喉及颈部肌肉完全松弛。颈短粗、颈肌紧张、合作欠佳或有某些特殊异物（义齿、金属钩等）的患者宜全麻。

体　位　检查食管入口时体位同直接喉镜检查法。进入入口部以下后头位缓缓放平，至第二狭窄以下时头位逐渐低于检查床平面，接近第三狭窄时头部应稍向右侧偏斜，镜近端置于右侧口角，远端朝向左侧髂前上棘。

手术步骤　**右梨状窝入路**

适用于男性成人。

❶ 纱布保护上列牙。术者位于患者头顶侧，无名指推开上唇，双手持镜。左手拇指、中指、示指持镜远端，右手把持近端。食管镜远端斜面向下由口腔正中或沿右侧口角送至舌根处，轻轻上压舌根可见会厌游离缘。越过会厌游离缘轻轻挑起会厌可见披裂及梨状窝。将食管镜靠向右侧向前送入即达右侧梨状窝（图4-11-1、图4-11-2、图4-11-3）。

❷ 将食管镜逐渐移至中线，同时左手拇指自下而上推镜体向上，抬起环状软骨，其余四指扣住上列牙作为支撑，右手向前加力缓缓将镜体送入2～3cm，暴露食管入口。入口因环咽肌收缩而呈放射状裂孔，后壁隆起呈高门槛状。嘱患者做吞咽动作有助于看清食管入口。看清入口四壁顺势送入食管镜（图4-11-4、图4-11-5）。

❸ 逐渐送入食管镜进入胸段食管。此段食管光滑柔软，管腔变宽，皱襞减少。距门齿23～27cm处为第二狭窄，可见左前壁有动脉搏动（图4-11-6）。

❹ 继续送入食管镜，距门齿约36cm处达第三狭窄，食管呈菊花状裂隙。

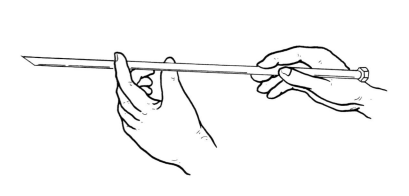

图4-11-1

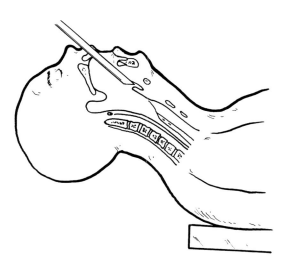

图4-11-2

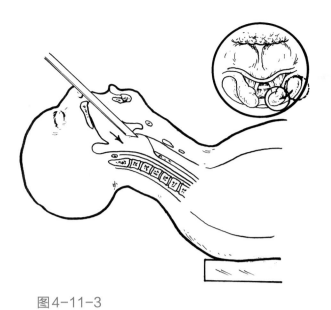

图 4-11-3

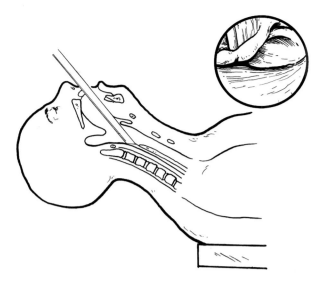

图 4-11-4

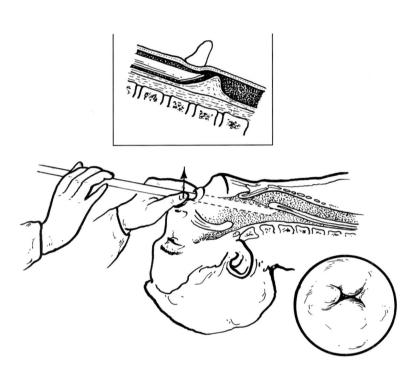

图 4-11-5

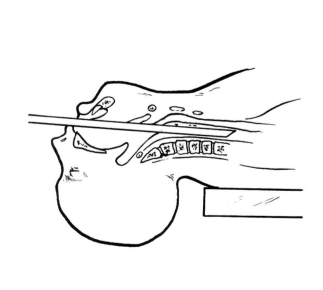

图 4-11-6

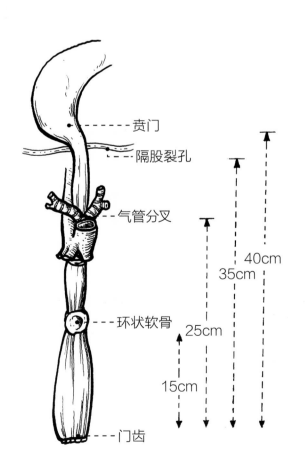

贲门

隔股裂孔

气管分叉

环状软骨

门齿

40cm

35cm

25cm

15cm

其下4cm处为贲门，黏膜呈纵条状凸起，继续下镜可见胃液涌入（图4-11-7）。

❺ 逐渐回撤食管镜，边撤边仔细检查食管各段。

环状软骨后正中入路

适用于年轻患者或女性成年患者。初学者较易掌握。

食管镜从口腔正中送入，压舌根，挑起会厌，看清披裂后将镜远端直接从杓状软骨后方送至环状软骨下，同时左手拇指上推镜体抬起环状软骨并慢慢送入食管镜通过食管入口（图4-11-8）。

术中要点

❶ 顺利通过食管入口为检查成功的关键。术者应熟悉食管入口处的解剖关系。术中看清梨状窝及披裂。按手术步骤进行。

❷ 食管镜通过食管入口时，通过镜口应看到黏膜皱襞逐渐扩张展开呈现管腔结构，如远端为平坦黏膜状无逐渐扩展的黏膜皱襞时不可盲目推进。推进食管镜时一定充分暴露食管各壁。

❸ 术中应保持头、颈、胸呈一条直线，并随着食管镜的深入头位渐渐放低，使镜与管腔方向一致。

❹ 抬起环状软骨通过食管入口时勿直接以上列牙为支点，应以左手拇指上推镜体。

术中食管镜过度挤压气管后壁可能出现呼吸困难，应立即调整镜体的位置角度，或者暂时拔出食管镜。

术后处理

❶ 食管无异常情况，术后1~2h进软食。

❷ 术后胸骨后疼痛、发热者应考虑是否食道穿孔，应及时处理。

❸ 术中如有食管黏膜损伤，可视情况延期进食并酌情抗炎、补液。

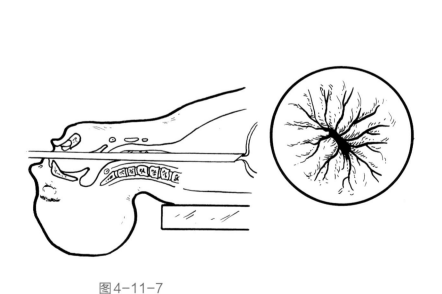

图4-11-7

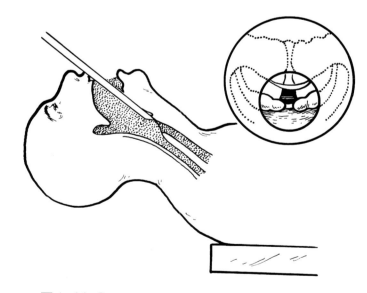

图4-11-8

第十二节　食管异物取出术

适　应　证	临床确诊或怀疑食管异物者。
禁　忌　证	参阅食管镜检查法。
术前准备	❶ 不透X线异物，术前应拍正侧位X线片或透视以明确异物部位、形态。
	❷ 能透过X线的异物，可做食管棉絮钡透，但疑食管穿孔者禁用。食管棉絮钡透后食管内钡剂残留较多，影响术野。故对临床确诊或高度怀疑食管异物者不宜使用。
	❸ 详细了解异物的形状、大小、特性及可能存在的部位，仔细研究X线片，考虑取出方法并估计可能遇到的困难。
	❹ 依患者体态、年龄、异物可能存在的部位选择管径、长度适中的食管镜。根据异物性状选择合适的异物钳。
	❺ 其余同食管镜检查法。
麻　　醉	在食管内嵌顿甚紧的巨大异物或多棱刺的异物宜气管内插管全麻。参阅食管镜检查术。
体　　位	同食管镜检查术。
手术步骤	按食管镜检查法之步骤下入食管镜，暴露异物。以吸引器吸净镜远端的分泌物，调整食管镜位置，使异物的大部或全部暴露在视野中，力争"三看清"（看清异物形态、看清食管黏膜边界、看清异物与食管壁的关系），考虑钳取的方法。
	❶ 有棱刺的尖锐异物常刺入食管壁内，须设法使其棱刺脱离食管壁转向上或下方能取出。可钳夹异物向刺入方向的对侧或向上向下顺势轻推或转动，也可以食管镜远端轻压刺入处上方的食管壁，协助异物尖端脱离。尽量将异物长轴与食管镜平行并将尖端拉入镜唇内或夹于钳叶之间加以保护。钳夹部位应固定确切可靠不至脱落（图4-12-1、图4-12-2）。
	❷ 细小异物可经食管镜取出。食物团类异物，如较大可撕碎分次钳取。多数异物体积较大，无法粉碎，可钳夹后连同镜体一并退出。方法如下：钳夹合适的异物部位，右手收紧钳柄，左手挟持食管镜近端并加以调整，使异物卡于镜唇处。右手收紧钳柄同时向外缓缓用力拉出，左手挟持镜体近端，双手协同将异物连同镜体一并取出。如阻力过大或拉拽时弹性较大，减力后异物弹性回缩应重新调整异物位置，不可强力取出以免损伤食管壁（图4-12-3）。
	❸ 长尖型异物（鱼刺、鸡骨、长针等）如近侧尖端游离则钳夹尖端纳入食管镜取出。如尖端刺入食管壁可钳夹远端使其退出，再复钳夹尖端取出（图4-12-4）。
	❹ 较小的别针可用食管镜推开食管壁，钳夹别针后端拉入食管镜内，继而将食管镜下推使别针拉直后取出。也可夹住别针尖端拉入食管镜唇后取

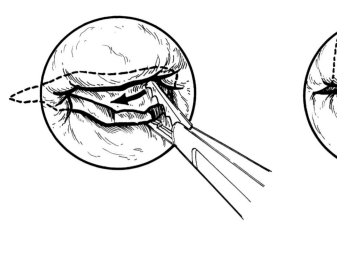

图4-12-1

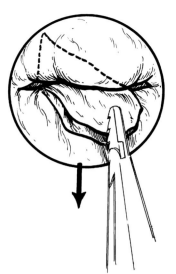

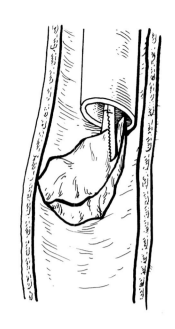

图4-12-2

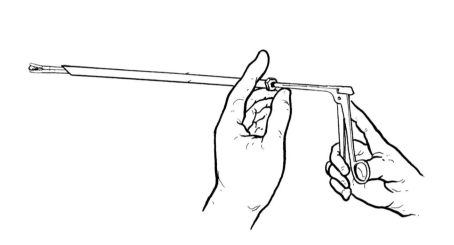

图4-12-3

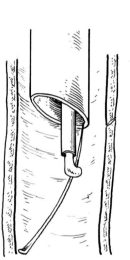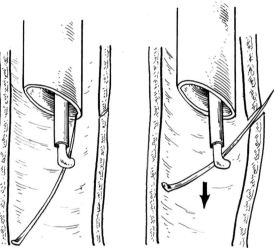

图4-12-4

出或将其推入胃内翻转后取出（图4-12-5）。

❺ 刀片类异物可用长而宽的鳄鱼嘴钳夹持刀刃或锋利边缘加以保护后取出（图4-12-6）。

❻ 扁圆形异物多位于第一狭窄，镜远端应尽量靠近异物但不可触到异物以免异物下移，以异物钳夹持牢固尽量保持冠状平面，连同镜体一并退出（图4-12-7）。

❼ 义齿类异物应选用较粗的食管镜以求增大术野，并以镜体远端和异物钳调整义齿位置，使其长轴与食管镜平行并将钩住食管壁的金属钩松解开，上端金属钩可钳夹拉于镜唇内保护（图4-12-8）。

❽ 果核类异物多呈类圆形，应选钳叶弯曲的抱钳取出（图4-12-9）。

❾ 小儿某些扁圆异物（如硬币、纽扣等）多卡于第一狭窄，下食管镜常因食管扩张致异物向下脱落于胃内无法取出。可无麻下先试以直接喉镜挑喉，多于披裂下方之食管入口处看见异物上缘，可钳住取出。如已明确异物位于食管入口，挑喉未能暴露，可用喉镜远端轻轻挑起环状软骨，将异物钳微微张开送入食管入口，多能看到或触到异物（图4-12-10）。

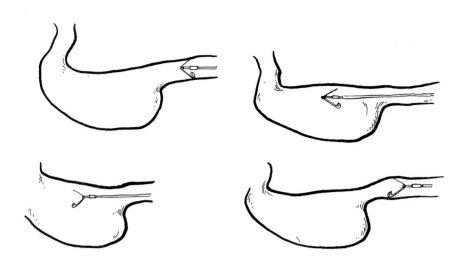

图4-12-5

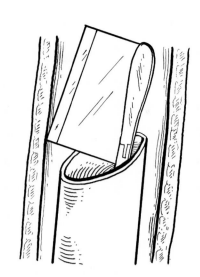

图4-12-6

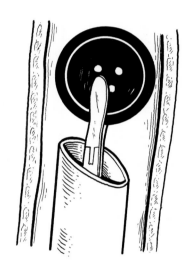

图4-12-7

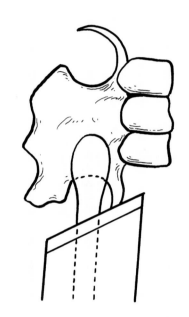

图4-12-8

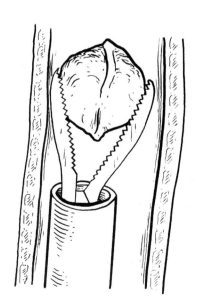

图4-12-9

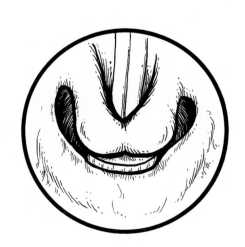

图4-12-10

术中要点	❶	术中应不断以吸引器吸除分泌物及血液，保持视野清晰。
	❷	推进镜体时一定要看清前方食管各壁情况，以免越过异物压于镜体下。
	❸	嵌顿异物及有锐利边缘或棱角、金属钩的异物一定要调整异物位置，待其松动或危险部位已得到保护方可钳取，应充分利用钳子及镜管的保护作用。
	❹	异物和镜体一并退出时，如遇弹性阻力或阻力过大不可勉强拉取。
	❺	可能的情况下，尽量选择管径粗大的食管镜使术野增大，操作时尽量在直视下进行，不可盲取。尽量查清异物全貌及其与食管壁的关系，做到心中有数。
术后处理	❶	若无黏膜损伤，术后4～6h可进软食。
	❷	食管黏膜有损伤，视损伤情况应用抗生素并适当延期进食。
	❸	食管损伤严重者除抗炎、禁食水外应予鼻饲。

第十三节　声带切除术

声带切除术适应证要求严格，在喉癌的外科治疗中所占比例较少。

适 应 证		限于T$_{1a}$期声门癌，肿瘤小而表浅，位于声带游离缘，对侧声带无受累，声带活动正常。
切除范围		一侧声带膜部。即前自前联合，后至声带突，上自喉室，下达声带下缘0.5cm，深达甲状软骨板。
禁 忌 证	❶	肿瘤累及对侧声带者。
	❷	喉室和声门下受累。
	❸	伴深层浸润，声带活动受限。
术前准备	❶	术前纤维喉镜检查并拍喉侧位、喉断层像，明确病变范围，是否符合适应证。
	❷	术前活组织检查。
	❸	全麻常规检查。
	❹	术前12h禁食水，术晨下鼻饲，术区备皮。
	❺	参阅喉全切除术相关内容。
麻 醉		先行局麻下低位气管切开，气切取小横切口，距胸骨上切迹一横指。经气管切开口插管全麻。
体 位		同喉全切除术。
手术步骤	❶	切口　常用小"U"形切口。两侧自舌骨大角，斜向前内侧与环状软骨

下缘弧形相连。与气管切开口应相距1.5～2cm，以免切口出现条状皮肤坏死。

❷ 翻皮瓣并固定　切开前可沿切口注入含适量肾上腺素的生理盐水（止血水），减少切口出血。切开皮肤皮下，切透颈阔肌，自下而上于颈阔肌与颈浅筋膜之间分离皮瓣至舌骨上缘水平，固定皮瓣，表面盐水纱布覆盖保护。

❸ 暴露甲状软骨　沿颈白线正中垂直切开颈浅筋膜，分离两侧带状肌并拉向两侧（图4-13-1）。

❹ 断扎甲状腺峡部　自上而下分离并切断缝扎甲状腺峡部，暴露环甲膜（图4-13-2）。

❺ 切开甲状软骨及环甲膜　沿中线垂直切开环甲膜，吸净分泌物后以小拉钩拉开观察声门下腔，注意声带下缘是否受累。垂直正中切开甲状软骨外膜，以剥离子将切口两侧之甲状软骨外膜稍加分离以供缝合之用。正中切开或电锯锯开甲状软骨板，勿切透软骨内膜。以小剥离子将内膜与软骨板稍作分离后以蚊式钳经环甲膜切口自下向上插入声门裂，撑开声带前端，并以此做引导，以小尖刀垂直挑开甲状软骨内膜至甲状软骨上切迹之上（图4-13-3、图4-13-4）。

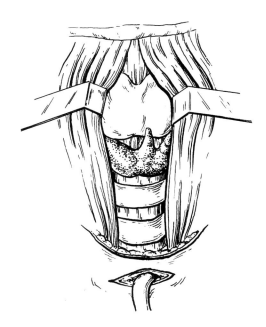

图4-13-1

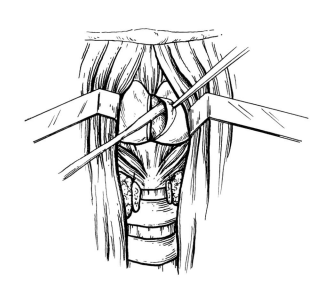

图4-13-2

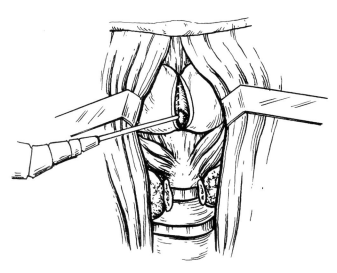

图4-13-3

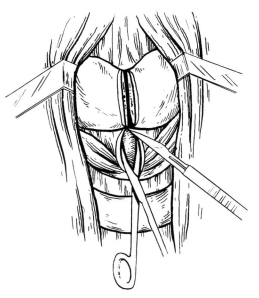

图4-13-4

201

❻ 切除声带　小拉钩拉开甲状软骨板，探查喉腔。再次检查肿瘤部位、大小及侵及范围。决定切除范围后，沿切口注入适量止血水。分别沿声门下（距肿瘤0.5cm以上）、喉室切开黏膜至甲状软骨板（切透甲状软骨内膜），弧形切断声带后端，自后向前紧贴甲状软骨板将声带连同周边组织（含软骨内膜）完整切除（图4-13-5）。

❼ 检查标本　术腔以盐水纱布压迫止血。仔细检查切除标本，观察肿瘤边缘及深层是否留有足够的安全缘。可疑标本切缘取材送冰冻，如有癌细胞则相应扩大切除。

缝合喉腔：将残余喉腔上下缘黏膜以小圆针1号线（或3-0线）做结节缝合。检查喉腔无出血后，复位甲状软骨板，结节缝合两侧甲状软骨外膜及环甲膜，关闭喉腔（图4-13-6）。

❽ 复位带状肌、置引流管　两侧带状肌对位缝合。冲洗术腔。切口下缘穿入引流管（参阅喉全切除术相关内容），引流管周边剪孔勿过大以免拔除引流管时拉断（图4-13-7）。

❾ 更换套管　待自主呼吸恢复后拔除麻醉插管，插入备好的带套囊气管套管。套管两端和皮肤缝合固定。加压包扎切口。

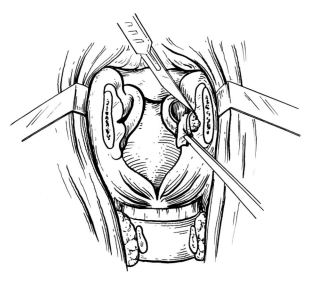

图4-13-5

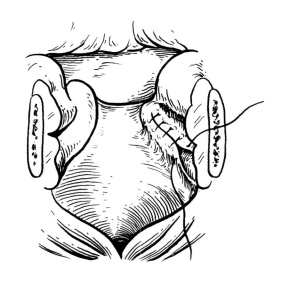

图4-13-6

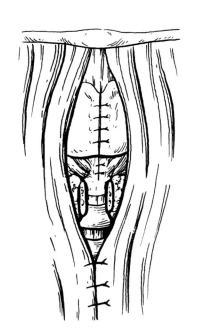

图4-13-7

声带切除术的相关问题	**前联合的处理**
	声带切除术应将前联合腱随患侧声带一并切除。裂开甲状软骨内膜时最理想的操作为紧贴前联合的健侧裂开，将前联合连同患侧声带一并切除，并力求健侧声带前端不受损伤。为此，裂开时可将刀尖稍偏于前联合的患侧。如前联合腱遗留在健侧声带前端，应切除肿瘤后将其补充切除。
	声带前端损伤后声带短缩，可以小圆针3-0线小心地将其前端与同侧甲状软骨外膜缝合1～2针恢复声带长度。
	如患侧肿瘤较接近前联合，可稍偏健侧裂开甲状软骨，酌情将健侧声带前端适当切除。
	扩大声带切除
	如声带肿瘤范围过大，声带突、声带前端受累，可酌情扩大切除范围。将声带下缘、部分声门下组织、杓状软骨、前联合及少许对侧声带前端一并切除，但保留甲状软骨板。
	声带重建
	声带切除后可行声带重建，能提高患者的发音质量，方法如下：
	❶ 保护患侧胸骨舌骨肌，注意使肌膜完整。
	❷ 切除肿瘤后，于患侧甲状软骨板内侧声门水平造0.5cm×0.5cm大小的骨窗。
	❸ 于患侧对应部位的胸骨舌骨肌内侧纵行切除约1.0cm宽的肌瓣，蒂在下端，切缘肌膜对位缝合（图4-13-8）。
	❹ 肌瓣经骨窗填入声带切除后的缺损处，后端与声带突缝合固定，喉腔黏膜上下对拢缝合，覆于肌瓣表面（图4-13-9）。
	❺ 该术式的不足之处为部分患者因填塞肌瓣坏死使重建术失败。故对发音质量无特殊要求或术中胸骨舌骨肌保护欠佳、肌膜不完整、血运不良者不必勉强行声带重建术。
	关于喉裂开术
	喉裂开术的操作步骤和声带切除术的大部分一样，区别在于裂开喉体之后。严格意义上的喉裂开术是探查喉内病变的手术。术前对喉内肿瘤范围判断不清，无法确定术式，可行喉裂开术明确病变范围并明确术式。如高度怀疑喉癌，术前反复取病理未获阳性结果（如跨声门癌），可行喉裂开术，直接从喉内取材送病理（冰冻），获阳性结果后直接行喉切除术。某些喉部分切除术如垂直半喉切除、水平垂直半喉切除的手术步骤初始阶段实际上即是喉裂开术。
	术前准备、麻醉、体位、手术方法、术中要点、术后处理参阅声带切除术。
术中要点	❶ 裂喉时勿使甲状软骨破碎、骨折。
	❷ 将患侧声带连同周边组织一并切除，勿钳夹瘤体致其破碎。

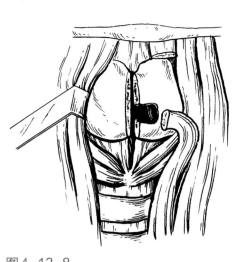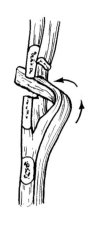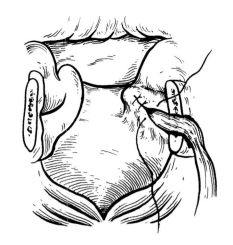

图 4-13-8   图 4-13-9

❸ 裂喉时勿损伤对侧声带前端，以免声带短缩致拔管困难。

❹ 缝合喉腔时应小心细致，切勿使黏膜撕裂。

❺ 切除肿瘤时勿损伤环杓关节，以免术后喉狭窄。

❻ 更换气管套管时应先备好套管，套好套囊。术者及助手以板钩及止血钳将气管瘘口周边组织拉开，显露瘘口周围的气管壁，然后再拔除麻醉插管，迅速插入气管套管。此时应和麻醉师密切配合。理想的换管时机应为自主呼吸恢复（有足够潮气量），但患者尚未清醒，无挣扎及躁动。

术后处理

❶ 拆线时更换新的气管套管，不带套囊，避免旧管长期留置继发感染。

❷ 术后鼻饲饮食。如无异常于术后8～9日先带鼻饲练习经口进食，基本无呛咳后拔除鼻饲，经口进食。最初进食以糊状饮食为宜，可减少呛咳。

❸ 参阅喉全切除术。

第十四节   垂直半喉切除术

垂直半喉切除是喉部分切除术中较常用的一种术式。

适 应 证

❶ 声门癌 T_2 期，向上侵及喉室及室带下缘，未超过声带游离缘。向下浸润未超过声带下缘0.5cm，声带活动受限但未固定。

❷ 早期跨声门癌（T_1～T_2期病变），无广泛声门旁间隙浸润及甲状软骨破坏。

切除范围	❶	根据肿瘤范围不同，切除范围可有较大变化。
	❷	规范的切除范围为：患侧声带、喉室、室带下1/2、杓状软骨、前联合、声带下缘0.5cm以内的声门下组织及部分甲状软骨。
	❸	可扩大切除范围至患侧全部甲状软骨板、全部室带、环状软骨上缘之上的声门下组织及对侧声带前端。

禁忌证	❶	对侧声带受累已达前1/3。
	❷	室带受累范围超过室带游离缘。
	❸	会厌根受累。
	❹	声门下受累达环状软骨上缘水平。
	❺	环杓关节受累。
	❻	甲状软骨板破坏。
	❼	喉断层像显示声门下僵直，穹窿变浅或消失。
	❽	声带固定者应具体分析，因环杓关节受累而声带固定应为禁忌，除此之外的声带固定非绝对禁忌证。

术前准备	❶	详查局部，看清病变范围，尤其注意室带上缘、会厌根及声门下是否受累。喉侧位及断层片有助于判断声门下浸润情况。
	❷	颈部触诊，检查有无颈淋巴结转移，可结合颈部CT、B超加以判定。
	❸	全麻常规检查，重点了解心肺功能情况。
		参阅喉全切除术相关内容。

麻　醉	全麻
体　位	患者取仰卧位。

手术步骤	❶	切口　视是否同时行颈廓清术切口有所不同。常用"U"形切口及"L"形切口（参阅喉全切除术相关内容）。
	❷	翻皮瓣、固定　按喉全切除术的方法翻皮瓣至舌骨上，固定并保护皮瓣。
	❸	断舌骨及患侧舌骨上肌群　正中剪断舌骨，电刀切断患侧舌骨上肌群。
	❹	暴露患侧半喉　拉起患侧舌骨，紧贴舌骨上缘切断舌骨会厌韧带，边切边拉舌骨连同带状肌向外翻转，甲状舌骨肌可于甲状软骨附着处切断。暴露患侧甲状软骨后缘。健侧带状肌向外稍作分离，显露甲状软骨前部即可（图4-14-1）。
	❺	剥离甲状软骨外膜　沿中线垂直切开甲状软骨外膜。剥离患侧甲状软骨外膜至甲状软骨板后缘。健侧外膜稍作分离以利于缝合（图4-14-2）。
	❻	裂喉　顺次切开环甲膜、甲状软骨、甲状软骨内膜（参阅声带切除术），注意保护健侧声带前端。拉开甲状软骨，观察肿瘤浸润情况，决定切除范围（图4-14-3）。
	❼	切除患侧半喉　自患侧甲状软骨板前后径中点处垂直切透软骨板。以尖刀分别切开室带游离缘及声门下0.5cm处的黏膜，切口下端弧形相连切断声带后端。夹持游离的上半甲状软骨板，沿切口将患侧半喉剪除，剪

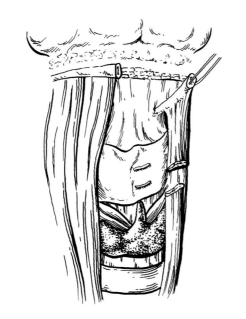

图 4-14-1

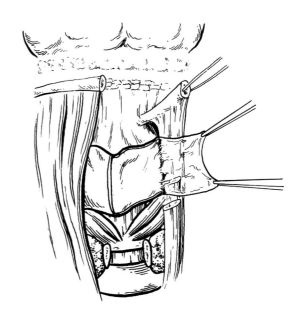

图 4-14-2

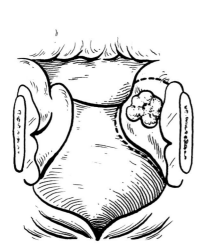

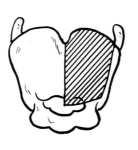

图 4-14-3

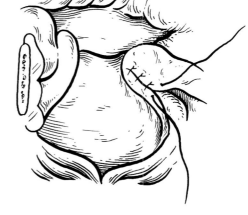

图 4-14-4

除部分应包括患侧室带下 1/2、喉室、声带、前联合、部分声门下组织及甲状软骨前半部。

如需扩大切除范围，则黏膜切口上自室带上缘，下至环状软骨上缘，切口后端于杓间区略偏患侧相连。将含杓状软骨及患侧全部甲状软骨板的患侧半喉切除。

检查标本：术腔纱布压迫止血。检查标本是否完整，安全缘是否足够，可疑切缘送冰冻，如为阳性相应扩大切除。

❽ 缝合术腔　喉腔黏膜上下缘以小圆针 1 号线（或 3-0 线）进行结节缝合。可将患侧梨状窝和环后区黏膜向前拉，并将声门下区黏膜适当分离以减轻缝合张力。必要时可于梨状窝后部黏膜做一垂直切口以利于减轻张力（图 4-14-4）。

❾ 关闭喉腔　将保留的患侧甲状软骨外膜向内牵拉后与健侧外膜缝合，关闭喉腔。如患侧甲状软骨外膜缺损难以缝合，可将其展开缝于患侧的带状肌深面作为该肌的衬里（图 4-14-5）。

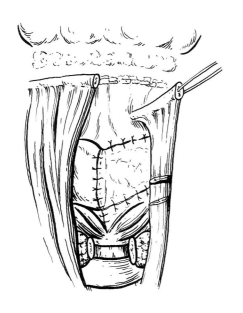

图4-14-5

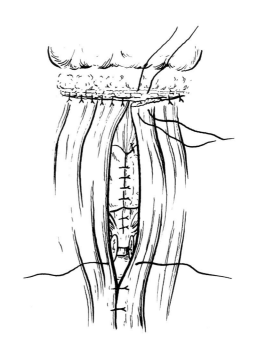

图4-14-6

⑩ 缝合环甲膜及带状肌　缝合环甲膜。对位缝合两侧带状肌，加固喉前壁（图4-14-6）。

冲洗术腔、放置引流、缝合切口、更换气管套管，同声带切除术。

术中要点

❶ 前联合的处理（参阅声带切除术相关内容）。

❷ 术中保护患侧甲状软骨外膜完整以利于修复。

❸ 切开杓间区时切口勿过中线，可稍偏患侧切开以免损伤对侧环杓关节；切除患侧半喉时可能有杓状软骨残留，可以剥离器将其剔除。

❹ 甲状软骨翼板内侧为梨状窝之前内侧壁黏膜，切除时应注意保护勿损伤。

❺ 其余同声带切除术之术中要点。

术后处理

因切除患侧半喉，经口进食呛咳（误咽）较声带切除略重。可于术后第9日带鼻饲练习经口进食。其余同声带切除术。

第十五节　额侧喉部分切除术

该术式适应证较少，部分患者不能拔管。

适 应 证

声门型喉癌 $T_1 \sim T_2$ 期，对侧声带前端受累。

切除范围

患侧半喉及对侧前 1/3 或 1/2 的甲状软骨及相应喉组织。

禁 忌 证

❶ 肿瘤累及双声带大部。

❷ 会厌根或室带上缘受累。

❸ 向下浸润至环状软骨上缘或甲状软骨受累。

术前准备、 麻醉、体位	同垂直半喉切除术。

手术步骤　基本操作同垂直半喉切除术。主要区别如下：

❶ 分离皮瓣后，自正中切断舌骨，沿舌骨表面切断舌骨上肌群及舌骨会厌韧带，将舌骨连同带状肌翻向外侧，暴露患侧全部及健侧大部分甲状软骨板。

❷ 分离甲状软骨外膜，沿甲状软骨上下缘及正中切开甲状软骨外膜，以小剥离器分离甲状软骨外膜，患侧至甲状软骨翼板后缘，健侧至前中2/3交界处。外膜翻向外侧保护，患侧紧贴甲状软骨翼板后缘向内分离梨状窝外侧壁的黏骨膜，避免切喉时将其过多切除（图4-15-1）。

❸ 裂喉　视健侧声带前端肿瘤大小于该侧甲状软骨板前中1/3或中点处垂直裂开甲状软骨，并沿声带垂直方向切开内膜，切断声带、室带及喉室，再切断甲状软骨前部上、下方的甲状软骨膜及环甲膜，将拟切除的甲状软骨及相应喉组织翻向外侧，暴露喉腔（图4-15-2）。

❹ 切除额侧喉组织　明视下于杓间区中线稍偏患侧处垂直切开黏膜，用组织剪沿患侧环状软骨上缘自前向后剪断三角形膜、声门下区黏膜及甲状软骨下角至杓间黏膜切开处，再沿甲状软骨上缘剪断附着的韧带和甲状软骨上角，将连同杓状软骨在内的大块喉组织切除（图4-15-3）。

❺ 关闭喉腔　将梨状窝及环后区黏膜与喉腔残余黏膜缝合，消灭喉内创面。两侧甲状软骨外膜展开拉紧缝于同侧颈前带状肌深面作为衬里。健侧声带和室带断端与同侧甲状软骨外膜对应缝合数针。将舌骨剔除。带状肌上端与舌骨上肌群及颏下组织缝合，封闭颏下死腔，减少感染。带状肌于中线对位缝合，构成喉腔的侧壁和前壁（图4-15-4）。

余下步骤同垂直半喉切除术。

术中要点及 术后处理	同垂直半喉切除术。

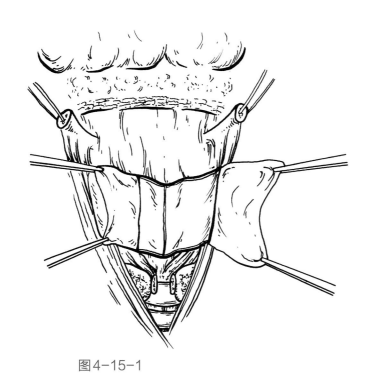

图4-15-1

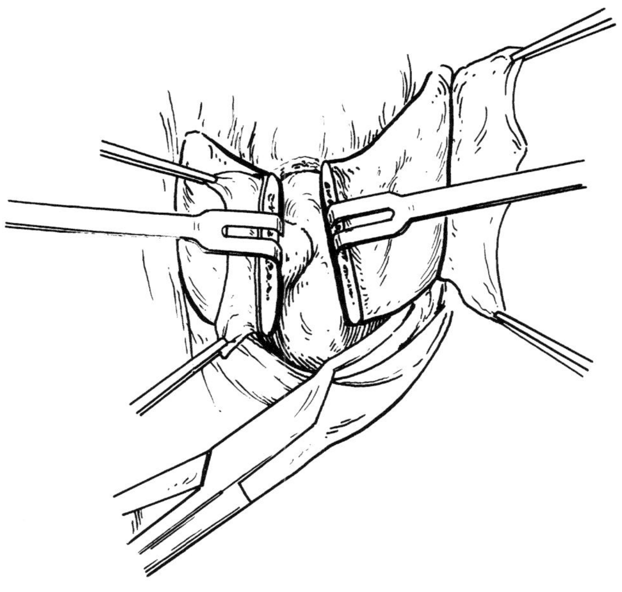

图4-15-2

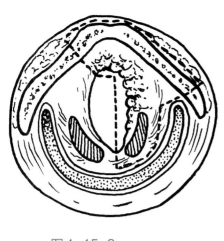

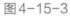

图4-15-3

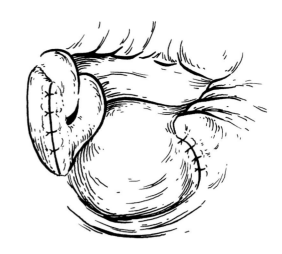

图4-15-4

第十六节　声门上水平喉部分切除术

该术式为喉部分切除术中最理想的术式，术后喉功能的恢复及远期疗效均较为理想。

适 应 证	早期、中期会厌癌，病变局限于会厌喉面或浸润范围不超过室带游离缘及杓会皱襞前 1/3，声带活动正常。
切除范围	全部会厌、双侧室带、双侧喉室、双侧杓会皱襞前 1/2，会厌前间隙及上 1/2 甲状软骨板。
禁 忌 证	肿物累及室带下缘、杓会皱襞后端、咽会厌囊、舌根，或甲状软骨受累。高龄、体弱、心肺功能欠佳者。
术前准备	❶ 详查局部，看清病变范围，结合喉侧位、喉断层像判明有无室带、舌根及甲状软骨受累，判断是否符合适应证。
	❷ 全麻术前检查，重点了解心肺功能。 余同垂直半喉切除术。
麻醉、体位	同垂直半喉切除术。
手术步骤	❶ 切口及翻皮瓣　同垂直半喉切除术。
	❷ 断舌骨上肌群及舌骨　正中断舌骨，电刀切断舌骨上肌群及舌骨会厌韧带，将舌骨连同带状肌翻向两侧，甲状舌骨肌可于甲状软骨附着处切断。充分暴露喉体至甲状软骨后缘。切断甲状软骨上角。
	❸ 结扎喉上动脉　于甲状软骨上角内侧 0.5cm 左右以蚊式钳向深层分离舌甲膜，可见近乎垂直的喉上血管神经束。游离并将其钳夹，切断，双重结扎。
	❹ 切开、剥离甲状软骨外膜　用尖刀沿甲状软骨上缘切开甲状软骨外膜，并沿甲状软骨中点自上向下垂直切开外膜至上 2/3 分界处。自上向下剥离外膜达甲状软骨上 2/3 处。

❺ 横行切断甲状软骨　于甲状软骨上切迹和甲状软骨下缘之中点处（喉室水平）水平切开甲状软骨。注意勿切透甲状软骨内膜进入喉腔（图4-16-1）。

❻ 进入咽腔　经病变轻侧，向深层分离该侧甲状软骨上角内侧舌甲膜至咽黏膜下层，剪开黏膜进入咽腔。看清会厌后以示指探入会厌谷做引导并保护会厌，横行剪开会厌谷黏膜。拉出会厌，观察肿瘤浸润情况（图4-16-2）。

❼ 切除声门上半喉　自病变轻侧之杓会皱襞中点处（具体切开处视肿瘤大小而定，在留足0.5cm以上安全缘前提下尽量保留杓会皱襞后部、梨状窝及咽侧的黏膜，尤其注意勿损伤杓状软骨）自后向前顺次剪开或切断杓会皱襞、室带后端、喉室黏膜达声带上缘，沿喉室水平剪开喉室下部黏膜至声带前联合上方，再由该处逆行按相同路径剪至对侧杓会皱襞，将声门上半喉切除（图4-16-3、图4-16-4）。

❽ 检查标本　仔细检查标本，观察肿瘤大小、侵及范围及安全缘是否足够，可取标本的可疑边缘送冰冻，如阳性则相应扩大切除。

❾ 缝合喉腔　先将杓会皱襞断端两侧黏膜对拢缝合。然后将喉腔切缘（声带上缘近喉室处）黏膜与保留的甲状软骨外膜缝合，将软骨切缘覆盖。

❿ 缩小舌根创面　将舌根黏膜切缘上提与颏下软组织缝合，缩小舌根创面，增大舌根面积，有助于增强舌根的遮盖作用（图4-16-5）。

⓫ 7号线吊喉　自甲状软骨下缘以圆针带7号线穿入，紧贴软骨内侧至软骨切缘穿出（勿穿透黏膜使缝线外露于喉腔内），再经舌根切缘对应处穿入，适当向舌根深层肌肉组织进针，经颏下软组织上外侧穿出。每侧甲状软骨板各穿2针，共4针，分别穿于前联合旁及甲状软骨的后外部。穿针完毕后暂不结扎，先撤垫肩，适当垫高头位，使头位前倾，缩短舌根与甲状软骨之间的距离。然后术者和助手同时结扎，将残喉上吊和舌根及颏下组织吻合，关闭咽喉腔（图4-16-6）。

⓬ 复位缝合带状肌　两侧带状肌内缘对位缝合，将舌骨剔除，带状肌上端与舌骨上肌群及颏下组织对位缝合。

⓭ 冲洗术腔，放置引流，缝合切口，更换套管，同其他喉部分切除术。

术中要点

❶ 水平切开甲状软骨板时切开位置相当于喉室水平，勿切透软骨内膜。

❷ 剪除喉体时应在明视下看清病变及解剖部位，切勿损伤杓状软骨，勿损伤声带。

❸ 舌根组织尽量保留，以免遮盖作用减弱致术后误咽。

❹ 切除舌骨可减小封闭颏下死腔，避免感染。

❺ 缩小舌根创面，增加舌根面积有助于增强舌根遮盖作用，减少误咽。

❻ 加压包扎时颈前正中加压勿过大，以免上吊残喉松动。

术后处理

❶ 术后1周内头保持适当前倾，平卧时垫高枕，以免上吊喉体松动脱落。

❷ 术后9日练习经口进食。

❸ 其余同其他喉部分切除术。

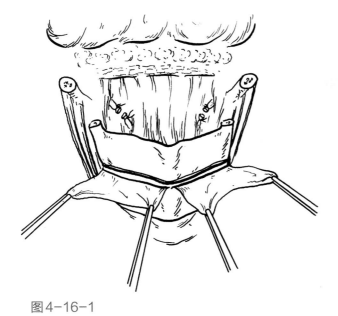

图 4-16-1

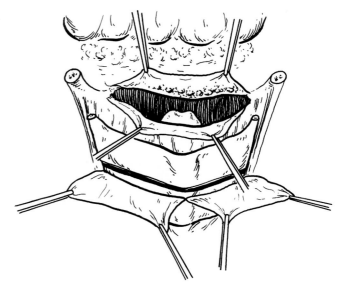

图 4-16-2

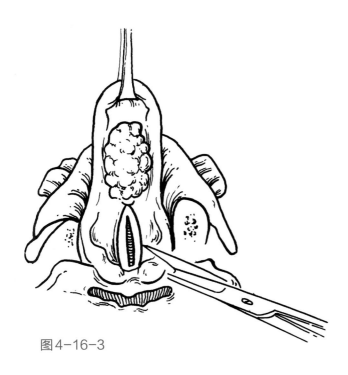

图 4-16-3

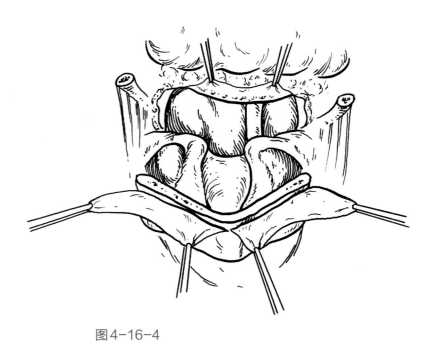

图 4-16-4

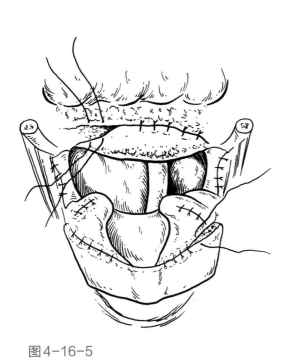

图 4-16-5

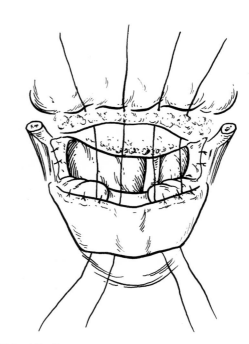

图 4-16-6

第十七节   水平垂直喉部分切除术

水平垂直喉部分切除术也称 3/4 喉切除术，费声重教授于 1977 年完成国内首例手术后，现各地医院已普遍开展。其适应证较多，使部分晚期声门上型喉癌患者得以保留喉功能。

适 应 证　❶ 声门上型喉癌，肿瘤向下发展，一侧已达声门区，另一侧受累未超过室带游离缘或虽然超过游离缘但仅局限于室带前端。即只要一侧杓会皱襞后 1/2，室带游离缘以下正常即可。

　　　　　　❷ 早期梨状窝癌，肿瘤原发于梨状窝内侧壁且较局限，可伴同侧杓会皱襞及会厌受累。

切除范围　　全部会厌、双侧室带、双侧喉室、患侧杓会皱襞、杓状软骨、声门下 0.5cm 之内的组织、患侧全部甲状软骨板、健侧上 1/2 甲状软骨板、会厌前间隙。仅保留一侧声带，杓会皱襞后 1/2 及甲状软骨板下 1/2。

禁 忌 证　❶ 肿瘤向下发展超过双侧室带游离缘。

　　　　　　❷ 声门下区受累已达环状软骨上缘。

　　　　　　❸ 健侧杓会皱襞后 1/2 受累。

　　　　　　❹ 杓间区受累。

　　　　　　❺ 甲状软骨受累。

　　　　　　❻ 会厌前间隙广泛受累或舌根受累。会厌前间隙虽受累但局限，可将会厌前间隙切除，甚至少许舌根切除，仍可考虑行该术式。

　　　　　　❼ 梨状窝及咽侧壁广泛受累。

　　　　　　❽ 高龄、体弱、心肺功能差。

术前准备　❶ 纤维喉镜详细检查局部，结合喉侧位、喉断层像及 CT 判断是否符合适应证。重点观察判断是否声门下受累，甲状软骨受累，肿物下发展是否超过室带游离缘，会厌前间隙及舌根下发展是否受累，喉侧位像会厌前间隙影增浓提示会厌前间隙受累；喉断层像声门下僵直、穹窿变浅或消失提示声门下受累。

　　　　　　❷ 喉部触诊如果会厌前间隙饱满膨隆提示会厌前间隙受累。

　　　　　　❸ 其余同垂直半喉切除术。

麻醉、体位　　同其他喉部分切除术。

手术步骤　❶ 切口　视有无颈廓清术选择不同切口（见喉全切除术相应步骤）。

　　　　　　❷ 翻皮瓣、固定　常规颈阔肌下翻皮瓣至舌骨上水平，固定保护皮瓣。

　　　　　　❸ 正中断舌骨　正中断舌骨，电刀切断舌骨上肌群及舌骨会厌韧带，拉起舌骨断端，边切边拉舌骨连同带状肌翻向外侧。充分暴露喉体至甲状软骨后缘。切断甲状软骨上角（图 4-17-1）。

　　　　　　❹ 断扎喉上动脉　于甲状软骨上角内侧 0.5cm 处游离、钳夹、双重结扎喉上血管神经束（以上步骤同声门上水平喉部分切除术）。

❺ 剥离保护甲状软骨外膜　沿患侧甲状软骨上下缘及正中切开甲状软骨外膜，切开健侧甲状软骨上缘之外膜。剥离患侧全部及健侧上2/3外膜并妥善保护，紧贴甲状软骨翼板后缘向内分离梨状窝外侧壁之黏骨膜并加以保护，以免切除时误将大部梨状窝黏膜切除（图4-17-2）。

❻ 正中裂喉　正中垂直切开环甲膜，裂开甲状软骨板（见声带切除之相关内容），观察病变范围。裂开软骨时勿超过甲状软骨上切迹，以免误伤会厌根部。健侧甲状软骨自上下中点处水平裂开。勿切透内膜（图4-17-3、图4-17-4）。

❼ 切除3/4喉体　横行切开患侧环甲膜，中线稍偏患侧切开杓间区黏膜，剪断患侧甲状软骨下角。看清声带下缘后以尖刀沿环状软骨上缘自杓间切口处切开患侧声门下黏膜并分离患侧环甲连接，经杓间切口绕向后外剪开患侧杓状软骨后方及梨状窝前内侧壁黏膜，剪断咽会厌襞，以示指置于会厌后引导横行剪开会厌谷黏膜并将患侧半喉翻向对侧。明视下切断杓会皱襞及室带后端，沿喉室底部切至前端，将3/4喉体切除。仅保留健侧声带、杓状软骨及下1/2甲状软骨板（图4-17-5～图4-17-9）。

也可按声门上水平喉进路及方法将喉体切除（见声门上水平喉部分切除

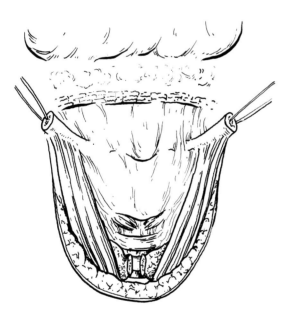

图4-17-1

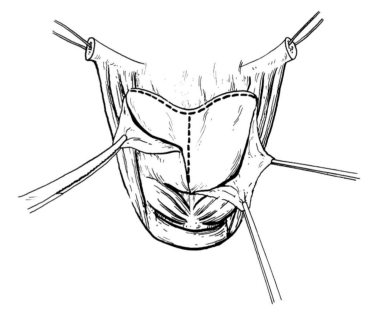

图4-17-2

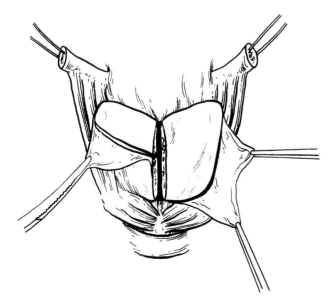

图4-17-3

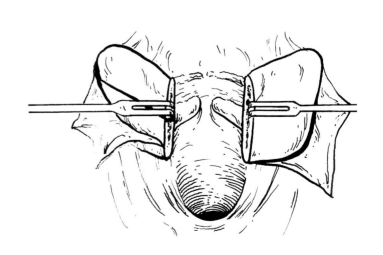

图4-17-4

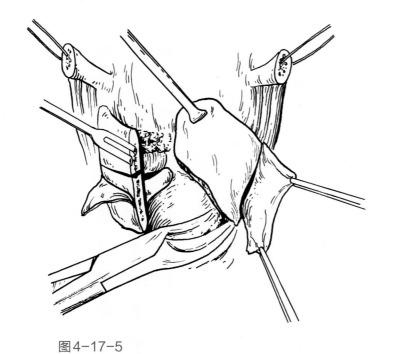

图4-17-5

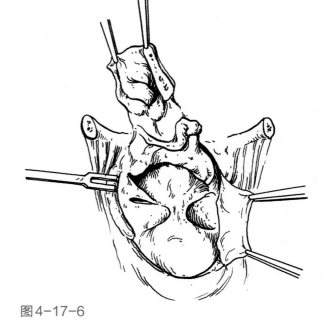

图4-17-6

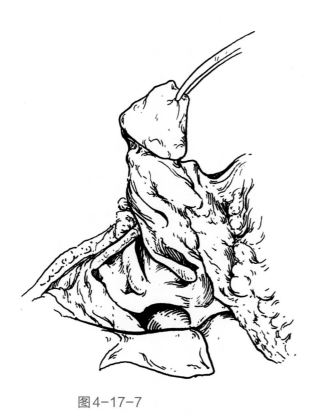

图4-17-7

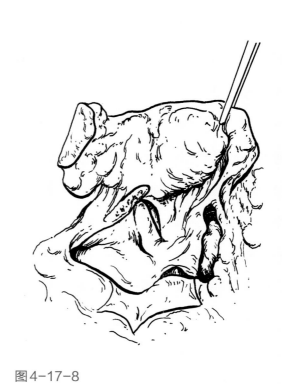

图4-17-8

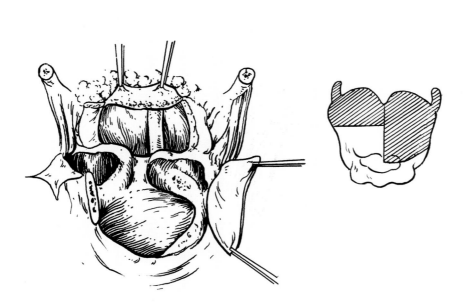

图4-17-9

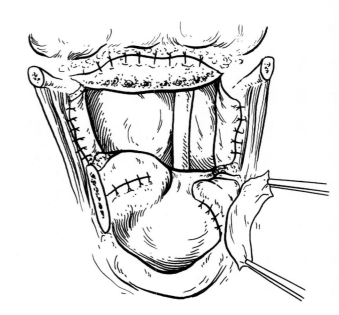

图4-17-10

术相关内容）。

⑧ 检查标本　同其他喉部分切除术。

⑨ 缝合喉腔　将患侧环后及梨状窝黏膜拉向前方和环状软骨内面的黏膜切缘相缝合，自杓间开始缝至环状软骨前缘。缝至前方时如张力过大，可于同侧梨状窝之适当部位垂直切开黏膜减少张力。健侧杓会厌襞断端两侧黏膜切缘缝合，声带上缘黏膜与同侧甲状软骨外膜缝合，覆盖软骨上缘。两侧甲状软骨外膜及咽侧黏膜外展后缝于两侧带状肌深面做衬里，形成喉的前外侧壁并缩小下咽侧方创面。

缩小舌根创面：将舌根黏膜切缘上提与颏下软组织缝合，缩小舌根创面，增大舌根面积，加强舌根的遮盖作用（同声门上水平喉部分切除术）（图4-17-10）。

⑩ 吊喉　自患侧甲状软骨下缘由前向后分别穿入3根7号线，将残喉上吊和舌根及颏下组织缝合，关闭咽喉腔。吊喉结扎缝线时宜用力均匀适度，以免残喉偏斜（图4-17-11）。

⑪ 缝合带状肌　将带状肌内缘中线对位缝合加固喉前外侧壁。剔除舌骨。带状肌上端与颏下组织相缝合（图4-17-12）。

⑫ 冲洗术腔、置引流、缝合切口、更换套管同其他喉部分切除术。

术中要点　同声门上水平喉部分切除术。

术后处理

① 水平垂直半喉因切除范围较大，术后误咽较其他喉部分切除略重。经口进食可于术后9～10日开始。必要时可利用套囊充气进食以减少呛咳。

② 术后一周之内头位适当前倾，平卧时垫高枕，以免上吊残喉松动脱落。

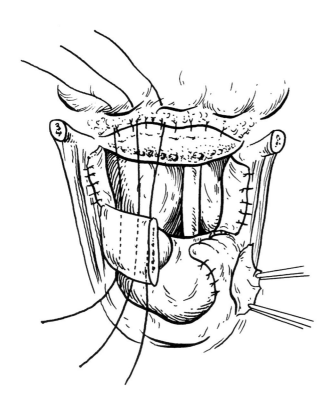

图4-17-11

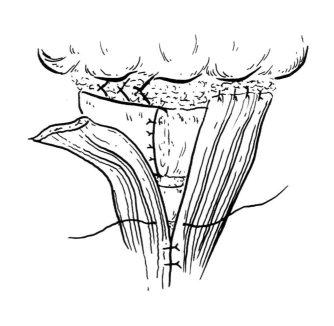

图4-17-12

215

喉次全切除环舌根会厌吻合术

原术式于 1972 年由 Arslan 所创，亦称 Arslan 氏术。主要适用于中晚期声门癌、不适合行其他喉部分切除术的患者。该手术自临床应用以来，因术后并发症较多，主要表现为术后误咽严重及拔管率低，目前临床应用有逐渐减少的趋势。潘子民教授等自 1989 年起对该手术进行改良，较好地解决了术后误咽及拔管率低两大难题，发音质量也较好。

适 应 证	声门型喉癌累及双侧声带，不适合行扩大垂直半喉切除或额侧喉部分切除术，且会厌及声门下无受累者。
切除范围	保留会厌及环状软骨，其余喉组织（含甲状软骨板）全部切除。

禁 忌 证

❶ 会厌根及声门下受累。

❷ 杓间区受累。

❸ 环状软骨受累。

❹ 高龄、体弱、心肺功能差者。

术前准备	详查局部，结合喉侧位、喉断层像判断有无会厌根及声门下受累（环状软骨能否安全保留）。 其余参阅其他喉部分切除术。
麻醉、体位	同其他喉部分切除术。

手术步骤

❶ 切口　视有无颈廓清选择"U"形及"L"形切口。

❷ 翻皮瓣、固定　同其他喉部分切除术。

❸ 处理舌骨及颈前带状肌、暴露喉体　正中断舌骨，断舌骨上肌群，将舌骨连同两侧带状肌翻向外侧，甲状舌骨肌及胸骨甲状肌于甲状软骨附着处切断，一并翻向外侧。充分暴露喉体（参阅声门上水平喉部分切除术）。

❹ 处理甲状腺　正中切断缝扎甲状腺峡部，分离环状软骨水平以上的喉气管旁甲状腺（同喉全切除术）。

❺ 断扎喉上动脉、切断甲状软骨上角同喉全切除术。

❻ 切断咽下缩肌，中线切开并剥离，保留甲状软骨外膜，剥离甲状软骨翼板后缘内侧的梨状窝外侧壁黏膜（同喉全切除术）。

❼ 切断环状软骨与甲状软骨连接　剪断环甲关节。横行切开环甲膜，看清声带下缘，沿环状软骨上缘切开声门下黏膜及组织，剥离剪断环杓关节及环甲连接组织，暴露环状软骨后方的食管前壁组织（勿切透黏膜）（图4-18-1）。

❽ 分离喉体后壁　钳夹甲状软骨板将喉体向上提起，分离喉体后部，暴露环杓后肌和甲状软骨后面。可将两侧梨状窝黏骨膜做补充剥离（图4-18-2）。

❾ 进入下咽　剪开环后区黏膜进入下咽（图4-18-3）。

❿ 切除喉体　参照喉全切除术的方法，取病变轻侧入路，扩大下咽黏膜切口，紧靠喉体剪开同侧梨状窝前外侧壁黏膜至咽会厌襞，紧贴会厌侧

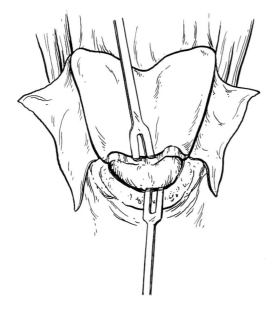

图4-18-1

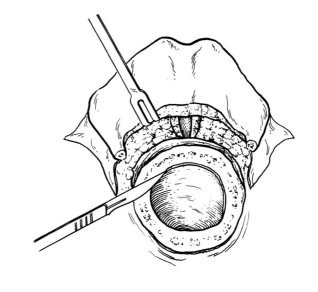

图4-18-2

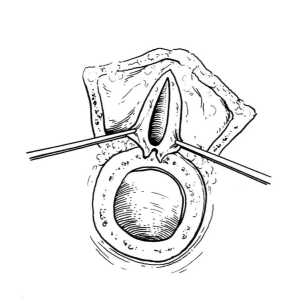

图4-18-3

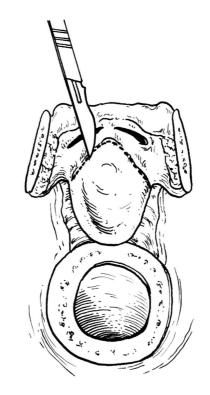

图4-18-4

缘剪断杓会皱襞至会厌根并将喉体翻向对侧，明视下自会厌根同法剪断对侧杓会皱襞，经梨状窝前内侧壁剪至下咽切口处将喉体切除（图4-18-4）。

⑪ 吻合环状软骨后2/3创面　拉起环后及梨状窝黏膜，将其黏膜下多余组织修薄，并尝试和环状软骨内侧黏膜切缘相对，将多余黏膜剪除。自后向两侧将环后、梨状窝黏膜与环状软骨内侧黏膜切缘以小圆针1号线结节缝合，使环状软骨后2/3环为黏膜覆盖，保留前1/3创面。甲状软骨外膜及下咽黏膜切缘展开后缝于两侧带状肌表面做衬里，留待加强环咽吻合之前壁。

⑫ 缩小颏下创面　将会厌根切缘与颏下软组织及舌根缝合，缩小颏下创面，增大舌根及会厌的遮盖作用（图4-18-5）。

⑬ 环状软骨上吊与舌根及颏下缝合　自环状软骨前1/3下缘黏膜下（紧贴骨面勿穿透黏膜使缝线裸露黏膜之外）以大圆针分别穿入3根7号线，自软骨上缘穿出，再经会厌切缘对应处穿入舌根肌肉组织经颏下组织穿

出。待穿线全部完成后，撤肩垫，使头前倾，缩小环状软骨与颏下距离，减少上吊张力，助手和术者同时结扎，将环状软骨上吊和颏下组织吻合（图4-18-6、图4-18-7）。

⓮ 剔除舌骨、复位缝合带状肌、冲洗术腔、放置引流、缝合切口、更换套管、加压包扎，同其他喉部分切除术。

术中要点

❶ 经典的喉近全切除环咽吻合术系将环状软骨上吊于保留的舌骨上。因舌骨活动度差，不能下移，故需将气管部分游离以便上吊环状软骨时减少张力。由于环状软骨与舌根会厌之间空隙较大（中间隔有舌骨），故舌根及会厌的遮盖作用不能充分发挥而致术后误咽。而为了减轻误咽，将环状软骨后半黏膜覆盖部减小（小于2/3），虽误咽减轻，但又因环状软骨吻合口过小致术后拔管困难（图4-18-8、图4-18-9）。

❷ 改良的术式将舌骨切除，环状软骨上吊和舌根及颏下软组织缝合，并将舌根及颏下创面缝合，缩小颏下创面，增大舌根面积，使舌根及会厌直接遮盖于环状软骨之上，遮盖作用明显增强。且舌根组织松弛富有弹性，可适度下移，故上吊环状软骨时不必游离气管，明显减小了上吊环状软骨时的张力。此为术式改良的关键（图4-18-6、图4-18-7）。

❸ 切断环甲连接时保持环状软骨完整，尤其要保证向后上方突出的环状软骨板不受损伤，有助于增大环咽吻合口的面积。

❹ 环后及梨状窝黏膜与环状软骨内侧黏膜切缘吻合长度为环状软骨后2/3。过大加重术后误咽，过小可能拔管困难。

❺ 切喉时切勿损伤会厌。

❻ 颈前加压包扎勿过紧以免上吊的环状软骨松动脱落。

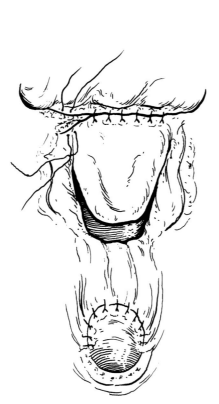

图4-18-5

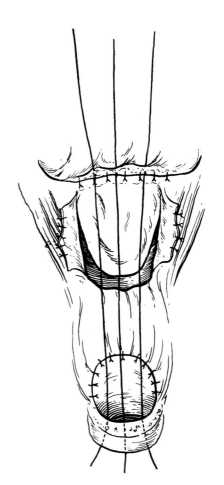

图4-18-6

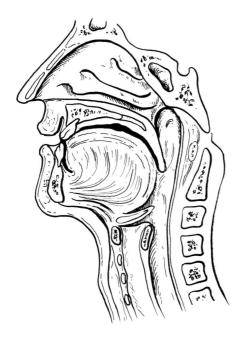

图 4-18-7

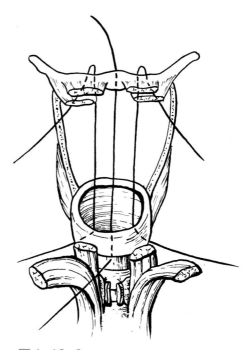

图 4-18-8

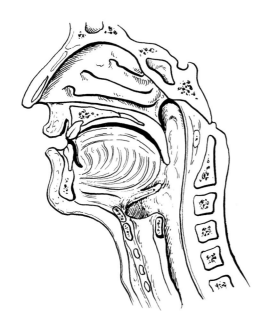

图 4-18-9

术后处理	❶	术后一周内头位保持适当前倾，平卧时垫高枕以免上吊的环状软骨脱落。
	❷	术后 9 ~ 10 日开始练习经口进食，误咽较重可利用套囊进食，减少呛咳。
	❸	其余同其他喉部分切除术。

第十九节　喉近全切除环舌根吻合喉功能重建术

本术式系参考国外类似手术改良而成，由潘子民教授首先完成。该术式的应用使许多原本需行喉全切除术的患者保留了喉功能，发音质量也较好。

适 应 证	肿瘤累及全会厌，双室带，一侧喉室、声带、前联合及杓会皱襞，对侧声带前段。简言之，只要一侧声带后 1/2、杓会皱襞后半部及杓状软骨无受累即可。
切除范围	保留健侧甲状软骨板后下 1/4 及其相应的声带后 1/2，杓会皱襞后半部及杓状软骨。其余喉组织均予切除，即切除喉的 7/8。
禁 忌 证	❶ 舌根受累。 ❷ 杓间区受累。 ❸ 甲状软骨破坏。 ❹ 声门下及环状软骨受累。 ❺ 年老体弱，心肺功能极差。
术前准备	参阅其他喉部分切除术。
麻 醉	先行局麻下气管切开，经气管切开口插管全麻。
体 位	同其他喉部分切除术。
手术步骤	❶ 切口 视有无颈廓清术取"U"形或"L"形切口。先取环状软骨下缘之小横切口，暴露气管前壁，于 2～4 环做"工"形切开，将两侧气管瓣穿线拉向两侧插入麻醉插管，全麻成功后，完成喉手术切口，下端与气管切开之横切口于两侧相连。气管切开不另做切口（图 4-19-1）。 ❷ 暴露喉体 按喉全切除环咽吻合术之相同步骤翻皮瓣、处理舌骨及带状肌、处理喉旁甲状腺、断扎喉上动脉、切断甲状软骨上角、切断咽下缩肌并剥离甲状软骨板后缘的梨状窝外侧的黏骨膜（图 4-19-2）。 ❸ 裂开甲状软骨板 中线切开剥离两侧甲状软骨外膜并加以保护。于甲状软骨上切迹与软骨下缘中点虚拟一水平线，拟保留的健侧甲状软骨前后缘中点虚拟一垂线，自两线交叉点分别垂直及水平裂开甲状软骨板，将该侧后下 1/4 甲状软骨板作为保留软骨板。勿切透内侧的黏骨膜（图 4-19-3）。 ❹ 切除喉体 横行切开环甲膜，切断患侧环甲关节，拉甲状软骨板向上，吸净分泌物，看清声带下缘后以尖刀沿环状软骨上缘水平自后向前切开患侧声门下黏膜，将患侧半喉逐渐上提并剪断该侧的环甲连接。沿声门下切口后端向上稍偏患侧切开杓间区黏膜，剥离杓状软骨，并以剪刀绕向后外剪开梨状窝之前内侧壁及咽会厌襞，以示指置于会厌谷内引导，横行剪开会厌谷黏膜。将喉体向健侧翻转，明视下于适当部位切断杓会厌皱襞、室带后端、喉室及声带，将喉体切除，仅保留健侧杓状软骨、杓会皱襞后 1/2 及后 1/2 的声带（图 4-19-4）。 ❺ 修补残喉 检查标本后修剪残留黏膜。将保留的杓会皱襞断端两侧切缘黏膜缝合，声带切缘与保留的甲状软骨外膜缝合，环后及梨状窝黏膜前拉与环状软骨内侧切缘吻合，将后 3/5 左右的环状软骨上缘创面覆盖，前 2/5 创面保留。下咽侧壁黏膜及甲状软骨外膜切缘展开后缝于颈前带状肌深面，留待上吊残喉后加固其前壁（图 4-19-5）。 ❻ 缩小舌根创面 同喉次全切除环舌根会厌吻合术。

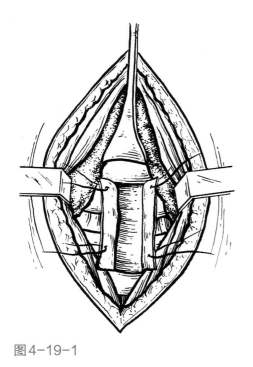

图 4-19-1

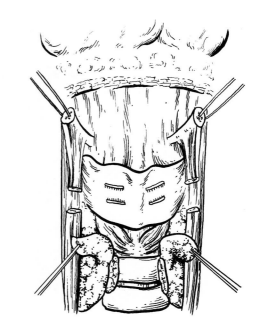

图 4-19-2

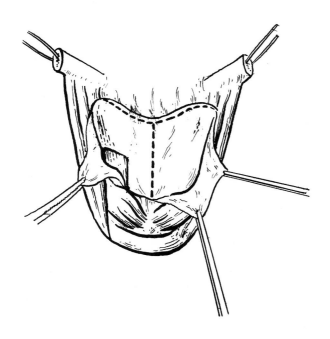

图 4-19-3

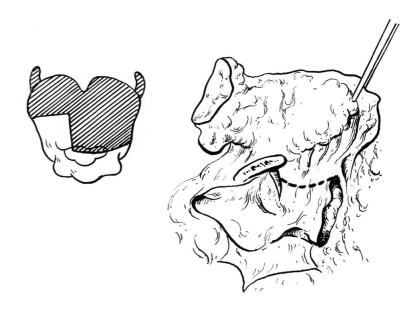

图 4-19-4

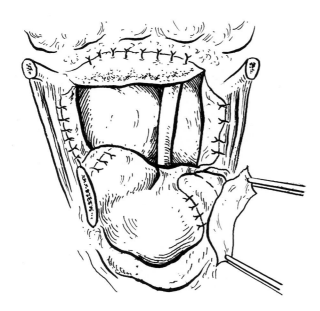

图 4-19-5

❽ 瘘口处理　以下步骤同喉次全切除环舌根会厌吻合术。将瘘口处皮肤于切口上下做椭圆形切除，"工"字形气管切缘与皮肤切缘对位缝合，形成类似喉全切除术的大瘘口，瘘口面积不应小于2.0cm×2.5cm。术后不带套管。

术中要点	
❶	保护"工"字形切开的气管切缘，留待瘘口缝合之用。
❷	切开杓间区黏膜时勿过中线，以免损伤健侧杓状软骨。
❸	缝合黏膜包绕患侧环状软骨上缘时，包绕长度宜在后1/2～3/5之间。包绕过多，会使重建的新喉口过大，易致术后呛咳较重；包绕过少则新喉口过小，缩小了术后封闭颈前瘘口、重建生理性呼吸的机会。应结合健侧保留的杓状软骨及声带后部的范围决定缝合包绕环状软骨的范围。

术式特点	
❶	缩小了喉全切除术的适应证，是喉近全切除后保留喉功能的新方法。
❷	新喉口借舌根的遮盖及健侧杓状软骨正常活动形成括约作用，术后误咽较轻，发音质量也较好。
❸	颈前造大瘘口，不带套管，呼吸通畅，堵孔即可发音。
❹	术后新喉口通畅，堵瘘口呼吸正常者可将颈前瘘口行手术封闭，重建经口鼻的生理性呼吸，完全恢复喉功能。

术后处理	
❶	每日清洁瘘口，防止瘘口感染。术后10日起可练习经口进食。
❷	个别患者瘘口感染可能导致瘘口缩小，可带全喉套管预防。
❸	其余同喉次全切除环舌根会厌吻合术。

第二十节　喉切除术有关问题

一　喉部分切除术的修补

各种喉部分切除术均需切除相应的部分或大部分喉体，使喉的功能遭到不同程度的破坏。为了重建喉的功能，需对残喉进行修补。目前报道的残喉修复方法很多，有些过于复杂。根据多年的临床经验，修补的关键是保留完整的甲状软骨膜、颈前带状肌，及在切净肿瘤的前提下尽量保留健康的梨状窝黏膜；按"就近取材"的原则，利用保留的梨状窝、环后区黏膜及甲状软骨外膜即可顺利完成残喉修补。

二　残喉上吊的方法

多种喉部分切除术均需将残喉上吊缝合。传统的方法是将舌骨保留，作为支架，残喉上吊于舌骨上。喉部分切除术对残喉口的遮盖作用主要靠舌根及或会厌完成。保留舌骨与残喉吻合，舌根与残喉之间隔有舌骨，两者相距较远，舌根的遮盖作用不充分，故术后误咽严重；且舌骨活动性差，不能下移，上吊喉体时张力较大，有时需游离气管上段以求减张，增加了手术难度。自1989年起，以喉次全切除环舌根会厌吻合术为代表，上吊喉体的方法得以改良：将舌骨切除，残喉上吊和舌根吻合，并将舌根切缘和颏下组织缝合以缩小舌根创面，增加舌根面积，使残喉上吊后舌根直接遮盖于喉口之上，有效增强了舌根的遮盖作用，较好地解决了误咽问题。同时舌根组织柔软富有弹性，能适度下移，使上吊喉体变得简单易行。目前切除舌骨的吊喉方法已成为常规。

三　术后误咽的原因

喉部分切除术后患者均有不同程度的误咽，经指导和训练多在7～10日内克服。误咽较重可能和下列因素有关。

❶ 喉体切除越多，喉功能损害越大，误咽越重。

❷ 损伤了健侧环杓关节，保留的声带运动不良。

❸ 舌根组织切除过多。

❹ 吊喉方法不当。如保留舌骨、上吊残喉位置偏斜、会厌扭曲、舌根面积过小，遮盖作用不充分等。

四　喉癌术后处理的有关问题

❶ 引流管　术后皮瓣下置负压引流是保证皮瓣成活、切口愈合的重要因素，对同时行颈廓清者尤显重要。原则上手术后第2日拔除引流管，但如引流物较多，可适当延长拔除时间。引流管拔除后应以纱布块自上而下、自内向外将皮瓣下残留的渗出液挤净。

❷ 换药及拆线　常规于术后2、4、7日换药。术后第7日拆除切口缝线。喉全切除气管瘘口处缝线可于术后7～8日开始间断拆除。如果换药时发现切口或皮瓣局部充血、肿胀、压痛明显或切口有渗出（可能伴体温升高）等情况，提示局部感染。必要时可就近将切口缝线拆开数针，探查术腔，有感染及时清理，通畅引流。感染迹象多在术后第4日换药时局部有所表现，及时处理可减少并发症的发生。

❸ 术后进食　原则上，术后尽早经口进食能迅速改善营养状况，有利于术后恢复。先带鼻饲练习经口进食，基本无呛咳后可拔除鼻饲。练习进食

以糊状饮食为宜。如经过一段时间（3~5日）仍有较重呛咳，可拔除鼻饲利用套囊充气后进食，并逐渐减少进食时套囊充气量，经过一段时间练习后多能克服误咽。喉切除后经口进食时间如下：

喉全切除术，术后7~8日。

声带切除术，术后8~9日。

垂直半喉切除术、额侧喉部分切除术，术后9日。

水平垂直半喉切除、喉次全切除环舌根会厌吻合术、喉近全切除环舌根吻合喉功能重建术，术后9~10日。

进食时间不能一概而论，应结合患者体质、术中情况、心肺功能等加以调整。

❹ 套管固定　为防止术后脱落，常规于术毕更换套管时将套管两端缝于瘘口两侧的皮肤套管固定。同时套管绑带勿打活结，松紧适度，以能插进一指为宜。

套囊使用：套囊的使用有两个目的，一是防止血液及下咽分泌物流入气道；二是利用套囊充气以减少进食误吸。套囊使用仅限于喉部分切除术者。

❺ 套管护理：喉切除术后因呼吸通道改变，应适时雾化吸入，湿化痰液，定时吸痰，以免痰痂堵塞套管及气道。同时应加强翻身叩背，鼓励患者早下床活动，以便痰液排出，防止长期卧床致坠积性肺炎。痰量增多、色泽黄绿、有异味等提示感染，应及时做痰培养，对症处理。

第二十一节　喉全切除术

喉全切除术用于治疗喉癌已有100余年的历史。近年来，尽管各种喉部分切除术已广泛开展，但喉全切除术仍为治疗喉癌（尤其是晚期喉癌）的最基本、最安全的术式。各地报道的喉全切除术占喉癌手术的比例约为45%~65%。

适应证　❶ 声门上癌　T_3~T_4期，肿瘤累及会厌根、双侧室带，声带前联合或双侧声带受累；甲状软骨或环状软骨受累；杓间区或双侧杓状软骨及杓会皱襞受累；舌根广泛受累。

❷ 声门癌　T_3~T_4期，杓间区或双侧杓状软骨及杓会皱襞受累，舌根广泛受累。甲状软骨或环状软骨受累。

❸ 跨声门癌，T_3~T_4期病变。

❹ 声门下癌。

❺ 下咽癌：T_2~T_4期，梨状窝及下咽后壁受累；梨状窝及环后区受累；喉内受累声带固定。

	❻ 其他：喉癌放疗后复发，喉部分切除术后复发。
切除范围	基本切除范围包括全喉、上段气管及颈前带状肌、舌骨。视病变范围可切除部分舌根、下咽黏膜、甲状腺、颈段食管及颈前皮肤，并酌情修补。
禁忌证	❶ 病变局限，可行喉部分切除术或放疗者。
	❷ 伴远隔转移者。
	❸ 肿瘤广泛破出喉外，颈前皮肤广泛受累或累及椎前筋膜无法彻底切除者。
	❹ 全身状态极差，严重心肺功能不全者。
术前准备	❶ 重点向患者及家属交代术后发音功能丧失，但可通过食管发音等方法替代解决。增强患者对术后发音的信心，解除顾虑。
	❷ 详查全身情况，行全麻常规术前检查，了解心肺功能。必要的胸部X线检查，食管点片或钡餐透视。除外远隔转移。
	❸ 详查局部，行间接喉镜、纤维喉镜、喉部X线侧位及断层像，喉CT检查，明确病变范围。颈部触诊，判断有无淋巴结转移，可结合颈部B超及CT明确诊断及是否行颈廓清术。
	❹ 喉部活组织检查。
	❺ 术前1日备皮（颈部、面部及上胸部），清洁鼻腔及口腔；术前12h禁食水；术晨下鼻饲及尿管；术前30min肌内注射适量阿托品及镇静剂。
麻 醉	全麻。先行局麻下气管切开，经气管瘘口插入麻醉插管施行全麻。
体 位	患者取仰卧位，垫肩，头后仰。
手术步骤（上行法）	❶ 切口 视病变范围、术中需要及术者习惯选择切口。
	（1）"T"形切口：横切口平行舌骨达舌骨大角，纵切口自舌骨中央与横切口相连，下达气管切开口。该切口术野清晰，可行喉切除术并可探查颈动脉周围淋巴结（图4-21-1）。
	（2）"工"形切口：上端横切口自舌骨平面延至乳突尖，下端自气管切开口向两侧延长达胸锁乳突肌外缘。适合行喉切除并双颈廓清术（图4-21-2）。
	（3）小"U"形切口：两侧舌骨大角起向下和气管切开口弧形相连。为喉切除术之常用切口（图4-21-3）。
	（4）"L"形切口：廓清侧起自乳突尖，另侧起自舌骨大角，斜向内下和气管切开口弧形相连。廓清侧切口距锁骨上缘2～3cm。为单侧颈廓清及喉切除术之常用切口（图4-21-4）。
	（5）大"U"形切口：两侧起自乳突尖，沿斜方肌前缘向下自锁骨上2～3cm和气管切开口弧形相连。为双颈廓清术及喉切除术之常用切口（图4-21-5）。
	常采用后三种切口，能充分暴露术野，较好地满足手术需要，且皮瓣切口呈弧形无切口相交形成的锐角，较少出现切口交接处皮瓣坏死。
	切口切开时可先沿切口注入含适量肾上腺素的生理盐水（止血水），以减少切口出血。切开皮肤、皮下，切透颈阔肌（图4-21-6）。

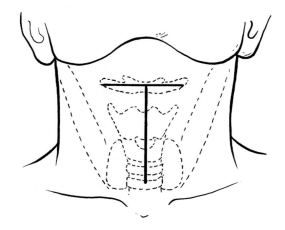

图 4-21-1

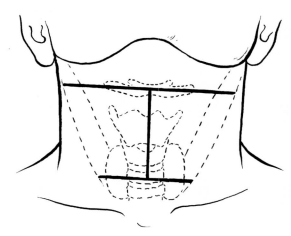

图 4-21-2

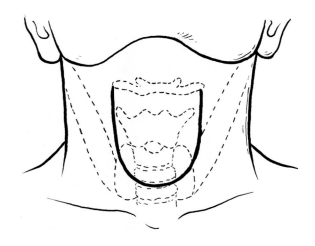

图 4-21-3

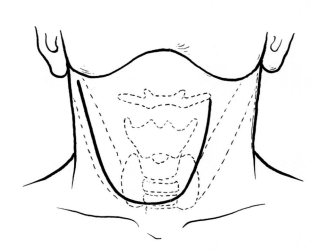

图 4-21-4

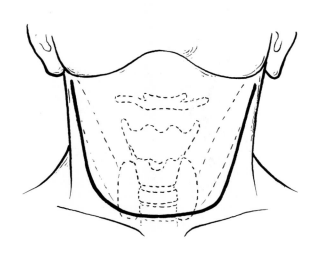

图 4-21-5

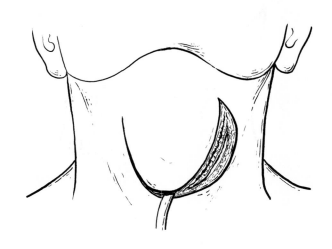

图 4-21-6

❷ 颈阔肌下翻皮瓣　以电刀或圆刀沿颈阔肌和颈浅筋膜之间分离，直达舌骨体上缘。暴露舌骨平面以下，舌骨大角及胸锁乳突肌内侧的术野（图4-21-7）。

❸ 固定、保护皮瓣　皮瓣上翻缝于面部敷料上，表面覆盐水纱布保护。术中应经常更换盐水纱布保护皮瓣。

❹ 断扎颈前带状肌下端　止血钳在环状软骨下缘甲状腺水平沿胸骨舌骨肌与胸锁乳突肌之间分离，暴露出胸骨舌骨肌外缘。将胸锁乳突肌拉向外侧，自颈白线沿甲状腺被膜与胸骨甲状肌之间向外侧分离。于甲状腺中下部水平钳夹、切断胸骨舌骨肌和胸骨甲状肌下端，断端结扎。同法处理对侧。将带状肌推向上方暴露甲状腺峡部（图4-21-8）。

❺ 断扎甲状腺峡部　止血钳紧贴气管前壁自上向下分离甲状腺峡部，于正中钳夹，垂直切断，断端缝扎（图4-21-9）。

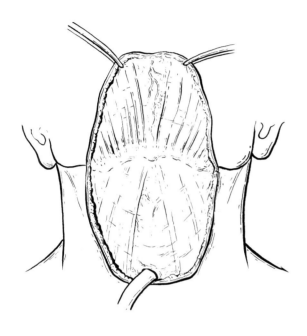

图4-21-7

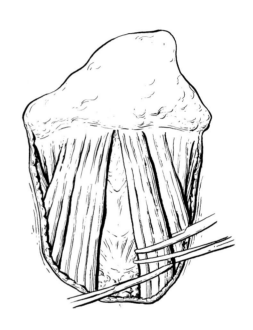

图4-21-8

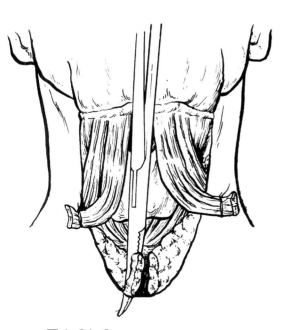

图4-21-9

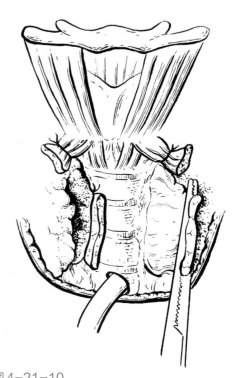

图4-21-10

227

❻ 分离喉、气管旁甲状腺　用电刀紧贴气管壁及甲状软骨分离两侧甲状腺，使其和气管前壁、侧壁分离，暴露气管膜部及甲状软骨翼板后缘（图4-21-10）。

❼ 断舌骨上肌群　以电刀沿舌骨体上缘切断舌骨上肌群达舌骨会厌韧带表面，两侧达舌骨大角。骨剪切断两侧舌骨大角（图4-21-11）。

❽ 断扎喉上动脉　于甲状软骨上角内侧0.5～1cm处分离甲状舌骨肌及舌甲膜，显露并游离喉上血管神经束，钳夹后切断，近端双重结扎或缝扎。剪断甲状软骨上角（图4-21-12）。

❾ 切断咽下缩肌　示指探入甲状软骨翼板后缘，挑起该侧喉体。沿甲状软骨板外缘切断咽下缩肌并切开甲状软骨外膜。以示指裹盐水纱布或用剥离器沿甲状软骨板内侧，将梨状窝外侧壁的黏膜和软骨内膜从甲状软骨翼板后部充分剥离。以相同方法处理对侧（图4-21-13）。

❿ 松动喉体　沿甲状软骨板两侧向上方舌骨大角切断处分离并切断残留的带状肌及结缔组织，切断肩胛舌骨肌上腹。胸骨舌骨肌上部及甲状舌骨肌可自其外侧分离后拉向内侧或沿其外侧缘切断。至此，喉上方及两侧的连接已切断，喉体完全松动。

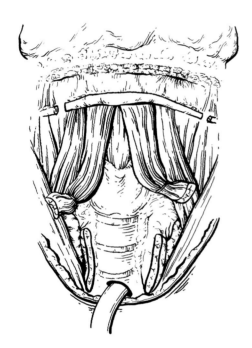

图4-21-11

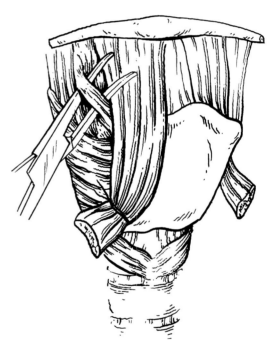

图4-21-12

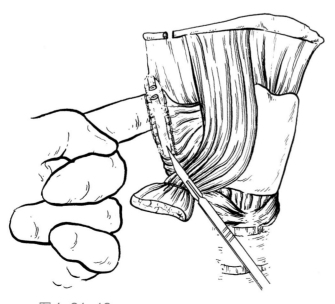

图4-21-13

⑪ 切断气管 自气管瘘口处下缘以尖刀自后上向前下斜行切断气管，使气管断端形成一个前低后高的斜面，扩大气管断端面积，以便于缝合瘘口（图4-21-14）。

⑫ 分离喉体后壁 将喉气管断端向上提起，沿气管食管间分离，显露出环杓后肌和甲状软骨后面。可将两侧梨状窝的黏骨膜作补充游离。游离充分的梨状窝黏膜呈鱼鳃状鼓起（图4-21-15）

⑬ 进入下咽 充分游离喉体之后，依肿瘤下界位置选择适当部位剪开下咽黏膜进入下咽腔（图4-21-16）。

⑭ 切除喉体 扩大下咽黏膜切口。自病变轻侧进入，看清病变范围，在留足安全缘（肿瘤距黏膜切缘应大于0.5cm）的前提下尽量靠近喉体剪开梨状窝黏膜。此时喉体呈倒置位，气管断端在上，会厌尖在下。继续向上剪开咽会厌皱襞，示指置于会厌谷将会厌舌面压于指下，以示指为引导转向舌根方向横行剪开会厌谷黏膜，将喉体向外侧翻转，看清肿瘤范围，直视下将对侧咽会厌襞及梨状窝黏膜剪开，摘除喉体（图4-21-17）。

⑮ 检查标本、清理术腔 纱布压迫术腔止血。检查切除的标本，观察肿瘤边缘的安全缘是否足够，可将喉体经后联合剪开以利观察。可疑切缘送冰冻，如为阳性则作相应部位的扩大切除。妥善处理术腔出血点。舌根处有较多小血管且组织韧而少弹性，不易结扎，可视情况缝扎止血并可缩小舌根创面。修剪保留的下咽黏膜，将突出部分剪除，使切缘平直以利于缝合（图4-21-18）。

⑯ 缝合咽腔 分三层关闭咽腔。

第一层以1号线，针距0.6~0.8cm，自下而上行黏膜下结节缝合，近舌根处改为横行缝合，即咽部黏膜和舌根缝合。此处黏膜下层较薄，缝合时应多带入部分肌肉组织（图4-21-19）。

第二层行黏膜肌层缝合，方法同上（图4-21-20）。

第三层将两侧咽下缩肌断缘拉拢缝合，近舌根处与舌根切缘肌肉缝合，加固下咽前壁（图4-21-21）。

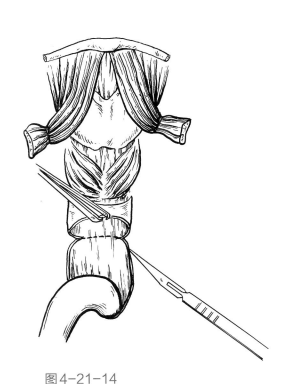

图4-21-14

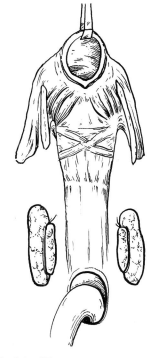

图4-21-15

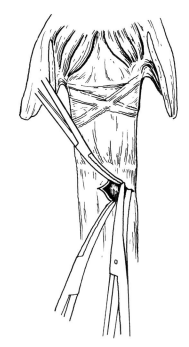

图4-21-16

229

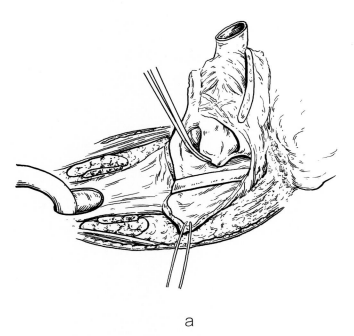

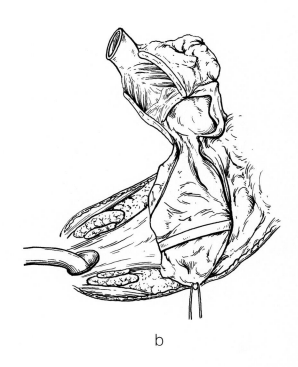

a   b

图4-21-17

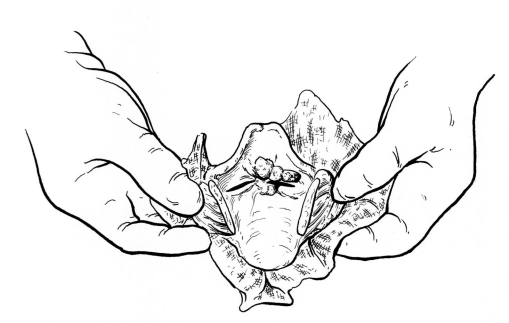

图4-21-18

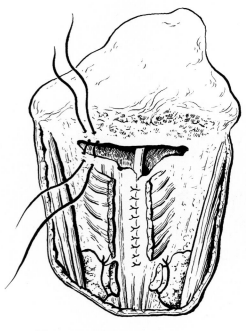

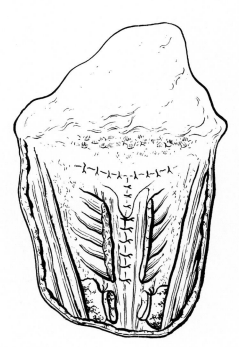

图4-21-19   图4-21-20

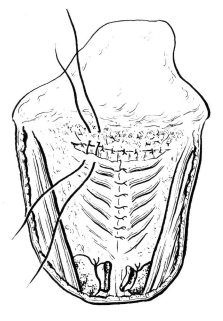

图4-21-21

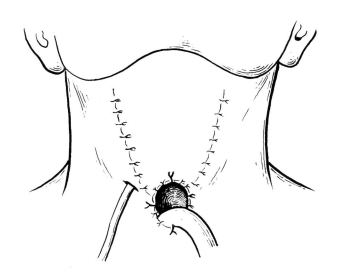

图4-21-22

⑰ 置引流管　冲洗术腔及皮瓣。于切口下缘一侧（低位）沿皮下组织与肌肉之间向深层稍作分离，距切缘2.5cm以尖刀刺透全层做一小孔，穿入准备好的引流管。可用导尿管替代，周边隔1～1.5cm剪小孔以利引流。按皮下及皮肤两层对位缝合切口至瘘口处。

⑱ 缝合瘘孔　视气管断端大小将其上下端之皮肤做半圆形切除，切除范围应大于气管断端面积以免缝合后瘘口过小。必要时可修剪气管断端，使斜面加大，扩大断端面积。以大圆针7号线分别于时钟方向12点钟、6点钟、3点钟、9点钟处将气管断端和皮肤做全层结节缝合4针。然后以中圆针4号线沿周边缝合数针使气管黏膜缘和皮缘密接，将瘘口两侧的切口完全缝合（图4-21-22）。

⑲ 包扎　引流管外口接负压吸引，吸净皮瓣下的分泌物及渗出。消毒术区，加压包扎。引流管接负压吸引盒。

喉全切除术的几个问题

带状肌及舌骨的处理

喉癌晚期，肿瘤侵及甲状软骨或环甲膜，则带状肌可能受累，应将其全部切除。如肿瘤较局限，带状肌也可保留。方法如下：

❶ 翻皮瓣后，电刀切断舌骨上肌群。从正中切断舌骨，拉起舌骨断端，贴舌骨深面切断舌骨会厌韧带，边切边拉舌骨连同带状肌向外翻转，暴露甲状软骨后缘。

❷ 分离胸骨甲状肌，靠近其上缘切断、结扎。分离甲状舌骨肌，靠近其下缘切断、结扎。于环状软骨下缘切断并结扎胸骨舌骨肌。将拟保留的带状肌翻向外侧（图4-21-23）。

❸ 按喉全切除术的操作步骤切除喉体。吻合下咽时将两侧带状肌内缘拉拢缝合加固下咽前壁。舌骨断端对位缝合或将其剔除（图4-21-24）。

喉全切除术常规将颈前带状肌和舌骨切除。理由如下：

（1）喉全切除术之喉癌均系中晚期，带状肌有受累可能，从安全角度应予切除。

231

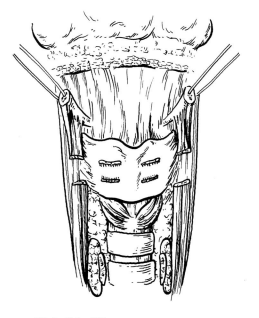

图 4-21-23

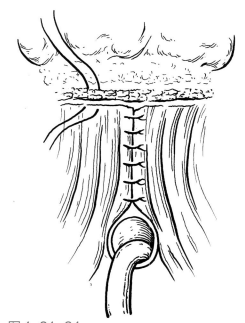

图 4-21-24

（2）保留带状肌的目的是加固下咽前壁，减少咽瘘。但只要按黏膜下、黏膜肌层及咽下缩肌三层缝合，掌握缝合技巧，下咽前壁的保护已经足够。多年临床观察并未见切除带状肌与咽瘘患病率增加有关。同时，带状肌本身血运不充分，保留带状肌则需将其上下切断，导致血运进一步减少，可能造成缺血性坏死、感染。

（3）舌骨对加强下咽前壁无作用，保留舌骨可能在其周边遗留死腔引起感染。

摘除喉体的方式

喉体切除方式有上行法及下行法。

一般认为，上行法适用于肿瘤部位靠上者，自下而上将喉体摘除。下行法适用于病变靠下者，自上而下将喉体摘除。上行法手术术野清晰，操作简明。下行法略显繁杂。

常规行上行法，对病变靠下者采用适当低位气管切开，摘喉时酌情低位切断气管。

喉全切除术之下行法

按上行法的步骤操作至松动喉体。

❶ 在甲状软骨上角内侧分离舌甲膜和黏膜下组织，剪开咽腔黏膜进入咽腔。窥清会厌尖，以示指探入会厌谷，将会厌舌面压于指背之下，以示指引导剪开示指掌面的会厌谷黏膜，暴露会厌上部（图4-21-25）。

❷ 拉出会厌，观察喉内病变情况。将正常的梨状窝外侧壁黏膜作钝性分离，于环后区的适当高度横行切开黏膜并向下推开。沿梨状窝内壁与前壁交界处剪开两侧梨状窝黏膜，留足安全缘，并与环后区横切口相连，分离喉体后壁，切断气管，摘除喉体（图4-21-26）。

气管瘘口的处理

喉全切除术后为防止瘘口狭窄，保持呼吸通畅，传统方法是配带套管。但因套管刺激气管黏膜易引起痰多、咳嗽、黏膜糜烂、溃疡、肉芽增生

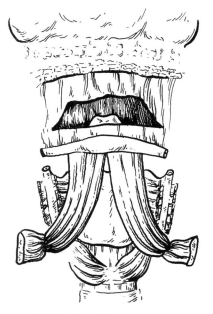

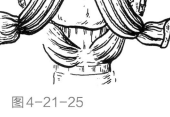

图4-21-25

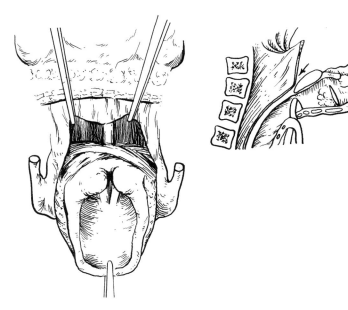

图4-21-26

等情况，许多患者因此致瘘口感染。颈前带套管也增加了患者心理压力，影响正常社交。

故常对喉全切除术的患者行瘘口造大孔术，方法如下：

❶ 喉全切除术时于第四气管环前缘逐渐向后上斜行切断3个气管环达环状软骨后下缘（如声门下受累可平行下移2个气管环），气管断面呈45°斜面，外口呈椭圆形。瘘口周边皮肤扩大切除，使缺损区呈横径4.0cm，纵径3.0cm的椭圆形，皮肤切缘与气管断端拉拢缝合后形成横径、纵径分别为3.0cm×2.5cm的椭圆形大瘘孔。术后不带套管。患者备套管出院。

❷ 术后瘘口渐渐缩小，但多数缩至一定程度后稳定。如瘘口持续缩小，待缩至和套管口径相当时可自行配带套管，以免进一步狭窄。

据临床观察，喉全切除时瘘口造大孔术，84%的患者术后可不必带套管。喉全切除术瘘口造大孔已成常规。

术中要点

❶ 切除喉体时，尽量看清病变范围，在留有足够安全缘（不少于0.5cm）的前提下，尽量保留健康的梨状窝黏膜。

❷ 下咽黏膜的缝合对减少咽瘘发生至关重要。分三层结节缝合；针距0.6~0.8cm，过宽不严密，过窄影响黏膜血运可致坏死；缝合时应认真设计横行与垂直缝合的比例，使切缘张力减至最小；舌根与下咽黏膜的缝合应切实对位，不留缝隙与死腔。

❸ 甲状腺与喉气管连接处有较多小血管，处理时较易出血且难于结扎。可用电刀沿气管表面剥离减少出血。处理甲状腺时勿损伤其被膜引起出血，甲状腺断端要确实缝扎，充分止血。

❹ 术中应及时更换保护皮瓣的盐水纱布，减少皮瓣损伤。

❺ 气管瘘口应宽大，以免术后瘘口狭窄。

术后处理

❶ 术后静点抗生素7日。

❷ 负压吸引于术后第2日拔除，如引流物较多可适当延后拔除时间。术后第2、4、7日换药。术后第7日拆切口线。术后每日清洁消毒瘘口。术

233

后第8日起间断拆除瘘口缝线。

❸ 颈部加压包扎至拆线。

❹ 术后鼻饲饮食。拆线后如无异常可拔除鼻饲经口进流食、半流食、软食，逐渐过渡至正常饮食。

第二十二节　**喉全切除气管食管分路发音重建术**

该术式发音的基本原理是在气管和食管间形成一个通道，使呼气所产生的气流经此通道进入食管上段或下咽腔，冲击黏膜而发音，再经过口腔内的舌、腭、唇、齿等构音器官的协调整合作用而构成言语。

该术式有两个问题尚待改进完善。一是进食时食物经气管食管通道漏入气管形成误吸。二是部分患者术后通道狭窄或闭锁。

具体的手术方法各家报道不尽相同，简要介绍如下：

手术步骤　❶ 按喉全切除术的步骤于第一气管环之上切除全喉，气管断端水平切断。

❷ 于气管前壁正中垂直向下切开2cm，平齐切口下缘向两侧水平切开气管前侧壁，后壁保留2cm的宽度（图4-22-1）。

❸ 于气管后壁做一底向上，尖向下，各边长为1.5cm的"∨"形切口，切透气管后壁和食管前壁全层，形成一尖端游离的三角形组织瓣（图4-22-2）。

❹ 自下而上将"∨"形切口切缘的食管前壁与气管后壁黏膜做全层结节缝合，封闭切口下2/3切缘创面，将三角形瓣切缘黏膜缝合后将其推入食管腔（图4-22-3）。

❺ 切除两侧游离的气管壁，将气管后壁两侧断缘作结节缝合，形成帽状气室，利于气流充分进入食管腔（图4-22-4）。

❻ 常规缝合气管瘘口。

术式特点　气管食管瘘口间形成三角形活瓣，发音时堵住气管外瘘口，使气流经此瘘口冲开活瓣进入食管腔。且进食时活瓣覆盖瘘口，有效防止误咽。

术后处理　术后气管瘘口及气管食管瘘口每日清洁消毒，防止瘘口感染、坏死。其余同喉全切除术。

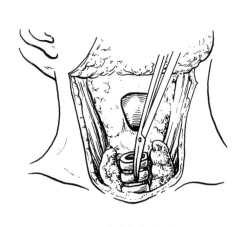
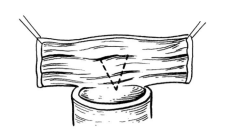
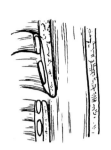

图4-22-1

图4-22-2

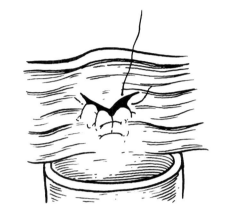
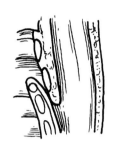
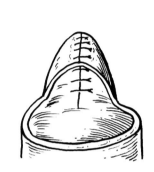
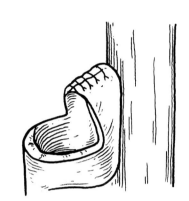

图4-22-3

图4-22-4

第二十三节　颈廓清术的有关问题

一　颈廓清手术的分类及含义

依手术时机分类

❶ 选择性颈廓清术　切除喉癌原发灶时，在无临床颈淋巴结转移情况下同期行预防性颈廓清术。

❷ 治疗性颈廓清术　在有临床颈淋巴结转移的情况下，与喉手术同时同期行颈廓清术。

❸ 后续性颈廓清术　先切除喉部原发灶，择期再行颈廓清术。

依手术范围分类

❶ 根治性颈廓清术　上界至乳突尖及下颌骨缘，下界至锁骨上缘，外界至斜方肌前缘，前界至颈阔肌深面，后界至椎前筋膜前。上述范围内仅保留颈总动脉、颈内动脉、颈外动脉、迷走神经、舌下神经，将含胸锁乳

突肌、肩胛舌骨肌下腹、颈内静脉、副神经及颌下腺的颈部大块组织一并切除。在根治性颈廓清的切除范围内如有转移侵犯尚需切除相应的甲状腺、腮腺下极、迷走神经、颈外动脉、舌下神经。

❷ 改良根治性颈廓清术（功能性颈廓清术） 在根治性颈廓清的切除范围内，保留颈内静脉，并保留胸锁乳突肌及副神经。

❸ 扩大根治性颈廓清术。

❹ 区域选择性颈廓清术 在颈部Ⅰ～Ⅵ区当中，根据具体情况，仅切除一个或几个区域的淋巴结缔组织。

二　选择性颈廓清手术的适应证

各型喉癌，临床颈淋巴结阳性，均应行治疗性颈廓清术；声门癌及声门下癌不做选择性颈廓清术，待有颈淋巴结转移时再行治疗性颈廓清术。但对临床颈淋巴结阴性的声门上癌是否行选择性颈廓清术尚有争议。主要有以下3种观点：

❶ 对各型喉癌，均不主张行选择性颈廓清术，随访观察，待颈部出现临床转移淋巴结时再行颈廓清术（后续性颈廓清）。

❷ 喉手术同时，切除颈深上群淋巴结，并取材送冰冻，阳性者同期行颈廓清术，阴性者不廓清。

❸ 凡声门上癌原则上一律行颈廓清术。病变主体限于一侧或稍过中线行单侧廓清。病变范围广明显过中线累及对侧行双侧廓清。病变主体侧根治性，对侧功能性廓清。

声门上癌均应行病变主体侧颈廓清术。病变明显过中线广泛累及对侧者应行双侧颈廓清术。手术范围视具体情况以改良根治性颈廓清及区域选择性颈廓清为主，重点切除Ⅱ、Ⅲ、Ⅳ区的淋巴组织。如果没有巨大、固定、融合的转移淋巴结，尽量避免行损伤大、影响功能的根治性颈廓清术。理由如下：

（1）声门上癌颈淋巴结转移率高达30%～64%，临床颈淋巴结阴性的潜在性转移高达30%左右。

（2）颈深上淋巴结切除可能遗漏淋巴结，淋巴结冰冻阴性不能完全除外淋巴结的早期转移。

（3）颈淋巴结转移的临床诊断多仅凭触诊，误诊率较高。喉癌原发肿瘤切除后，转移的颈淋巴结常常发展迅速，待临床触及时多已突破淋巴结包膜体形成周围侵犯，预后不良。

（4）选择性颈廓清组的5年生存率高于发生颈淋巴结转移再行颈廓清组（后续性颈廓清组）。

根治性颈廓清术

适 应 证	颈部多个转移淋巴结或转移淋巴结大、硬、固定融合并且与周边组织粘连者。

禁 忌 证	❶ 肿瘤原发灶无法彻底切除。

❷ 颈部转移范围大、广，已侵犯颅底、纵隔、椎前筋膜、皮下等处，无彻底切除的可能。

❸ 远处转移。

❹ 一般状态差，无法耐受手术。

❺ 颈部大剂量放疗，皮肤严重放射线损伤，血运较差。

术前准备 ❶ 颈部触诊　明确颈部有无肿大淋巴结及其大小、硬度、活动度及其和颈部大血管的关系，可结合必要的颈部CT及B超检查判断分析。

❷ 术区备皮　范围上至乳突及面颊部，下至上胸部。

❸ 备血　适量，原则上单侧廓清术备2U红细胞，400ml血浆；双侧备4U红细胞，800ml血浆。

切除范围 ❶ 上界　乳突尖及下颌骨缘。

❷ 下界　锁骨上缘。

❸ 后外界　斜方肌前缘。

❹ 前界　颈阔肌深面。

❺ 后界　椎前筋膜以浅。

上述范围内仅保留颈总动脉、颈内动脉、颈外动脉、迷走神经、膈神经、舌下神经。将含胸锁乳突肌、肩胛舌骨肌、颈内静脉、副神经及颌下腺的颈部大块组织一并切除。有转移侵犯时尚需切除受累的甲状腺叶、腮腺下极、迷走神经、颈外动脉、舌下神经。

麻　　醉 同喉切除术。

体　　位 患者平卧、垫肩，头后仰并转向非手术侧，暴露术侧。

手术步骤 ❶ 喉手术和颈廓清手术同期进行，应先行颈廓清手术。双颈廓清术则应先行功能性廓清术。

❷ 切口　视手术需要和术者习惯选择切口，多选择"L"及"U"形切口。见喉全切除术。

❸ 翻皮瓣　切开皮肤皮下，切透颈阔肌，沿颈阔肌深面剥离皮瓣，将皮瓣连同颈阔肌一并掀起，上方分离至下颌骨下缘1cm处，颈前至舌骨水平。同法将切口外、下缘皮瓣稍做分离显露锁骨上缘及斜方肌前缘。皮瓣四周固定，上翻的皮瓣表面覆盐水纱布保护并随时更换纱布（图4-24-1）。

❹ 断扎胸锁乳突肌下端　分离锁骨上之胸锁乳突肌下端，于锁骨上1cm处钳夹、切断、结扎（图4-24-2）。

237

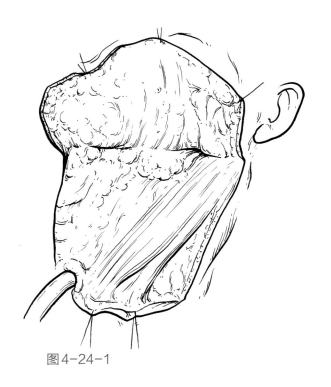

图 4-24-1

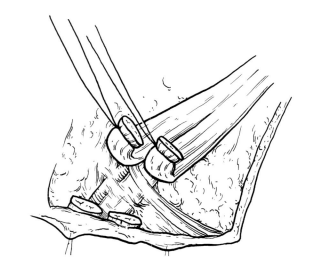

图 4-24-2

❺ **游离颈内静脉下端**　将胸锁乳突肌向上方稍做分离并翻向上方，其下即为颈内静脉。有时可见肩胛舌骨肌下腹斜行越过，可予切断。剪开下端动脉鞘，将颈内静脉下端仔细游离，确认和迷走神经分离后于颈内静脉下方穿入 7 号线做标记及保护用，暂不结扎。如术中颈内静脉损伤，为防止形成气栓，可迅速提起 7 号线，阻断颈内静脉血流（图 4-24-3）。

❻ **显露颌下腺**　沿胸锁乳突肌前缘向上分离达颌下腺。沿腺体被膜将其内侧及底部充分分离，此时可暴露颌下腺深面的二腹肌及其下方的舌下神经。

❼ **切除颌下腺**　自下颌骨下缘向深部分离，显露颌下腺前上部，游离出面动静脉，钳夹、切断、双重结扎。自颌下腺已分离开的后内侧穿入止血钳，自其前上外方穿出，分数次将颌下腺的前上部切断并将腺体向外下翻转，看清二腹肌及其下方的舌下神经，结扎切断颌下腺导管，将颌下腺浅叶及深叶的大部分切除，但其外下连接不切断，将腺体留于颈部大块组织上，以后一并切除（图 4-24-4~图 4-24-6）。

❽ **暴露颈内静脉上端**　沿二腹肌表面向外上方乳突尖部分离，切断胸锁乳突肌上端内侧部分。打开上端动脉鞘，结扎颈内静脉上端的分支，如面总静脉等，将颈内静脉上端暴露。

❾ **结扎颈内静脉上下端**　将颈内静脉上端游离后穿入 2 根 7 号线、1 根 4 号线，用两把止血钳钳夹颈内静脉，使钳子上方依次为 4 号线、7 号线，钳子下方为另一根 7 号线。紧靠上端结扎 7 号线，相距 1~2mm 结扎 4 号线，再将钳子下方的 7 号线结扎。自两把钳子中间切断颈内静脉。将颈内静脉上方的断端以小圆针 1 号线缝于外侧的二腹肌后腹肌腱上，防止断端出血后静脉回缩无法止血。注意看清二腹肌后腹下方的舌下神经，勿将静脉断端缝于舌下神经之上。同法处理颈内静脉下端，下方的静脉断端缝于胸锁乳突肌之锁骨头断端之上（图 4-24-7、图 4-24-8）。

❿ **处理颈动脉三角**　将胸锁乳突肌翻向外侧，打开全部动脉鞘，将颈内静脉之内下壁与迷走神经、颈动脉完全分离，暴露椎前筋膜（图 4-24-9）。

⓫ **廓除颈后三角**　钳夹胸锁乳突肌下方断端，沿椎前筋膜表面向外侧分

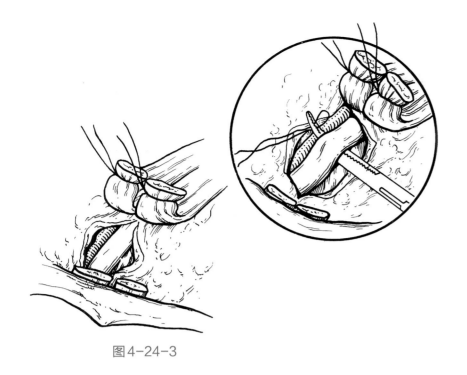

图 4-24-3

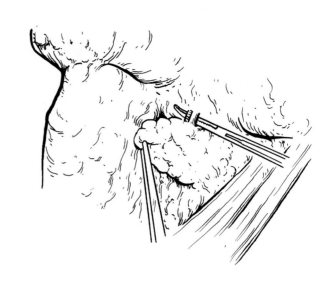

图 4-24-4

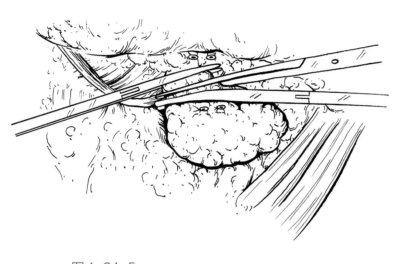

图 4-24-5

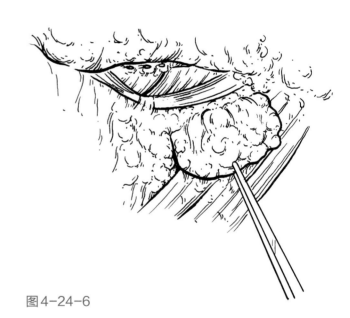

图 4-24-6

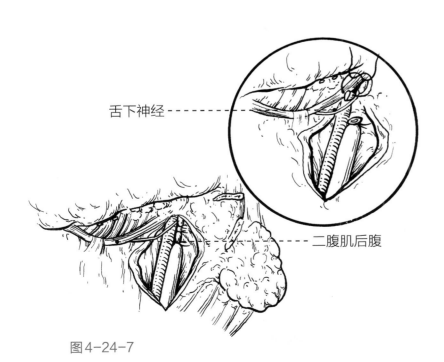

舌下神经

二腹肌后腹

图 4-24-7

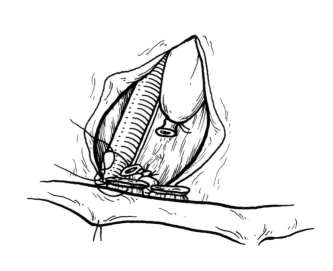

图 4-24-8

239

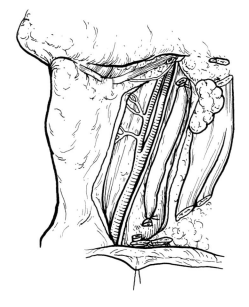

图4-24-9

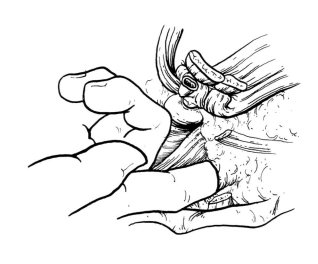

图4-24-10

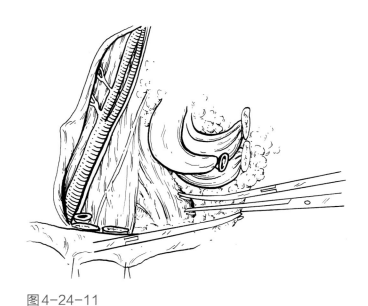

图4-24-11

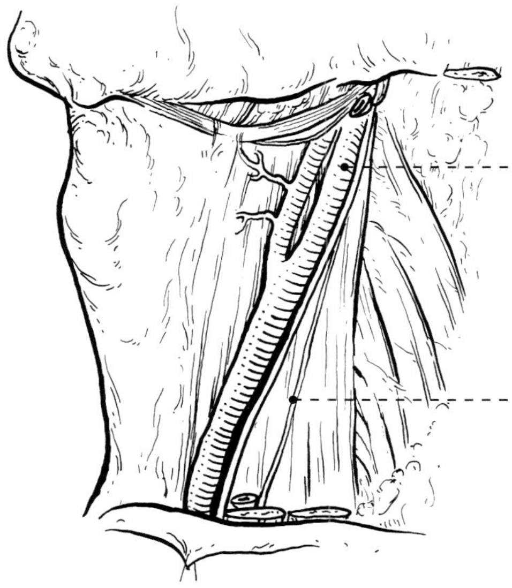

图4-24-12

迷走神经

膈神经

离，勿损伤椎前筋膜。透过该筋膜可隐约看见其深面的膈神经、斜角肌及臂丛神经。沿锁骨上缘1cm左右及斜方肌前缘切断该处的椎前脂肪及结缔组织，切断副神经并断扎颈横动脉，拉起颈部大块组织，自下而上沿椎前筋膜表面向上分离，将颈部大块组织一并切除，椎前筋膜以浅仅保留颈动脉、迷走神经、舌下神经（图4-24-10～图4-24-12）。

⑫ 止血完毕后以纱布压迫术腔，转头行对侧颈廓清或喉部手术。全部手术完成后，冲洗术腔，置引流（如双颈廓清则两侧分别置引流），按皮下及皮肤两层缝合切口。加压包扎（参阅喉全切除术）。

术中要点

❶ 面神经下颌缘支自腮腺下段分出沿下颌骨缘斜行，分离皮瓣不应高于下颌骨下缘1cm处以免其损伤。

❷ 舌下神经出颅后沿颈内静脉与颈内动脉间沟下行，向内绕颈内、外动脉表面并沿二腹肌后腹深面下方走行，近舌骨处于其上方、颌下腺导管深面下方穿颏舌肌入舌。术中应注意鉴别，切勿损伤。可将二腹肌后腹作为参照物。舌下神经向下分出的舌下神经降支可予以切除。

❸ 结扎颈内静脉时应确保迷走神经已和静脉分离，防止损伤迷走神经。

❹ 血管结扎要确实。细小血管可用1号线结扎，较大的血管可用4号线结

扎。动脉血管必要时可双重结扎或缝扎，剪线时应适当保留线头，血管断端也应适当保留，以免结扎线松动脱落。

❺ 廓除枕三角及锁骨上三角时，应严格限于椎前筋膜浅面进行。椎前筋膜浅面为疏松结缔组织及椎前脂肪，极易分离，椎前筋膜则较为致密，透过筋膜可隐约看见其下的膈神经、斜角肌及臂丛神经，应注意识别。

❻ 廓除锁骨上三角内侧方时不宜过低或分离过深损伤椎前筋膜及胸导管。左侧胸导管位置高于右侧，故左侧廓清时尤应注意。术中如锁骨上三角有淘米水样液体渗出则为胸导管损伤，应小心找到破损处予以结扎。术后加压包扎。

❼ 切口缝合时，皮下组织的缝合应含有颈阔肌。

术后处理　　　　术后颈廓清侧加压包扎至术后 10 日以上。

其余同喉全切除术。

第二十五节　**改良根治性颈廓清术（功能性颈廓清术）**

经典的根治性廓清手术破坏性较大。因术中切除了胸锁乳突肌、颈内静脉和副神经，会导致术后肩颈部僵直变形、斜方肌萎缩、上臂功能障碍及患侧面部水肿等后遗症。为了保存颈功能，Bocca 改良了经典根治性颈廓清术，既廓清了淋巴结，又保留了胸锁乳突肌、颈内静脉以及副神经。临床研究表明，只要适应证选择适当，术后 5 年生存率并未见下降。

适　应　证　❶ 原发病灶局限，颈部未触及肿大淋巴结（临床 N_0 期）。

❷ 临床触及为数较少的淋巴结，但未固定，与周围组织无粘连（临床 N_1 期及部分 N_2 期）。

❸ 同期行双颈廓清术者，一侧应行改良根治性颈廓清。

切除范围　❶ 根治性颈廓清术的切除范围内保留颈内静脉、胸锁乳突肌及副神经。如术中发现保留区域内有较多转移淋巴结或有淋巴结周围侵犯，则应相应切除。同期行双颈廓清术则应保留转移较少侧的颈内静脉。

❷ 如颌下三角区内无转移淋巴结，可将颌下腺保留。

禁　忌　证　颈部转移淋巴结较大、质硬、数量较多、固定者（部分临床 N_2 期及临床 N_3 期）。

术前准备、　同根治性颈廓清术。
麻醉、体位

手术步骤　❶ 切口及翻皮瓣　同根治性颈廓清术。

❷ 寻找副神经　于斜方肌前缘中下 1/3 处解剖出副神经至胸锁乳突肌（图

4-25-1）。

❸ 游离胸锁乳突肌　全程游离胸锁乳突肌，分离深面时勿损伤肌膜。可自胸锁乳突肌中部后缘副神经穿出处开始在肌膜下分别向上、下方分离。也可自锁骨上1cm处切断胸锁乳突肌，并逐渐将其自下而上游离并翻向上方。分离时保护肌膜完整并保护胸锁乳突肌深面的副神经勿损伤。

❹ 处理颈前三角时，用盐水纱布条或板钩将胸锁乳突肌拉开，沿颈内静脉表面全程剪开动脉鞘并向两侧分离，充分游离颈内静脉、迷走神经、颈总动脉，将血管神经拉向后方，自椎前筋膜以浅将颈内静脉内侧区的淋巴结缔组织切除（含前半动脉鞘）。颌下腺视情况可予切除（参阅根治性颈廓清术相关内容）或保留（图4-25-2）。

❺ 处理颈后三角　将胸锁乳突肌拉向前方。仔细保护副神经，按根治性颈廓清的方法，将颈内静脉外侧区，即颈后三角区（含颈动脉鞘后半）的淋巴结缔组织自椎前筋膜以浅自下而上切除（图4-25-3）。

如胸锁乳突肌下端已切断，可将断端对位缝合。

术中要点　❶ 副神经自颈静脉孔出颅，沿颈内静脉上端前外侧下降，经其深面穿入胸锁乳突肌上段深面，斜向外下，经其中部后缘穿出，向外下自斜方肌前

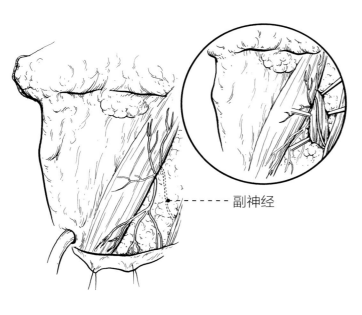

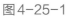
副神经

图4-25-1

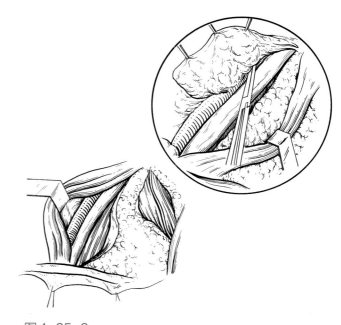

图4-25-2

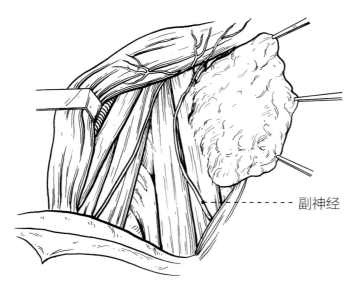
副神经

图4-25-3

缘中下 1/3 处穿入该肌。术中注意保护勿损伤副神经。

❷ 解剖副神经时，可适当保留其周围少量软组织，以期保护神经血运、减少损伤。操作时轻柔，勿过度牵拉。

❸ 胸锁乳突肌深面分离应在肌膜下进行，保持肌膜完整，牵拉时勿用力过度以免神经肌肉损伤。

❹ 处理胸锁乳突肌时，如将其下端切断，则术野暴露较好，但有时可致术后该肌部分萎缩，尤其是锁骨端。不切断胸锁乳突肌，术野暴露稍差，但术后可保持该肌的丰满状态，甚少萎缩。具体操作应视术者手术习惯、熟练程度及术中情况而定。

❺ 应在安全切除颈淋巴结的前提下，以保留功能为原则。如术中发现转移淋巴结较多或伴周围侵犯，则不可勉强保留，应视情况相应切除或改行根治性颈廓清术。

术后处理　　　　同根治性颈廓清术。

第二十六节　**声带外移固定术**

适 应 证　　　❶ 双侧喉外展肌麻痹，保守治疗半年无效，呼吸困难或气切后无法拔管者。

❷ 双侧环杓关节固定，呼吸困难或气切后无法拔管者。

禁 忌 证　　　伴其他未经治疗的气道梗阻。

术前准备　　　详细询问病史并查体，纤维喉镜检查，明确声带固定情况及有无声门下或气管狭窄等其他病变。宜选择声带固定时间长且严重的一侧手术治疗。同一般颈部手术。

麻　　醉　　　局部浸润麻醉或全麻。

体　　位　　　患者仰卧，垫肩。颈侧切开途径者头偏健侧。

手术步骤及　　　先行局麻下气管切开术。全麻患者经气切口插管全麻。
术中要点

颈侧声带外移固定术

【手术步骤】　❶ 取手术侧沿胸锁乳突肌前缘自舌骨大角至环状软骨下缘水平的斜切口，切开皮肤、皮下及颈阔肌（图 4-26-1）。

❷ 沿切口向深部分离，暴露颈前带状肌、胸锁乳突肌、颈总动脉。将带状肌拉向前方，颈总动脉和胸锁乳突肌拉向后方，暴露被咽下缩肌包绕的甲状软骨后缘（图 4-26-2）。

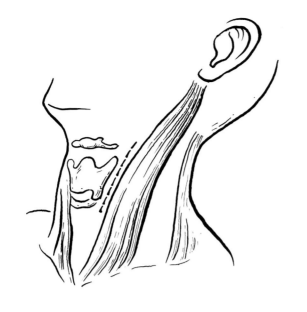

图4-26-1

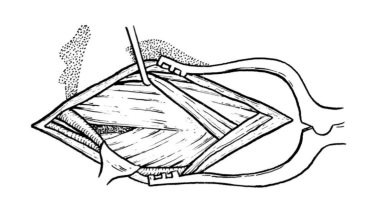

图4-26-2

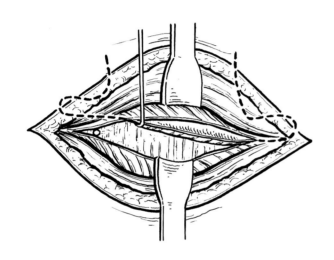

图4-26-3

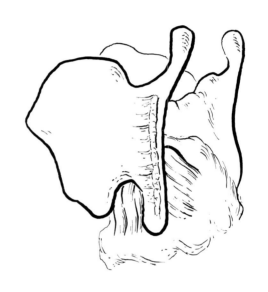

图4-26-4

❸ 沿甲状软骨后缘切开咽下缩肌，暴露甲状软骨翼板后缘（图4-26-3）。

❹ 向对侧牵拉甲状软骨翼板后缘，暴露环甲关节（图4-26-4）。

❺ 切开环甲关节囊后分离甲状软骨与环状软骨（图4-26-5）。

❻ 切开环杓后肌和环杓侧肌，暴露环杓关节，此时可触及杓状软骨（图 4-26-6）。

❼ 于杓状软骨处做直切口，游离杓状软骨。自声带突稍后方将其切除游离，仅保留声带突（图4-26-7）。

❽ 小圆针带4号线向声带突内穿过，绕于甲状软骨下角处，将环甲连接复位，缓缓用力拉紧丝线，同时以直接喉镜或纤维喉镜观察声带外展情况，至声门裂开大到4～5mm时打结固定（图4-26-8）。

❾ 逐层缝合关闭切口，放置引流条。

【术中要点】 ❶ 喉结核或放疗后患者，声带突周围瘢痕较多或组织纤维化，向外牵拉声带较困难，宜选用喉裂开途径声带外移固定术。

❷ 完整游离并切除杓状软骨为手术的关键环节。尽量避免损伤喉腔黏膜，如有破损应及时缝合修补。

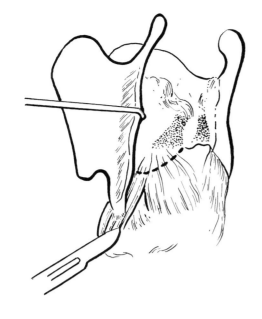

图4-26-5

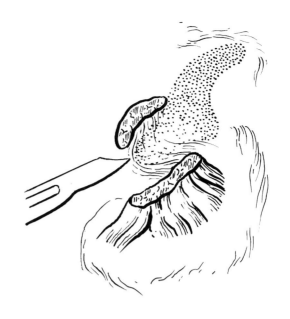

图4-26-6

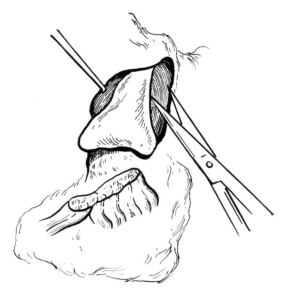

图4-26-7

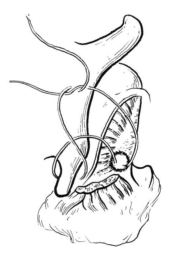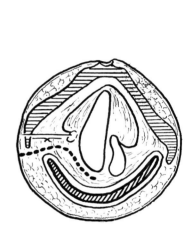

图4-26-8

喉裂开声带外移固定术

【手术步骤】

❶ 颈前小"U"形切口，按声带切除术的喉裂开步骤，沿中线裂开喉体，拉钩拉向两侧，观察喉腔情况。

❷ 喉腔内黏膜法　直接在手术侧杓状软骨区行斜切口，剥离杓状软骨，自声带突处切断取出，将喉腔黏膜缝合（图4-26-9）。

❸ 甲状软骨内软骨膜法　自甲状软骨内膜下向后下分离至杓状软骨，自声带突处剪断，取出杓状软骨（图4-26-10）。

❹ 在声门间放置一大小适中的喉扩张器。上端缝线自鼻腔引出，固定于鼻小柱上。下端缝线由气管瘘口处引出，固定于套管之上（图4-26-11）。

❺ 也可拔除气管套管，放入硅胶扩张管（图4-26-12）。

❻ 按声带切除术之步骤关闭喉腔，缝合切口。

【术中要点】

❶ 放入硅胶扩张管时使其上端露出声门水平1～1.5cm即可，露出太少扩张可能不确切，露出太多可能影响会厌活动致进食呛咳。置入扩张管时应用直接喉镜或纤维喉镜观察，必要时取下扩张管进行修剪。

245

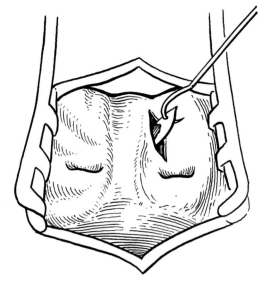

图 4-26-9

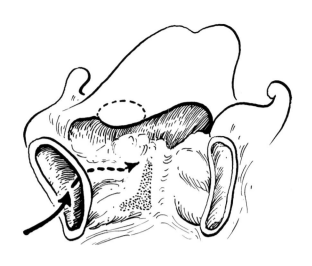

图 4-26-10

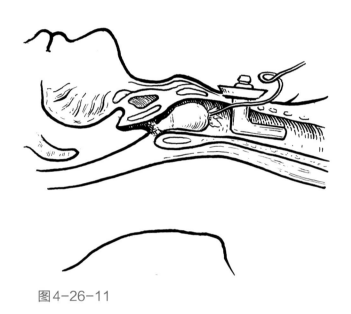

图 4-26-11

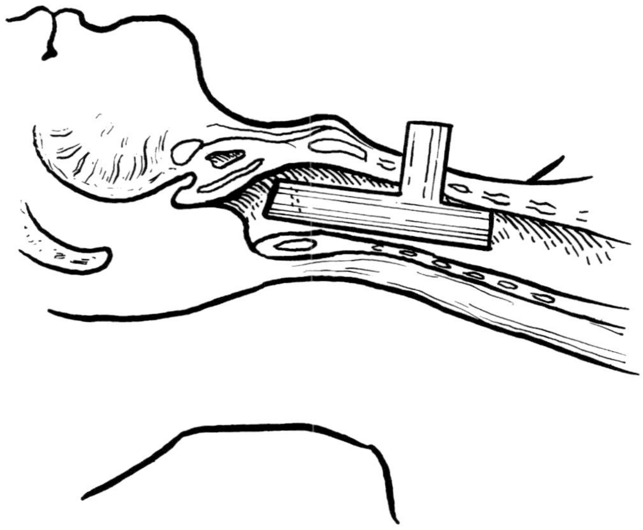

图 4-26-12

❷ 经甲状软骨内软骨膜法切除杓状软骨时，勿使喉腔黏膜破损。

术后处理　❶ 常规应用抗生素 5 ~ 7 日。

❷ 术后进糊状饮食或下鼻饲，噤声 7 日。

❸ 切口 7 日拆线，扩张器或硅胶扩张管 10 日后拔除。

❹ 10 日后试堵管，观察 2 ~ 3 日无呼吸困难可拔除气管套管。

第二十七节　经口喉内杓状软骨切除术

适 应 证　　双侧喉外展肌麻痹，保守治疗半年无效，呼吸困难或气切后无法拔管。

禁 忌 证　❶ 两侧环杓关节固定者不宜选用。

❷ 伴未经治疗的其他原因气道梗阻。

术前准备　　　直接喉镜检查，以喉探条或吸引器拨动声带后端，证实确属声带外展麻痹而非环杓关节固定。余同其他声带外移固定术。

麻　　醉　　　气管切开、插管全麻。

体　　位　　　同其他声带外移固定术。

手术步骤　　　❶ 支撑喉镜下暴露喉腔后部。调试显微镜使手术侧披裂显示清晰。

❷ 自披裂中部取斜形切口。以鳄嘴钳固定杓状软骨上极，然后剥离杓状软骨（图4-27-1）。

❸ 自声带突处剪除杓状软骨，取出。

❹ 以电灼器行术腔彻底烧灼，既能止血，又可封闭术腔。缝合切口（图4-27-2）。

术中要点　　　❶ 术腔电凝止血有助于术腔内瘢痕形成，术后瘢痕挛缩促使声带外移。

❷ 剥离切除杓状软骨时勿损伤杓间区或披裂内侧黏膜，以免瘢痕形成后影响声带外移。

术后处理　　　参阅其他声带外移固定术。

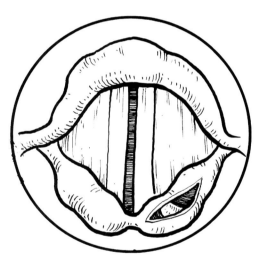

图4-27-1

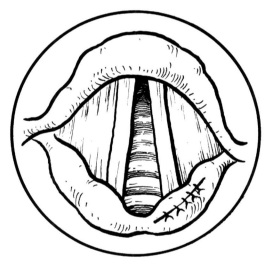

图4-27-2

第二十八节　喉显微外科

一　声带良性病变切除

适　应　证　　　声带小结、声带息肉、声带囊肿、声带任克氏水肿等声带良性病变。

禁 忌 证	喉恶性肿瘤，喉淀粉样变等黏膜下病变。
术前准备	电子喉镜检查明确病变的位置，完善频闪喉镜以及嗓音评估。术前8h禁食禁水。
麻 醉	应以安全和保证呼吸道通畅为原则，施行气管插管全身麻醉。
体 位	患者取仰卧位。

手术步骤

❶ 下支撑喉镜，暴露病变，显微镜对焦。

❷ 手术操作过程中可以用显微器械将病变或声带游离缘拉向中线以便于操作，但勿过度牵拉，以免切除过多的正常组织或黏膜（图4-28-1）。

❸ 如果病变过小无法形成黏膜瓣，可以直接切除病变，但应尽量避免切除过多的黏膜（图4-28-2）。

❹ 如果病变切除后黏膜剩余较多，可以将残留黏膜瓣复位，血管线对位缝合黏膜（图4-28-3）。

术中要点

❶ 对于局限病变可以应用剪刀等显微器械，对于基底较广或者血供丰富的声带息肉可以采用CO_2激光手术，选择1W功率切除。

❷ 声带任克氏水肿手术时可以采用剪刀或者CO_2激光沿声带上表面切开黏膜，应用吸引器去除水肿物质，修剪多余的黏膜后复位。

术后处理

术后根据手术情况建议应用抗生素1～3日。可选择青霉素类、头孢类抗生素等。术后建议3个月复查要提醒患者合理饮食，循序渐进地恢复咬合功能。

ER4-28-1
支撑喉镜下声带息肉切除术

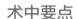

ER4-28-2
支撑喉镜下喉乳头状瘤激光切除术

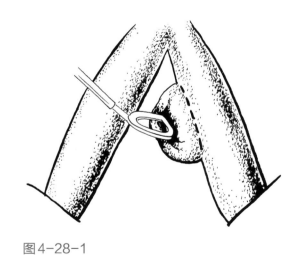

图4-28-1

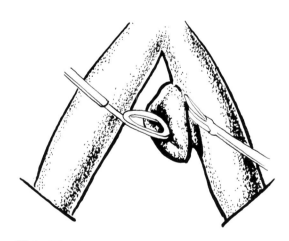

图4-28-2

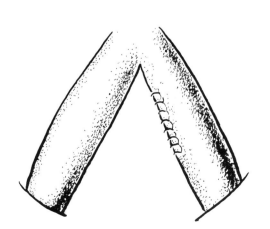

图4-28-3

二 声带癌激光切除术

适 应 证 声门型T_{1a}、T_{1b}和部分T_2期喉癌，包括前联合受累或不受累的T_1期病变及声门下受累不超过1cm的T_2期声门型喉癌。

禁 忌 证
❶ 声门下受累超过1cm的T_2期病变。
❷ T_3、T_4期声门型喉癌。
❸ 杓间区受累的T_2声门型喉癌。

术前准备
❶ 电子喉镜检查明确肿瘤累及范围。
❷ 喉三维增强CT及MRI检查明确肿瘤深部累及情况及颈部淋巴结转移情况。术前病理活检。
❸ 术前禁食水至少8h。

麻 醉 全身麻醉，经口插入激光气管插管或者钢丝气管插管，麻醉需保证吸入氧浓度最好低于30%，禁止使用可燃性麻醉气体（例如笑气等），防止麻醉气体或者高氧燃爆。

体 位 患者取仰卧位。

手术步骤

ER4-28-3
支撑喉镜下喉癌激光切除术

❶ 经口下支撑喉镜，暴露肿瘤主体位置，上显微镜调焦，显微镜下观察肿瘤的外侧界，使用器械触碰肿瘤外侧界，结合CT及MRI判断肿瘤累及深度。移动支撑喉镜暴露至肿瘤边界外1cm。盐水湿纱布包围支撑喉镜周围，保护患者口唇及颌面部，防止激光烧伤。声门下铺垫生理盐水棉片，防止激光击穿气管套管气囊（图4-28-4）。

❷ 使用CO_2激光5W，保留5mm安全界切除肿瘤（图4-28-5）。根据肿瘤侵袭范围不同，分为5型声带切除。

（1）Ⅰ型：对于原位癌，切除深度为声带黏膜，尽量保留声韧带，行声带上皮下切除（图4-28-6）。

（2）Ⅱ型：如果声带癌侵袭超过基底膜累及声韧带，可行声韧带下切除，切除范围包括声带上皮、固有层浅层及声韧带（图4-28-7）。

（3）Ⅲ型：如果肿瘤累及声带肌，则行经肌肉声带切除术。切除范围由前联合至声带突，包括声带上皮、固有层浅层和声带肌（图4-28-8）。

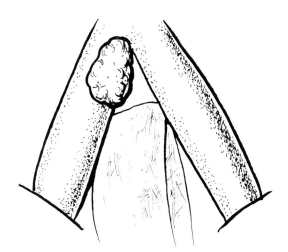

图4-28-4

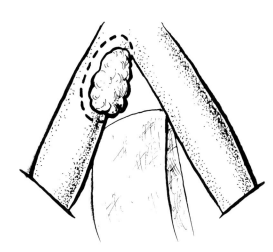

图4-28-5

249

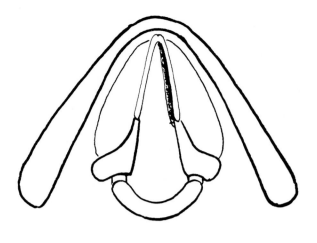

a

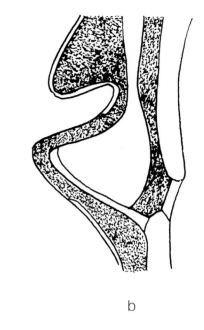

b

图4-28-6

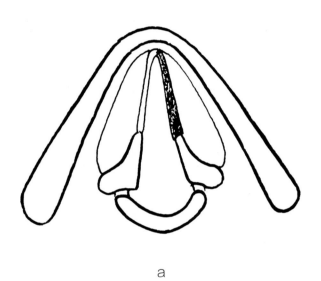

a

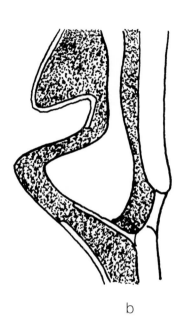

b

图4-28-7

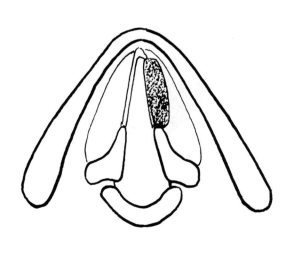

a

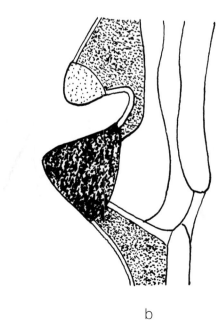

b

图4-28-8

（4）Ⅳ型：肿瘤累及声带肌全层，行声带完全切除术，切除范围由前联合至声带突，深度达甲状软骨板内膜（图4-28-9）。

（5）Ⅴ型：①Ⅴa型声带切除术是包括对侧声带在内的声带扩大切除术，适用于肿瘤扩散至前连合表面但无深层浸润并无会厌根或声门下区累及者。手术切除范围包括患侧声带、前连合，根据肿瘤的范围切除对侧声带的一部分或者全部（图4-28-10）。②Ⅴb型声带切除术是包括杓状软骨在内的声带扩大切除术。适用于声带癌虽累及声带突，但未侵犯杓状软骨的病变，杓状软骨活动良好。手术时部分或完全切除杓状软骨，保留软骨后部的黏膜（图4-28-11）。③Ⅴc型声带切除术包括室带在内的声带扩大切除术。适用于室带癌或肿瘤自声带扩散至喉室的跨声门癌（图4-28-12）。④Ⅴd型声带切除术包括声门下区在内的声带扩大切除术。此类手术可以有选择地应用于声门型喉癌 T_2 期病变。有时为暴露环状软骨，手术需延续至声门下方1cm（图4-28-13）。

术中要点

❶ 对于前联合肿物暴露不全，可以从室带前连合或者会厌根向前下切至甲状软骨板，再沿甲状软骨板内板向下切除。

❷ 对于喉室外侧角受累的病变，可以经由室带向外侧切至甲状软骨板，再向下切除。

❸ 对于杓状软骨切除的病变，可以选择在气管插管后部下支撑喉镜，也可以先行气管切开术。

术后处理

术后根据手术情况建议口服抗生素1～2日。抗生素可选择头孢类抗生素等。术后建议每3个月复查，复查至5年。对于切除范围较大的患者，初次进食观察呛咳误吸情况。

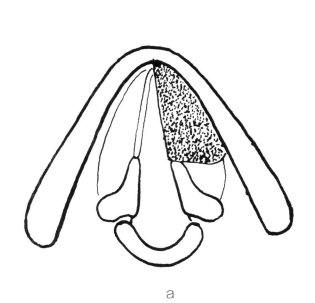

a

图4-28-9

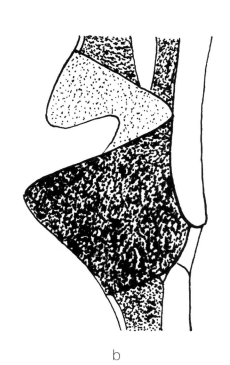

b

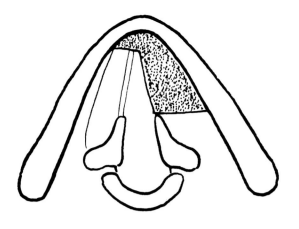

图 4-28-10

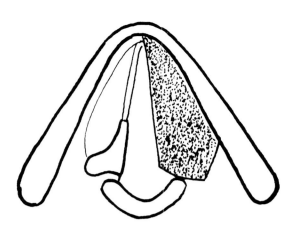

图 4-28-11

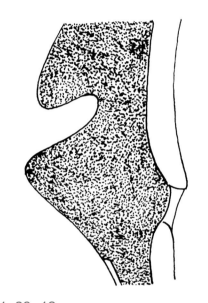

图 4-28-12

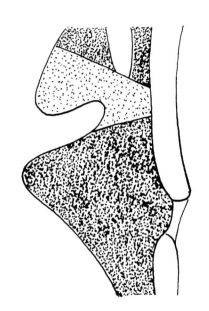

图 4-28-13

三　声带自体脂肪注射填充术

适 应 证	单侧声带麻痹或声带萎缩引起的明显声带闭合不全者。
禁 忌 证	双侧声带麻痹，呼吸困难。
术前准备	电子喉镜检查明确声带闭合情况，完善频闪喉镜以及嗓音评估。喉三维增强 CT 排除深部病变。术前 8h 禁食禁水。
麻　　醉	应以安全和保证呼吸道通畅为原则，施行气管插管全身麻醉。
体　　位	手术采取仰卧位。

手术步骤

❶ 获取自体脂肪。自患者腹部脐下经皮肤小切口获得。用生理盐水冲洗获取的脂肪，去除血细胞及其他杂质，剪碎，放入特制 Brünings 高压注射器中备用（图 4-28-14）。

❷ 支撑喉镜下暴露声带，注射点位于声带外侧与喉室交界中后 1/3 处，注射深度为 5mm，缓慢注射，直至声带充分内移（图 4-28-15）。

❸ 考虑到脂肪部分重吸收问题，注射时需要有一定程度的矫枉过正，单侧声带麻痹脂肪平均注射量为 5ml（图 4-28-16）。

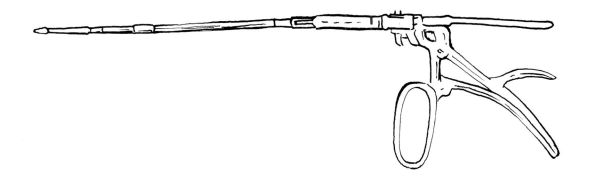

图4-28-14

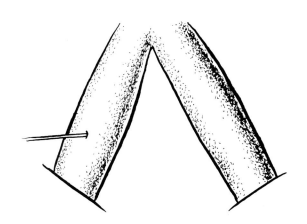

图4-28-15

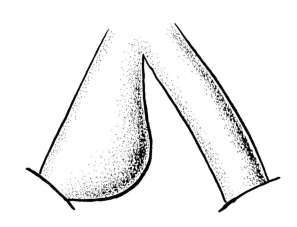

图4-28-16

术中要点	❶ 声门裂隙较大者，为获得满意的疗效，也可以在声带前、中、后部分多点进行。
	❷ 如果发现声带表面呈现气球样膨出或出现声门下膨胀，说明注射深度不当，应立即停止注射，调整进针深度。
术后处理	术后1周应用抗生素及雾化吸入，噤声2～3周。

四　喉显微外科手术治疗喉蹼

适应证	局限于声门水平的膜性喉蹼，喉部软骨支架完整，无明显声带运动异常，未合并明显声门上、下狭窄者。
禁忌证	喉蹼合并软骨畸形、缺失或移位，或出现明显的声门上、声门下、气管等复合性狭窄，不适合此类手术。
术前准备	电子喉镜检查明确喉蹼形成情况，完善频闪喉镜以及嗓音评估。喉三维增强CT明确软骨情况。术前8h禁食禁水。

麻 醉	根据声门狭窄程度选择小口径气管插管，全身麻醉。对于可插管患者尽量避免气管切开。

麻 醉　根据声门狭窄程度选择小口径气管插管，全身麻醉。对于可插管患者尽量避免气管切开。

体 位　手术采取仰卧位。

手术步骤

❶ 支撑喉镜下暴露声门及前连合，显微镜下应用CO_2激光或者显微剪刀切开喉蹼，避免损伤前连合腱（图4-28-17）。

❷ 用喉显微剪刀进一步去除增生瘢痕，修剪声带边缘，操作中尽量保留瘢痕周围黏膜，避免形成新的创面。

❸ 用8-0或10-0 prolene线缝合声带创面黏膜，应最大程度利用残余的黏膜组织，减小创面（图4-28-18）。

❹ 对于喉蹼较厚，经上述喉蹼分离松解＋黏膜缝合后仍有较大创面的患者，喉腔内需要进一步放置喉膜支撑，即行支撑喉镜下喉膜置入。

❺ 将两个上颌窦穿刺针穿1-0 prolene线，于颈外正中经环甲膜及甲状舌骨膜分别在声带上下水平插入，将双线送至喉腔内。再将双线由支撑喉镜拉出，缝合到硅胶膜，打结、固定。颈外皮肤端的丝线固定于纽扣上（图4-28-19）。

❻ 显微器械调整硅胶膜位置，使其跨声门固定，保证双侧声带游离缘不能接触（图4-28-20）。

❼ 喉膜放置3周后全麻下取出喉膜。

术中要点

❶ 手术操作中为避免对局部及周围组织的损伤，尽量采取锐性分离以保留残存黏膜，激光仅在去除过度增生的瘢痕时使用，且应用2W的激光。

❷ 在喉蹼分离后进行声带黏膜缝合时，应最大程度利用残余黏膜组织，将创面减至最小，减小对喉部的刺激。

术后处理　患者术后1周应用雾化吸入。置膜术后：要求噤声、颈部限制过度活动。喉膜取出后，鼓励患者适当用嗓，雾化吸入。

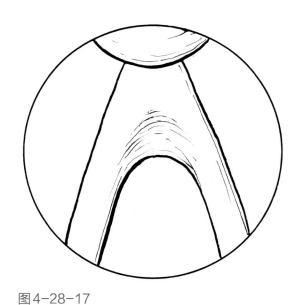

图4-28-17　　　　　　　　　　　　　　　　　　图4-28-18

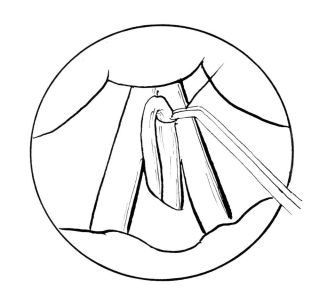

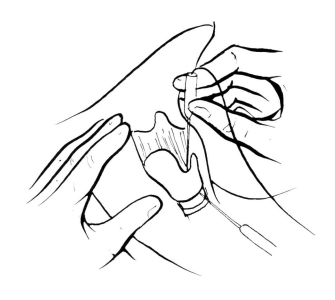

图4-28-19

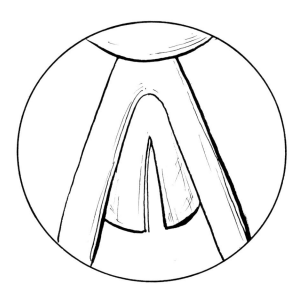

图4-28-20

五　　CO₂激光杓状软骨次全切除手术

适 应 证	双侧声带麻痹或双侧声带固定，病程半年以上，患者有明显呼吸困难征象。
禁 忌 证	合并下呼吸道病变的老年患者，由于术后易产生误吸，手术需慎重。
术前准备	电子喉镜检查明确声带运动情况，喉三维增强CT排除深部病变，肺功能检查，肌电图检查以及嗓音评价。术前8h禁食禁水。
麻　　醉	全身麻醉，根据呼吸困难程度经口插管或者行气管切开。
体　　位	手术采取仰卧位。

手术步骤

ER4-28-4
支持喉镜下杓
状软骨次全切
除手术

❶ 手术切口起自于声带突及声带膜部交界处，后经室带后部至杓状软骨外侧，5W激光切开（图4-28-21）。

❷ 激光切开杓状软骨尖及小角软骨黏膜。

❸ 气化杓状软骨尖及小角软骨。

❹ 激光切开气化杓状软骨体上部黏膜，并进行分离。

❺ 激光调整至8~10W，向下激光切开杓状软骨，保留2mm软骨后壳（图4-28-22）。

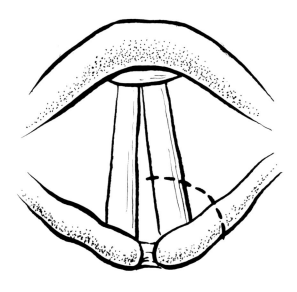

图4-28-21

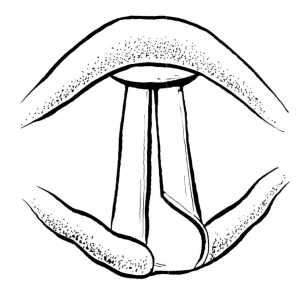

图4-28-22

术中要点　切开杓状软骨会有骨面的渗血，可以适当调大激光光斑，以利于止血。

术后处理　有气管切开者术后应尽早堵管，鼓励患者经口呼吸。手术后需应用广谱抗生素和激素，雾化吸入1周。可应用抗反流药物，促进愈合。术后6个月，可根据声门扩大情况决定可否拔管或是否需行对侧手术。

参考文献

1. 孔维佳，吴皓.耳鼻咽喉头颈外科学[M].3版.北京：人民卫生出版社，2021.
2. 吴学愚.喉科学[M]. 2版.上海：上海科学技术出版社，2000.
3. 黄选兆，汪吉宝，孔维佳.实用耳鼻咽喉头颈外科学[M].2版.北京：人民卫生出版社，2008.
4. 韩德民.嗓音医学[M].北京：人民卫生出版社，2007.
5. 于萍.嗓音疾病与嗓音外科学[M].北京：人民卫生出版社，2009.
6. 王天铎.喉科手术学[M].2版.北京：人民卫生出版社，2007.

正文中融合的手术视频

ER1-6-1	鼓膜切开置管	
ER1-10-1	耳屏软骨及软骨膜制备	
ER1-10-2	显微镜下I型鼓室成形术	
ER1-12-1	完壁式乳突切开　鼓室成形术	
ER1-13-1	开放充填式乳突切开　鼓室成形术	
ER2-32-1	鼻内镜下鼻中隔成形术	
ER2-32-2	鼻内镜下鼻窦开放、鼻息肉切除术	
ER2-32-3	鼻内镜下鼻窦骨瘤切除术	
ER2-32-4	鼻内镜下脑脊液鼻漏修补术	
ER2-32-5	鼻内镜下腺样体切除术	

ER4-28-1	支撑喉镜下声带息肉切除术	
ER4-28-2	支撑喉镜下喉乳头状瘤激光切除术	
ER4-28-3	支撑喉镜下喉癌激光切除术	
ER4-28-4	支撑喉镜下杓状软骨次全切除手术	

登录中华临床影像库步骤

公众号登录	扫描二维码 关注"临床影像库"公众号	

点击"影像库"菜单
进入中华临床影像库首页

临床影像及病理库　　发消息

人民卫生出版社有限公司

内容涵盖 200 多家大型三甲医院临床影像诊断和病理
诊断中曾诊断的所有病种。每个病例在介绍病…

168篇原创内容

IP属地：北京

84个朋友关注

影像库

服务支持

内容支持　　技术支持　　我要投稿

网站登录　　输入网址 medbooks.ipmph.com/yx
进入中华临床影像库首页

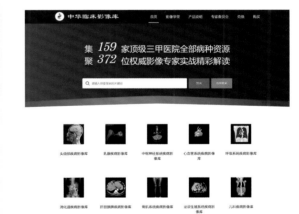

**进入中华临床
影像库首页
注册或登录**　　PC 端点击首页"兑换"按钮
移动端在首页菜单中选择"兑换"按钮

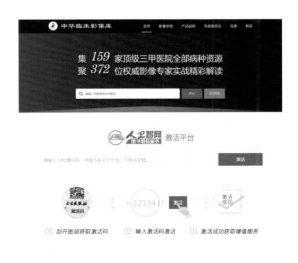

输入兑换码，点击"激活"按钮
开通中华临床影像库的使用权限

图书在版编目（CIP）数据

耳鼻咽喉科手绘手术图谱：精准手绘＋操作视频＋要
点注释／韩秋生，曹志伟，徐国成主编 . —北京：人
民卫生出版社，2023.5
ISBN 978-7-117-33430-3

Ⅰ.①耳…　Ⅱ.①韩…②曹…③徐…　Ⅲ.①耳鼻喉
外科手术–图谱　Ⅳ.①R762-64

中国版本图书馆 CIP 数据核字（2022）第 138231 号

耳鼻咽喉科手绘手术图谱——精准手绘＋操作视频＋要点注释
Erbi Yanhouke Shouhui Shoushu Tupu——Jingzhun Shouhui + Caozuo Shipin + Yaodian Zhushi

主　　编	韩秋生　曹志伟　徐国成	
出版发行	人民卫生出版社（中继线 010-59780011）	
地　　址	北京市朝阳区潘家园南里 19 号	
邮　　编	100021	
E － mail	pmph @ pmph.com	
购书热线	010-59787592　010-59787584　010-65264830	
印　　刷	北京盛通印刷股份有限公司	
经　　销	新华书店	
开　　本	787×1092　1/8　印张：35.5	
字　　数	541 千字	
版　　次	2023 年 5 月第 1 版	
印　　次	2023 年 5 月第 1 次印刷	
标准书号	ISBN 978-7-117-33430-3	
定　　价	248.00 元	

打击盗版举报电话　010-59787491　　E-mail　WQ @ pmph.com
质量问题联系电话 010-59787234　　E-mail　zhiliang @ pmph.com
数字融合服务电话 4001118166　　　E-mail　zengzhi @ pmph.com

52检